Michael Sztenc

Embodimentorientierte Sexualtherapie

Michael Sztenc

Embodimentorientierte Sexualtherapie

Grundlagen und Anwendung des Sexocorporel

Mit einem Geleitwort von Ulrich Clement

Schattauer

Dipl.-Psych. Michael Sztenc
LiebesLeben – Paar- und Sexualtherapie
www.sztenc.de

MIX
Papier | Fördert gute Waldnutzung
FSC® C083411

Bibliografische Information der Deutschen Nationalbibliothek
Die Deutsche Nationalbibliothek verzeichnet diese Publikation in der Deutschen Nationalbibliografie; detaillierte bibliografische Daten sind im Internet über http://dnb.d-nb.de abrufbar.

Schattauer
www.schattauer.de
J. G. Cotta'sche Buchhandlung Nachfolger GmbH
Rotebühlstraße 77, 70178 Stuttgart
Fragen zur Produktsicherheit: produktsicherheit@klett-cotta.de

Cover: Jutta Herden, Stuttgart
unter Verwendung eines Gemäldes von Jutta Herden
Gesetzt von Eberl & Koesel Studio, Kempten
Gedruckt und gebunden von CPI – Clausen & Bosse, Leck
Lektorat: Mihrican Özdem
ISBN 978-3-608-40053-3

2. Nachdruck, 2026

Auch als E-Book erhältlich

Geleitwort

Na endlich! Seit Jahren sind die Vertreter des Approche Sexocorporelle dabei, in intensiven und gründlichen Weiterbildungen ihren Ansatz zu unterrichten und zu verbreiten. Mündlich. Als »oral tradition«. Warum jahrzehntelang keiner der sprachmächtigen und auftrittsstarken Hauptvertreter sich ans Schreiben gemacht hat, ist ihr gut gehütetes Geheimnis. Dabei wäre es gerade für diejenigen, die das Lesen als verbreitete Kulturtechnik schätzen und die vielleicht die im Gruppenklima des Seminars erfahrene Konzeption noch einmal in Ruhe überdenken wollen, eine gute Vertiefungsmöglichkeit.

Nun ist mit dieser Enthaltsamkeit Schluss. Und das ist gut so. Michael Sztenc hat mit »Embodimentorientierte Sexualtherapie« ein Buch vorgelegt, das theoretische Flughöhe mit praxisnaher Erdung verbindet. Dabei macht er es Leserinnen und Lesern nicht leicht. Er fordert einen ganz schön, gerade in der ersten Hälfte, in welcher er seinen Zugang zur Theorie des Embodiment sehr präzise ausführt – mit dem »Charme einer Denksportaufgabe«, wie er selbst sagt. Also ziemlich brainy. Aber es schadet ja nicht, wenn man etwas intellektuelle Anstrengung braucht, um z. B. den Unterschied zwischen enacted, extended und enagiert zu verstehen. Das ist zwar passagenweise nicht ganz süffig, aber mir gefällt es, dass Michael Sztenc den Sexocorporel-Ansatz so ausführlich theoretisch begründet, gerade weil sonst der Reichtum an körperorientierten Vorgehensweisen die weniger theorie-affinen »Tooligans« leicht verlocken kann, wahllos drauflos zu intervenieren.

Dass es um eine Theorie der embodimentorientierten Sexualtherapie geht und nicht einfach um ein paar kreative Körperübungen mehr, zieht sich als überzeugender Refrain durch das ganze Buch. Man mag ja (wie z. B. ich) die Typologie von Erregungsmodi ein bisschen überbewertet finden. Aber sie ist konsistent begründet und passt zur Theorie. Immerhin ist der Ansatz des Sexocorporel der einzige Sexualtherapie-Ansatz, der diese theoretisch begründet.

So verdient man sich das, was den zweiten Teil des Buches ausmacht: die schwungvolle Talfahrt zur Praxis! Von der Philosophie der Verkörperung zur Beckenschaukel. Vom Narziss zum Goldmund. Dieser Teil lebt vom Vergnügen an der Anschauung von lebendigen Menschen und vitalen »Aufgaben«. Die Fallbeispiele sind instruktiv und anschaulich. Auch wenn sie angenehm kurz gehalten sind, ist spürbar, dass Michael Sztenc nicht nur einen klaren Kopf für die Technik, sondern auch ein Herz für die Klient*innen hat. Da schreibt ein achtsamer Leidenschaftsermöglicher mit professioneller Klugheit und gut dosierter Empathie.

Mit ein paar abgrenzenden Sidesteps zur Systemischen Sexualtherapie und zum Hamburger Modell markiert der Autor sein Terrain, um dann gleich über schulenübergreifende Integration nachzudenken. Recht so! Praktische Integration verlangt klare theoretische Unterscheidungen. Mit diesem Buch sind jetzt aus meiner Sicht die Voraussetzungen gegeben, sich über die Unterschiede und Vereinbarkeiten der verschiedenen Sexualtherapieschulen auseinanderzusetzen. Na dann mal los!

Ulrich Clement
Heidelberg, im März 2020

Zum Autor

Mein Name ist Michael Sztenc, ich bin Diplompsychologe, Klinischer Sexologe ISI (Institut Sexocorporel International), Paar- und Sexualtherapeut, Sexualpädagoge, Gastdozent an der Hochschule Merseburg für Klinische Sexologie, ISI-Ausbilder für Sexocorporel und Alba-Emoting^{TM}-Teacher.

Ich bin Vorstandsmitglied des Instituts Sexocorporel International und Gründungsmitglied des Instituts für Embodiment und Sexologie sowie des Instituts Sexocorporel Deutschland.

In der therapeutischen Arbeit verbinde ich systemisches Denken mit körperorientiertem Handeln. Die Theorie des Embodiment liefert mir die epistemologischen Grundlagen dafür. Seit ich 2009 mit dem Sexocorporel in Berührung kam, fasziniert mich dieser Ansatz mit seiner konsequenten Berücksichtigung der Rolle des Körpers in all seiner Vielfalt.

Danksagung

Bedanken möchte ich mich bei allen Teilnehmenden meiner Seminare, Weiterbildungen und Workshops sowie bei all meinen Klient*innen! Es gibt kein besseres Lernfeld für mich.

Mein besonderer Dank geht an Sergio Lara Cisternas, von dem ich nicht nur seine Variante des Alba Emoting™ lernen durfte. Er hat mir die Ideen seines Freundes Francisco Varela nähergebracht und mir gezeigt, dass Embodiment viel mehr ist als nur eine Theorie. Bei Beverly Jahn bedanke ich mich für die vielen Stunden embodimentaler Fachsimpelei in Theorie und Praxis.

Ich bedanke mich bei Adele Gerdes, die mir eine Machete samt Kompass in die Hand gegeben hat, als ich mich im philosophischen Dschungel des Embodiment verlaufen hatte. Wertvolle Rückmeldungen habe ich von meinen Probeleser*innen bekommen: Werner Huwiler, Angelika Eck, Birte Nachtwey, Christoph Burkhardt und Volker Kalmbacher. Vielen herzlichen Dank für eure Zeit und euren Hirnschmalz!

Danke auch an Yvi und Florian, in deren Garten der Großteil dieses Buches entstanden ist.

Ein großes und sehr praktisches Dankeschön geht an Heike Kusterer, (m)eine geniale Physiotherapeutin, und Katrin Scherer, die in ihrer Körperschule in Saarbrücken so wundervolle Arbeit leistet. Neben vielen Inspirationen gab es hier nach all den Schreibtischstunden immer wieder Aufrichtung.

Ein sehr spezielles Dankeschön sage ich den Maori Neuseelands, deren Haka mich seit einigen Jahren auf vielfältige Art und Weise begleitet.

Und natürlich bedanke ich mich bei den vielen Menschen, von und mit denen ich Sexocorporel lernen durfte: Werner Huwiler, Linda Andreska, Karol Bischof, Stephan Fuchs, Wolfgang Kostenwein, Peter Gehrig, Francesca Galizia Thiele, Claude Roux-Deslandes, Martine Costes-Peplinski und viele andere mehr.

Last but not least geht ein riesengroßes Dankeschön an die, die sich mit mir am meisten darüber freut, dass dieses Projekt endlich abgeschlossen ist: meine Frau Susanne. Ich danke dir für dein Geben und Nehmen, dein Machen und Geschehenlassen, dein Fördern und Fordern und für all deine Liebe!

Inhalt

I Grundlagen

1 Einleitung

Man kann nicht nicht ~~kommunizieren~~ mit dem Körper arbeiten.
(In Anlehnung an Paul Watzlawick)

Dieses Buch überträgt die Theorie des Embodiment auf die Sexualtherapie und entwickelt anhand des Sexocorporel-Ansatzes eine embodimentorientierte Sexualtherapie. Es verbindet damit eine umfassende Theorie des Verhältnisses zwischen Körper und Geist mit einem psychotherapeutischen Spezialgebiet. Obwohl Embodiment und Sexualtherapie gut zusammenpassen und viel miteinander zu tun haben, wurden sie bisher noch nicht wirklich systematisch in Verbindung gebracht.

Beide Felder sind alles andere als neu. Die Frage, ob und was Körper und Geist miteinander zu tun haben, beschäftigt Philosoph*innen sowie Forschende der ganzen Welt seit der Antike. Und wenn man Sexualtherapie als eine Sonderform der Psychotherapie betrachtet, hat auch diese eine lange Tradition.

Mit der Entwicklung von neueren Theorien über z. B. dynamische Systeme oder über künstliche Intelligenz, durch Erkenntnisse der (Epi-)Genetik oder auch der Neurobiologie wurde die alte Diskussion über das Verhältnis von Materie/Körper und Geist wieder neu aufgelegt und lange geltende Sichtweisen wurden in Frage gestellt. Es gibt ernstzunehmende Hinweise, dass der Körper-Geist-Dualismus, die »gute alte cartesianische Spaltung«, ersetzt werden sollte durch eine Sichtweise, die Körper und Geist nicht mehr grundsätzlich trennt, sondern als Einheit betrachtet.

In der Psychotherapie ist ein ähnliches Umdenken am Werk. Die Psychoanalyse, wie Freud sie formulierte, war stets körperorientiert. Es ging Freud immer um eine Verankerung des psychischen Erlebens in körperimmanenten Trieben und Kräften. Auch seine Phasenlehre entwickelte sich entlang der körperlichen Entwicklung von oral über anal zu genital.

Der Behaviorismus als Gegenbewegung dazu orientierte sich am Pragmatismus: klare Reiz-Reaktions-Ketten, durch Lerngesetze determiniert und beschreibbar. Das subjektive Erleben wurde der Blackbox zugeordnet, von deren Komplexität man besser die therapeutischen Finger lässt. Die zweite Welle der Verhaltenstherapie hat die Blackbox geöffnet und zumindest die Kognitionen herausgeholt. Die neue, damals revolutionäre Idee war, dass Gedanken durchaus in der Lage sind, die Reiz-Reaktions-Kette zu modifizieren. Die dritte Welle der Verhaltenstherapie öffnet die Blackbox noch weiter und berücksichtigt auch die Emotionen. Womit sie zwangsläufig beim Körper landet. Das Neue daran war bzw. ist die Vorstellung, dass sich Verhalten gestalten lässt, indem die innere Aufmerksamkeit, die sogenannte Achtsamkeit, auf die körperlichen Prozesse gerichtet wird, die mit Emotionen und Kognitionen einhergehen.

Damit hat die moderne Verhaltenstherapie eine Wirkweise entdeckt, derer sich die humanistischen Therapien schon lange bedient haben. Den humanistischen Vertretern war es allerdings bisher nicht überzeugend gelungen, ihrem Handeln ein theoretisches Gerüst zu unterlegen, das den jeweils zeitgenössischen Ansprüchen an Wissenschaftlichkeit genügte. Gerade im Bereich der körperorientierten Psychotherapien, die überwiegend den humanistischen Ansätzen zuzuordnen sind, wurde oft auf ein ursprünglich von Reich entwickeltes Konzept einer allgemeinen Lebensenergie zurückgegriffen. Das passte zwar sehr schön zu Ideen der östlichen Philosophien, konnte aber in der westlichen Wissenschaft nie Fuß fassen.

Innerhalb der Psychotherapie hat die Sexualtherapie eine Sonderstellung. Lange galt sie nur als Nebendisziplin, denn die grundlegende Idee war, dass sich Sexualität wie selbstverständlich durch eine erfolgreiche Psychotherapie mitentwickelt.

In den 1970er-Jahren wurde die Sexualtherapie eine eigenständige Therapieform, die inzwischen zahlreiche Veränderungen und Entwicklungen durchlaufen hat. Allerdings findet sich in keinem der aktuell renommierten Systeme eine Berücksichtigung des Körpers in der Art, wie es das Modell des Embodiment beinhaltet. Eine Ausnahme ist zu nennen: der Ansatz des Sexocorporel.

Dieser Ansatz wird seit 2004 in Deutschland in Ausbildungen gelehrt und konnte sich inzwischen innerhalb der Sexualtherapien etablieren. Er ist nicht unumstritten, was nicht zuletzt darauf zurückzuführen ist, dass viele Behauptungen aufgestellt werden, ohne sie wissenschaftlich kausal zu begründen. Das Konzept des Embodiment als Metatheorie füllt genau diese Lücke und macht den Sexocorporel anschlussfähig an bestehende wissenschaftliche Theorien.

Dieses Buch verfolgt drei Ziele:

- Embodiment wird als Metatheorie vorgestellt mit der Absicht, stärker auf die Rolle des Körpers in der Psychotherapie zu fokussieren. Es geht dabei nicht darum, einzelne Elemente zu berücksichtigen, wie z. B. erlebnisaktivierende Methoden oder den körperlichen Ausdruck von Emotionen vermehrt einzubeziehen. Es geht vielmehr darum, den Körper als Basis des menschlichen Welterlebens zu betrachten und davon ausgehend ein sexualtherapeutisches System zu entwickeln.
- Die hier vorgestellte Sexualtherapie basiert auf dem Ansatz des Sexocorporel. Der Sexocorporel ist ein ausgefeiltes Behandlungssystem, ihm fehlt allerdings eine wissenschaftliche Basis. Die vorliegenden Modelle, mit denen die therapeutische Vorgehensweise begründet wird, sind kaum ausformuliert und genügen modernen wissenschaftlichen Ansprüchen nicht. Ein mögliches Modell wird hier mit dem Embodiment entwickelt und dem Sexocorporel zur Verfügung gestellt.
- Ein embodimentorientierter Ansatz versteht sich nicht in Konkurrenz zu den (in Deutschland) bestehenden Sexualtherapien. Es wird hier eine Perspektive entwickelt, die in anderen Systemen fehlt, als nebensächlich betrachtet wird oder nur in Teilaspekten berücksichtigt ist. Wenn Wechselwirkungen und gegenseitige Beeinflussungen als entscheidend betrachtet werden, dann macht das auch vor therapeutischen Systemen nicht halt. Ein drittes Ziel ist somit

eine Einladung zum konstruktiven Austausch mit anderen sexualtherapeutischen Ansätzen. Konkret bestehen besonders zur Systemischen Sexualtherapie und zum Hamburger Modell zahlreiche Anschlussmöglichkeiten.

Die Quintessenz des Buches lässt sich auf einen Satz reduzieren: *Sexualität ist verkörpert.* Das klingt so banal und simpel, dass die meisten Sexualtherapeut*innen erst einmal zustimmen könnten. Natürlich hat Sex mit dem Körper zu tun, aber: Wieso muss man über eine Selbstverständlichkeit ein Buch schreiben?

Gegenfrage: Wenn das so selbstverständlich wäre, wieso wird der Körper dann in Sexualtherapien so wenig berücksichtigt? In der Sexualtherapie wird viel von Begehren gesprochen, dabei wird die Intentionalität der Beteiligten fokussiert: Was wollen die? Was sind ihre wahren Bedürfnisse, Motivationen und Absichten, die sie in sexuelle Handlungen bringen – oder sie vermeiden lassen? Der Körper hat dabei die Rolle der Trägersubstanz, die den Kopf trägt, in welchem sich das Hirn befindet, in dem sich das Wichtige abspielt.

Es ist nicht so, dass der Körper gar nicht in die Sexualtherapie einbezogen wird – schließlich sitzen ja Körper im Therapieraum und tun etwas miteinander. Aber auch wenn auf das körperliche Tun fokussiert wird, wie z. B. in den Übungen des »Sensate Focus«, wird das Geschehen auf seine Bedeutung untersucht, die es für die gemeinsame Beziehung hat. Die direkte Interaktion »Wer tut was wie? Welche Handlung entsteht, welches Erleben?« bildet nur den Hintergrund, von dem auf Bedeutung geschlossen wird. Diese Bedeutung ist, wie im Folgenden dargestellt wird, eine verkörperte.

Wer die Hoffnung hat, innerhalb der körperorientierten Psychotherapie das Thema Sexualität ernsthaft behandelt zu finden, wird ebenfalls enttäuscht. Im »Handbuch der Körperpsychotherapie« (Marlock & Weiss, 2006) gibt es eine umfassende Darstellung bestehender körperpsychotherapeutischer Systeme. Es gibt darin ein einziges Kapitel[1] mit 11 Seiten, das sich explizit mit Sexualität beschäftigt. Das Buch hat 999 Seiten.

Die Perspektive, die hier entwickelt wird, geht weit über eine simple Einbeziehung des Körpers hinaus. Sie legt den Körper, oder besser gesagt das Körperliche, dem sexuellen Geschehen zugrunde. Bei dem Tanz von Körper, Emotion, Kognition und Umwelt schreibt sie dem Körper die führende Rolle zu.

Dieses Buch versteht sich als ein erster Entwurf, der weiterentwickelt werden will. Der hoffentlich polarisiert und zu Widersprüchen ver-führt, der neue Fragen eröffnet und zu weiteren Er-Forschungen anregt.

Lässt man den Satz »Sexualität ist verkörpert« etwas wirken, taucht die Frage auf »Verkörpert? Was soll das sein?« Verkörperung bedeutet – ganz allgemein gesagt –, dass die Art und Weise, mit der die vorhandene körperliche Ausstattung genutzt wird, das Erleben und Verhalten dieses Organismus in seiner Umwelt bestimmt. Auf den Kontext menschlicher Sexualität in einer industrialisierten Leistungsgesellschaft übertragen: Die Art und Weise, wie ein Mensch etwas

---

1 Es handelt sich um das Kapitel von Cornell (2006) mit dem Titel »Das Feld der Erotik – Sexualität in der körperorientierten Psychotherapie«.

macht, also wie er mit seinem Körper seine Sexualität in Szene setzt (inszeniert/enagiert), geht damit einher, was er dabei körperlich wahrnimmt, fühlt und denkt. Gleichzeitig wirkt sich das, was ein Mensch während einer sexuellen Interaktion fühlt und denkt, auf seine körperlichen Prozesse aus. Das heißt, die Ebenen der Handlung, der körperlichen Wahrnehmung, des emotionalen und kognitiven Geschehens werden stets in ihren Wechselwirkungen berücksichtigt. Und das vor dem Hintergrund der Einbettung in einen soziokulturellen Kontext. So geht ein Kuss mit offenem Mund, weichen Lippen und tiefem Atem mit anderen Wahrnehmungen, Gefühlen und Gedanken einher als eine kurze Lippenberührung mit geschlossenem Mund und Spannung in den Lippen. Ein leidenschaftlicher Zungenkuss unterscheidet sich auf allen Ebenen von einem schnellen Verabschiedungskuss.

Das Buch beginnt mit einer Darstellung der Theorie des Embodiment und leitet daraus relevante Aspekte für die Sexualtherapie ab. Obwohl (bzw. weil) es um körperliches Erleben geht, hat die theoretische Ebene des Embodiment stellenweise den Charme einer Denksportaufgabe. Anschließend werden Forschungsergebnisse aus verschiedenen wissenschaftlichen Disziplinen wiedergegeben, die die Grundannahmen des Embodiment veranschaulichen.

Das 5. Kapitel überträgt die Annahmen des Embodiment und Enaktivismus auf den Bereich der Sexualtherapie. Hier werden die Ableitungen aus dem theoretischen Grundgerüst für den Kontext Sexualtherapie konkretisiert und anhand des Sexocorporel sexualtherapeutisch umgesetzt. Daran schließt eine Beschreibung des therapeutischen Vorgehens an. Kapitel 6 beschreibt die prozesssteuernden Leitlinien und die grundlegenden Prinzipien der Interventionen. Im 7. Kapitel werden die klassischen sexuellen Funktionsstörungen aus einer embodimentalen Perspektive betrachtet. Daraus ergeben sich eine veränderte Einteilung und eine neue Kategorie der sexuellen »Störungen«. Eine Darstellung der Vor- und Nachteile der Kombination von Embodiment und Sexocorporel schließt das Buch mit den Kapiteln 8 und 9 ab.

Die wichtigsten Prinzipien wiederholen sich in den einzelnen Kapiteln, sodass die Kapitel auch einzeln lesbar sind. Diejenigen, denen die Unterschiede zwischen Extended- und Enacted-Mind geläufig sind, können die Kapitel 2 bis 4 getrost überspringen.

2 Embodiment: Theorie

Untersuchen Sie ein Baby, so viel Sie wollen, Sie finden niemals heraus, dass es ein Zwilling ist.

(Ezequiel Di Paolo)

2.1 Zum Begriff Embodiment

Embodiment ist ein sehr inflationär benutzter Begriff. Google findet über 35 Millionen Ergebnisse für den Suchbegriff Embodiment. Gerne wird es als Begründung für körperorientiertes Vorgehen oder Einbeziehung des Körpers herangezogen. Allerdings ist Embodiment ein sehr großes Feld, sodass mit der bloßen Erwähnung des Begriffes alles und nichts gesagt ist.

Eine erste Annäherung an eine befriedigende Definition von Embodiment liefert Geuter (2015, S. 82). Er nennt drei Ebenen, auf denen der Begriff verwendet wird:

- Auf theoretischer Ebene wird Embodiment als wissenschaftliches Paradigma verwendet, bei dem von einer doppelten Einbettung ausgegangen wird: Der Geist ist »verkörpert« und diese Geist-Körper-Einheit ist in die Umwelt »eingebettet«. Das entspricht der Grundannahme des Enaktivismus, einer der Hauptthesen des Embodiment.
- Auf einer phänomenologischen Ebene beschreibt der Begriff das Phänomen, »sich als man selbst über den eigenen Körper wahrzunehmen« (Giummara et al. 2008, S. 151). Diese Beschreibung spielt auf die Unterscheidung von Körper und Leib an: Der Leib ist der Körper, der man ist – im Gegensatz zum Körper, den man hat.
- Auf klinischer Ebene wird Embodiment zur Beschreibung des Prozesses benutzt, »in dem der Patient körperlich wach für alle inneren Vorgänge wird (Aposhyan, 2004, S. 52 f.; Levine, 2011, S. 337) oder die sensorischen, emotionalen und geistigen Aspekte des Selbst innerhalb der Grenzen seiner körperlichen Struktur integriert« (Bloom, 2006, S. 5). Hier wird Embodiment im Sinne der Achtsamkeit interpretiert, als Fähigkeit, seine körperliche Befindlichkeit wahrzunehmen und zu steuern. Ist der eigene Körper »bewohnt«, spürt man ihn und erlebt sich darin »verankert«, oder man lebt im Modus des »Autopiloten«, ohne ein Gewahrsein dessen, wie Denken, Wahrnehmen und Lernen mit dem eigenen Körper verwoben sind. Auf dieser Ebene bezeichnet Embodiment den Aspekt der subjektiv erlebten Selbstwahrnehmung, was im Folgenden auch als *organismische Gestimmtheit* bezeichnet wird.

Jede der drei Ebenen bildet nur einen Teil des Embodiment ab und auch in ihrer Gesamtheit fehlen wichtige Aspekte.

Das verwirrende am Begriff Embodiment ist die Tatsache, dass er sowohl eine Gruppe von Ansätzen (der 4-E-Ansatz, ▸ Kapitel 2.2) als auch einen Ansatz innerhalb dieser Gruppe selbst bezeichnet, wodurch Kategorienfehler unvermeidlich sind. Leider wird dadurch oft unklar, auf welcher Ebene des Embodiment sich ein Autor befindet, wenn er von Embodiment spricht, und was genau damit gemeint ist.

»In a nutshell«, auf das Wesentliche reduziert, besteht die Gemeinsamkeit der verschiedenen Ansätze lediglich in der Aussage: Körper und Geist haben »etwas« miteinander zu tun. Die einzelnen Ansätze unterscheiden – und widersprechen – sich zum Teil sehr in ihren Ansichten, was denn genau Körper und Geist miteinander zu tun haben, was für das Verständnis nicht gerade hilfreich ist.

Als Bezeichnung für ein grundlegendes Paradigma umfasst Embodiment Theorien aus der Philosophie, der Kognitionspsychologie, der Emotionstheorie, der Soziologie, der Biologie, der Theorie dynamischer Systeme, der Informatik, der Künstlichen Intelligenz (KI) und anderer wissenschaftlicher Disziplinen. Des Weiteren haben sich verschiedene Forschungsbereiche dem Embodiment gewidmet. In den Kognitions- und Emotionswissenschaften, der KI-Forschung sowie auch in der Psychotherapieforschung wurde das Konzept aufgegriffen (▸ Kap. 3).

Eine umfassende Darstellung von Embodiment übersteigt den Rahmen dieses Buches, weshalb es sich auf die Teile des Konzepts beschränkt, die für die Bereiche Sexualität und Sexualtherapie von Bedeutung sind. Damit wird natürlich eine Auswahl getroffen, die im Dienste der Komplexitätsreduktion verschiedene Aspekte ausblendet.

In diesem Kapitel wird die Theorie des Embodiment genauer dargestellt, gefolgt von den Implikationen für Sexualität und den Anwendungsmöglichkeiten innerhalb der Sexualtherapie. Nach der kursorischen Darstellung des 4-E-Ansatzes wird der Enaktivismus ausführlich erläutert, weil dieser die relevanten Aspekte für die Sexualtherapie enthält.

Im Anschluss daran werden die wichtigsten Forschungsergebnisse zum Thema Embodiment dargestellt und die Aspekte zusammengefasst, die für den Kontext Sexualität allgemein und den Kontext Sexualtherapie im Speziellen von Bedeutung sind. Abschließend werden diese Erkenntnisse in den größeren Rahmen eines (sexuellen) Gesundheitsmodells gestellt.

2.2 Der 4-E-Ansatz: die Philosophien der Verkörperung

Embodiment steht als Überbegriff für den sogenannten 4-E-Ansatz. Die 4 E's bezeichnen vier Modelle aus der Kognitionsforschung: Extended-Mind, Embedded-Mind, Embodied-Mind, Enactive-Mind. Innerhalb des 4-E-Ansatzes steht Embodiment synonym für die Theorie des Embodied-Mind und gilt als Sammelthese für das gesamte Modell (Fingerhut et al., 2013).

Nach dem 4-E-Ansatz wird der Geist betrachtet als

- extended: erweitert über die Körpergrenzen,
- embedded: eingebettet in die Umwelt,

- embodied: eingekörpert/verkörpert,
- enactive: enaktiv oder inszenierend-hervorbringend.

2.2.1 Extended-Mind – der erweiterte Geist

Die Theorie des Extended-Mind wird ebenfalls dem Embodiment zugeordnet, obwohl sie nicht zwangsläufig von einer Körper-Geist-Einheit ausgeht.

Das Extended-Mind-Modell bleibt in der Logik des sogenannten Sandwichmodells (▸ Abb. 2-1). Damit ist die Vorstellung gemeint, dass der Geist – wie eine Gurkenscheibe im Sandwich – zwischen den sensorischen Reizen aus der Außenwelt und den motorischen Handlungen nach der kognitiven Verarbeitung eingeklemmt ist.

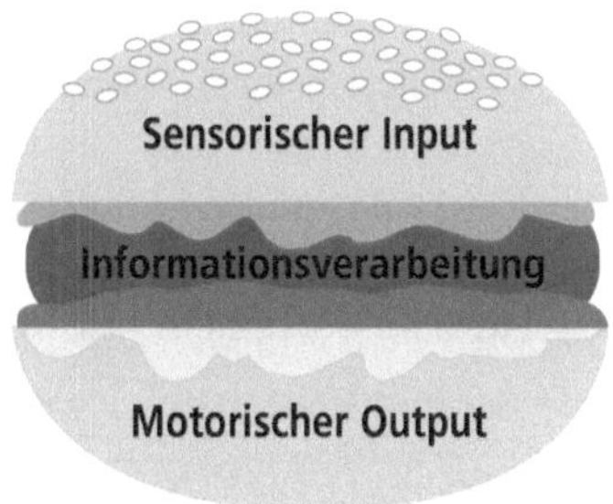

Abb. 2-1 Sandwichmodell: Der Geist ist zwischen dem sensorischen Input und motorischen Output »eingeklemmt«.

Das entspricht dem (alten) behavioralen Grundgedanken: Ein Reiz trifft auf einen Organismus, wird vom wahrnehmenden Organ in das Gehirn weitergeleitet und dort verarbeitet. Als Reaktion erfolgt ein motorischer Output, begleitet von einigen Gefühlen und physiologischen Anpassungsreaktionen. Zentrale Be- und Verarbeitungsstelle ist das Gehirn. Es bildet den Schnittpunkt, das Interface, zwischen der reizaufnehmenden Sensorik und der handlungsvollziehenden Motorik. Geist und Körper bleiben prinzipiell voneinander getrennt, ebenso wie Kognition (Verarbeitung im Gehirn) und Emotion (körperliches Begleiterscheinen). Auch wenn dieses Modell in seiner modernen Variante beide Wirkrichtungen berücksichtigt (also vom Körper zum Geist und vom Geist zum Körper), bleibt der Grundgedanke der zweier, voneinander getrennter und unabhängiger Entitäten (Körper hier und Geist da). Das Hirn beinhaltet sozusagen den Geist und der Körper hat die funktionale Rolle, das Gehirn durch die Umwelt zu bewegen.

Nach der Idee des *erweiterten Geistes* bezieht der Geist nun Elemente der Umwelt in sein Handeln mit ein. Er erweitert sich über seine Körpergrenzen hinaus und dehnt sich in die Umwelt aus. Eine solche Erweiterung kann z. B. ein Notizbuch sein oder ein Smartphone.

Davon abzugrenzen ist das Phänomen der Einkörperung. Dabei wird ein externer Gegenstand, z. B. ein Blindenstock oder eine Prothese, Teil des Körperschemas. Solche Hilfsmittel werden quasi transparent und verlieren ihren Fremdkörpercharakter, weil die Umwelt direkt durch diese Hilfsmittel erfahrbar wird (Thompson & Stapleton, 2008).

2.2.2 Embedded-Mind – der eingebettete Geist

Die Idee des eingebetteten Geistes besagt, dass der Geist in seine Umwelt eingebettet ist. Damit ist gemeint, dass gewisse Elemente der Umwelt kognitive und mentale Prozesse unterstützen, ohne deshalb Teil derselben zu sein.

Gibson (1977) ging schon in den 1960er Jahren davon aus, dass die Trennung zwischen wahrnehmendem und bewertendem Subjekt einerseits und objektiv beschreibbarer Welt andererseits auf einem Weltbild beruht, das die Eigenart der biologischen Welt ignoriert. Die für ein Lebewesen relevanten Eigenschaften der Umwelt sind solche, die nur in Relation zum Lebewesen existieren. So hat z. B. dieselbe Eiche eine andere Eigenschaft für einen Biber als für ein Eichhörnchen: Für das Eichhörnchen ist sie Nahrungsquelle und Zufluchtsort, für den anderen ist sie Baumaterial.

Unterschiedliche Aspekte ein und derselben Welt zeigen sich unterschiedlich beschaffenen Organismen. Für einen Organismus sind die Objekte der Welt – je nach seiner organismischen Beschaffenheit – mit einem bestimmten Aufforderungscharakter ausgestattet, sogenannte Affordanzen (Gibson 1977). Um im obigen Beispiel zu bleiben: Eine Eiche bietet einem Eichhörnchen andere Affordanzen als einem Biber. Diese Affordanzen stellen sich dem Organismus unmittelbar, sie müssen nicht über den Umweg interner Repräsentationen im Gehirn interpretiert werden.

1. Transfer zum sexuellen Kontext

Die Idee der Affordanzen ist relevant für den sexuellen Kontext:

- Welche Umweltangebote sind für eine Person sexuell relevant? Worauf reagiert sie wie? Was beeinflusst sexuelle Erregung?
- Was kann eine Person, in der Rolle als Affordanz für andere, zum Ausdruck bringen? Was situiert sie für andere, kann sie z. B. andere für sich gewinnen oder sexuelle Interaktionen autonom gestalten?

2.2.3 Embodied-Mind – der verkörperte/eingekörperte Geist

Die Theorie des Embodied-Mind schreibt dem Körper die entscheidende Rolle bei der Entstehung mentaler Zustände zu: Mentale Zustände hängen von der körperlichen Beschaffenheit ab und umgekehrt. Zum Beispiel erfüllt der Sehsinn den Zweck des Sehens. Sehen kann auf sehr unterschiedliche Weisen geschehen: Es gibt Organismen, die haben Augen an der Seite des Kopfes, andere haben sie oben auf dem Kopf oder auch vorne. Die unterschiedlichen körperlichen Gegebenheiten werden zu unterschiedlichen optischen Wahrnehmungen und damit unterschiedlichen mentalen Zuständen führen. Aus dieser Grundidee entwickeln sich zwei wichtige Konsequenzen:

- Wie ein Organismus die Welt erlebt, ist wesentlich durch seine organismische Beschaffenheit bedingt.
- Eine spezifische körperliche Gestalt eines Organismus geht mit entsprechenden mentalen Zuständen einher.

Das bedeutet, mentale/geistige Eigenschaften spiegeln körperliche Eigenschaften wider und umgekehrt.

2. Transfer zum sexuellen Kontext

Übertragen auf menschliche Sexualität heißt das: Das Erleben sexueller Interaktionen ist eng mit der körperlichen Struktur, den körperlichen Handlungen und der körperlichen Gestimmtheit gekoppelt. Daraus folgt:

- Eine embodimentorientierte Sexualtherapie muss sowohl die Beschaffenheit der Sexualorgane als auch die Art und Weise ihrer Nutzung berücksichtigen.
- Der jeweiligen in einer sexuellen Situation bestehenden körperlichen Gestimmtheit kommt ebenfalls eine konstituierende Rolle beim subjektiven Erleben sexueller Interaktionen zu.

Der Enaktivismus geht noch einen Schritt weiter.

2.2.4 Enactive-Mind – der hervorbringende/inszenierende Geist

Die Theorie des Enactive-Mind (Enaktivismus) betrachtet Körper und Geist als Einheit. Er wendet sich völlig gegen eine Vorstellung, dass der Körper eine Puppe ist, die vom Gehirn gesteuert wird.

Unsere Sprache zwingt uns, in Entitäten und deren Wechselbeziehungen zu denken. So denken wir quasi zwangsläufig in Dichotomien: Körper – Geist, Körper – Hirn, Inhalt – Form, objektive Tatsachen – subjektives Erleben. Enaktivismus ist der Versuch, eine Dichotomie »in ein flüssiges, dynamisches, kontinuierliches Werden von Körpern in Handlung« zu transformieren (Di Paolo et al., 2018, S. 111; Übersetzung des Autors).

Der Enaktivismus geht von einer doppelten Einbettung des Geistes aus:

- Wie im Embodiment wird der Geist als verkörpert, als in den Körper eingebettet betrachtet. Von der Bedeutung her wären Ein-körperung wie Ver-körperung als Übersetzung möglich. Die Formulierung der Verkörperung hat sich durchgesetzt und wird auch in diesem Buch beibehalten.
- Diese Körper-Geist-Einheit (Organismus) ist in ihre Umwelt eingebettet und interagiert mit ihr wechselseitig.

Diese Körper-Geist-Einheit verhält sich nicht einfach *in* der Welt, sie verhält sich kontinuierlich *zur* Welt (Merleau-Ponty, 1966). Damit wird die Welt als Umwelt immer konstituierend miteinbezogen:

»Die Welt ist nicht nur eine Quelle von Informationen, die der Organismus zu verarbeiten hat. Die Welt ist kausal und konstitutiv involviert in die Handlungen und Wahrnehmungen des Organismus.« (Di Paolo et al., 2018, S. 49; Übersetzung des Autors.)

Während das funktionalistische Paradigma die Wirkungsrichtungen vom Organismus zur Umwelt bzw. von der Umwelt zum Organismus betrachtet, fokussiert der Enaktivismus auf das dritte Element »dazwischen«: auf die Beziehung zwischen den beiden und ihre Interaktionen. Die Kernthese des Enaktivismus lautet: Der menschliche Organismus bringt seine Welt aktiv gestaltend hervor, er nimmt sie nicht nur passiv wahr oder als etwas von ihm Getrenntes. Er repräsentiert nicht die Welt in seinem Gehirn, um sie dort zu verarbeiten, er interagiert direkt mit ihr, nämlich mit und durch seine Körper-Geist-Einheit. Deutlich wird das beispielsweise beim Musizieren. Ist eine Musikerin »in der Musik«, benutzt sie ihr Instrument wie einen Teil ihres Körpers, sie nimmt die Musik wahr, die sie macht, und die, die gemeinsam mit anderen entsteht. Sie inkorporiert ihr Instrument und exkorporiert damit die Musik in ihr.

»To enact« bedeutet zum einen, etwas zu inszenieren, etwas in Szene zu setzen oder auch eine Situation zu schaffen (zu situieren), und zum anderen, etwas zu deklarieren, wie z. B. ein Gesetz oder eine Regel zu erlassen. Eine enaktive Theorie der Verkörperung beinhaltet somit zweierlei:

- eine Theorie des gelebten Körpers, der subjektiven Erfahrung (Erste-Person-Perspektive: Ich erlebe), wie sie von der Phänomenologie beschrieben wird;
- eine Theorie des lebenden Körpers, des Organismus (Dritte-Person-Perspektive: Er – Sie – Es, mein Körper, die Hand, das Nervensystem), wie sie in systemtheoretischen oder ökologischen Theorien dargestellt wird (z. B. Fuchs, 2017).

Fuchs (2017) nennt dies den Doppelaspekt der Person.

3. Transfer zum sexuellen Kontext

Eine embodimentorientierte Sexualtherapie muss diesen personalen Doppelaspekt miteinbeziehen. Das heißt:

- Sowohl bei der Beschreibung sexuellen Verhaltens als auch bei dessen Veränderung in der Sexualtherapie ist das subjektive Erleben der Beteiligten sowie das beobachtbare, objektivierbare intra- und interpersonale Verhalten zu berücksichtigen.
- Eine enaktive Betrachtung von Sexualität muss bei der unmittelbaren sexuellen Interaktion beginnen: Was machen Menschen mit ihren Körpern, wenn sie Sex machen?

Phänomenologische und systemisch-ökologische Perspektiven sind unverzichtbar.

Der Enaktivismus stellt die theoretische Basis des hier vorgestellten Ansatzes dar und erhält deshalb mehr Aufmerksamkeit als die anderen Embodiment-Richtungen.

Der folgende Abschnitt beschreibt die Grundannahmen des Enaktivismus im Detail:

1. Autonomie. Ein lebender Organismus gilt als autonom, wenn er die Fähigkeit besitzt, sich selbst hervorzubringen und in seiner Umwelt am Leben zu erhalten. Auf der Ebene lebender Organismen wird dieser Prozess der Selbsterhaltung auch als Autopoiese bezeichnet (Varela et al., 1974). Dieses ursprünglich aus der Biologie stammende Konzept wurde auf Systeme im Allgemeinen bzw. soziale Systeme im Speziellen übertragen (z. B. Luhmann, 1984) und gilt als theoretische Grundlage der Systemischen Therapie. Leider ging den deutschsprachigen Systemiker*innen dabei der Körper mitsamt den Emotionen verloren. In den letzten Jahren bemüht sich die Systemische Therapie wie auch die systemische Sexualtherapie, den Bezug zu körperlichem Verhalten und Erleben wiederherzustellen (z. B. Ludewig, 1998; Wagner & Russinger, 2016; Eck, 2016).

4. Transfer zum sexuellen Kontext

Der Enaktivismus, wie er von Varela et al. (1991) konzipiert wurde, hat dieselben epistemologischen Wurzeln wie die Systemische Therapie. Für eine embodimentorientierte Sexualtherapie sollte es grundsätzlich möglich sein, eine Brücke zur systemischen Sexualtherapie zu schaffen und beide Systeme als wechselseitig inspirierend zu betrachten.

Thompson und Stapleton (2008) nennen drei Bedingungen, die ein System erfüllen muss, um als autonom zu gelten: »Die konstituierenden Prozesse

- müssen wechselseitig voneinander abhängen und so ein Netzwerk generieren,
- bilden gegenüber ihrer Umwelt ein geschlossenes System und
- bestimmen einen Bereich von möglichen Interaktionen mit der Umwelt.« (Thompson & Stapleton, 2008, S. 25.; Übersetzung des Autors)

Was lebende Organismen zu kognitiven Wesen macht, ist, dass sie selbständig ihre Umwelt-Interaktionen regulieren. So macht sich der Organismus die Welt zur Umwelt.

Zusammengefasst: Ein lebender Organismus reguliert seine internen Prozesse so, dass er am Leben bleibt und sich fortpflanzt. Gleichzeitig gestaltet er Interaktionen mit der Umwelt selbstständig und auf für ihn sinnhafte Art. Der Organismus bringt somit seinen eigenen kognitiven Raum hervor (Thompson & Stapleton, 2008). Er schafft Bedeutung und kreiert Sinn: Sense-Making.

2. Sense-Making. Sense-Making ist einer der grundlegenden Begriffe des Enaktivismus, weshalb die englische Bezeichnung beibehalten wird. Er beschreibt die aktive Herstellung bzw. Hervorbringung von Bedeutung durch Handeln. Geht es bei der Autopoiese noch um die reine Selbsterhaltung, so ist Sense-Making der nächste Schritt. Der Organismus bewegt sich in und verhält sich zur Welt gemäß seiner sensomotorischen Ausstattung. Autonomie wird zur adaptiven Autonomie, aber nicht im Sinne passiv verstandener Anpassung. Aufgrund seiner körperlichen Ausstattung bringt er bestimmte regelhafte Vorgestalten (Conrad, 1947) hervor, für die bevorzugte Interaktionsbereitschaften bestehen. Die Umwelt bietet wiederum mit ihren Gegebenheiten für diesen Organismus relevante Affordanzen (► Kap. 2.2.2). Passen beide zusammen, schließt sich dieser Funktionskreis zu einer sinnvollen Interaktion.

Als Paradebeispiel für diesen Prozess wird häufig ein Experiment angeführt, in dem gezeigt wird, dass bewegliche Bakterien sich in einer Zuckerlösung mit verschiedenen Konzentrationen an die für sie optimale räumliche Position bewegen (z. B. Thompson, 2007; Varela, 1991). Die Fähigkeit der Bakterien, sich zu diesem Ort hinzubewegen, sehen Enaktivist*innen als eine Form der Kognition, was deutlich macht, dass der Kognitionsbegriff sehr weit gefasst ist: Jede Form der Umweltbewertung und der Interaktion mit der Umgebung wird prinzipiell als kognitive Leistung verstanden.

Ein autopoietischer Organismus ist *operational geschlossen*: Die Prozesse, die die Aufrechterhaltung seiner selbst gewährleisten, finden innerhalb der Grenzen dieses Organismus statt (in der sog. operationalen Domäne). Der Organismus hat also gegenüber der Umwelt klare Grenzen, gleichzeitig ist er mit der Umwelt *strukturell gekoppelt*: Der Organismus bewegt sich in der Welt und verhält sich zur Welt, je nach seinen organismischen Möglichkeiten (die sog. relationale Domäne) (Maturana & Varela, 1980).

Kognition wird von der klassischen Kognitionswissenschaft der operationalen Domäne zugeordnet. Sie findet demnach innerhalb des Organismus statt, genauer gesagt im Gehirn. Das ist die Stelle, an der der Enaktivismus eine komplett andere Sichtweise hat: Er ordnet Kognition der relationalen Domäne zu. Kognition (und damit Bedeutung) ist demnach etwas, was aus der Interaktion des Organismus mit der Umwelt hervorgeht. Die Bedeutung wird nicht durch interne Verarbeitung errechnet, sondern entsteht durch regelhaftes Verhalten zur Umwelt. Es macht also wenig Sinn, diese Bedeutung ausschließlich im Organismus (bzw. im Gehirn) zu lokalisieren.

Natürlich kommt dem Gehirn bei diesem Prozess eine entscheidende Rolle zu, aber es ist in der Logik des Enaktivismus nicht der Ort, an dem Kognition entsteht oder zu lokalisieren ist: »Kognition ist Sense-Making in Interaktion [...] Kognition ist immer ein Prozess, der in der relationalen Domäne auftaucht [...]. Sie können ein Baby untersuchen, wie Sie wollen, Sie finden niemals heraus, ob es ein Zwilling ist.« (Di Paolo, 2009, S. 16; Übersetzung des Autors). Damit kommt dem Körper und seinen Wahrnehmungsfähigkeiten aufgrund seiner sensomotorischen Ausstattung eine entscheidende Rolle zu.

Autonomie und Sense-Making sind die grundlegenden Konzepte des Enaktivismus und wurden hier sehr verkürzt dargestellt. Die Diskussionen innerhalb der verschiedenen Strömungen des Enaktivismus (autopoietischer/autonomistischer, sensomotorischer, radikaler Enaktivismus) sind zwar erkenntnistheoretisch interessant, aber für die vorliegende Arbeit mit dem Ziel einer pragmatischen Umsetzung irrelevant.

5. Transfer zum sexuellen Kontext

Die Konzepte der Autonomie und des Sense-Making machen die Fähigkeit zur Selbststeuerung zu einem zentralen Aspekt des Körpers in einer embodimentorientierten Sexualtherapie: Die homöostatische Selbstregulation muss als grundlegend betrachtet werden. Diese kommt sowohl in der Steuerung sexueller Erregung zum Ausdruck als auch in der Emotionsregulation während einer sexuellen Situation. Damit ist eine erste körperliche Ebene benannt: homöostatische Selbstregulation.

3. Sensomotorische Kontingenzen. Wenn ein Organismus dadurch Sinn kreiert, dass er sich mit seinen organismischen Möglichkeiten in der Umwelt verhält, kommt seinem Körper, seiner organismischen Beschaffenheit, eine zentrale Rolle zu. Die Art und Weise, wie er sein Sensorium in die Interaktion einbringt, bestimmt die subjektiven Erfahrungen, die er erleben wird.

Wahrnehmung geschieht dem Enaktivismus nach nicht durch passive Abbildung eines Sinnesreizes und dessen Verarbeitung im Gehirn. Wahrnehmung ist stattdessen immer mit einer Handlung verbunden, und so wie die Handlung die Wahrnehmung beeinflusst, beeinflusst die Wahrnehmung die Handlung. Handlung und Wahrnehmung konstituieren sich also gegenseitig, was durch den Begriff der »Handlung-Wahrnehmung« (engl.: action-perception) zum Ausdruck gebracht wird. Zur Verdeutlichung, dass sich Handlung und Wahrnehmung nicht voneinander trennen lassen, werden beide Begriffe im Folgenden immer in Kombination benutzt. So hat z. B. die sensorische Wahrnehmung einer Lenkrakete direkte Wirkung auf ihre Motorik, was wiederum ihre Wahrnehmung moduliert, die wiederum die Bewegung/Handlung anpasst und so weiter (O'Regan & Noë, 2001).

Für den Enaktivismus ist Wahrnehmung eine Art der Interaktion mit der Umwelt und entsteht durch die regelhafte Anwendung sogenannter sensomotorischer Kontingenzen. Damit ist die Struktur der Regeln gemeint, die die Veränderungen in den Sinnesreizungen durch verschiedene Bewegungsaktivitäten steuern. Übertragen auf das Beispiel der Lenkrakete: »Das Raketenlenksystem ist abgestimmt auf die sensomotorischen Kontingenzen, die Flugzeugverfolgung ausmachen.« (O'Regan & Noë, 2001; übersetzt in Fingerhut et al., 2013, S. 337) Die Lenkrakete steuert sich durch und mit ihren sensomotorischen Kontingenzen zur Verfolgung von Flugkörpern. Allerdings hat eine Lenkrakete kein Bewusstsein, sie schafft sich keinen eigenen Sinn, und Selbsterhaltung ist schon gar nicht ihr Ziel. Ein weniger militantes Beispiel wäre ein Kleinkind, das lernt, Eis zu schlecken. Die Sensorik an Mund, Backen und Zunge gibt Feedback, ob die Hand das Eis an die richtige Stelle bringt.

Jede Sinnesmodalität hat ihre eigenen sensomotorischen Kontingenzen. Die Kontingenzen werden zum einen durch die Beschaffenheit der Sinnesorgane festgelegt und zum anderen durch die Beschaffenheit der Objekte. Des Weiteren

»muss ein Organismus auf die Gesetze der sensomotorischen Kontingenzen *abgestimmt* sein. Das heißt, er muss seine Beherrschung (engl.: mastery) dieser Gesetze *aktiv zur Anwendung bringen*. [... Die Anwendung der sensomotorischen Kontingenzen macht] nur im Kontext des Verhaltens und der Absichten des Systems oder Individuums in seinem habituellen Umfeld Sinn.« (ebd., Hervorhebungen im Original).

Sensomotorische Kontingenzen folgen Regeln und Gesetzmäßigkeiten, auch wenn diese nicht direkt bewusst sind. Menschen benutzen beispielsweise auch Sprache ohne exakte Kenntnisse der zugrunde liegenden grammatikalischen Regeln. Vereinfacht gesagt geht es darum, dass sowohl Form als auch Inhalt einer Wahrnehmung (was und wie wahrgenommen wird) durch ein Knowing-How entstehen, also durch das regelhafte Verbinden von Sensorik und Motorik.

Buhrmann et al. (2013) spezifizieren die Aussagen wie »ein Organismus muss abgestimmt sein« oder »Beherrschung der sensomotorischen Kontingenzen«. Sie untersuchten sensomotorische Kontingenzen unter der Perspektive dynamischer Systeme und unterscheiden vier Ebenen, die sie im Robotermodell auf ihre Nützlichkeit überprüften:

- Sensomotorische Umgebung: Die sensomotorische Umgebung ist für alle Organismen mit derselben körperlichen Beschaffenheit am selben Ort gleich. Auf dieser Ebene beschreibt eine sensomotorische Kontingenz lediglich die Veränderung eines sensorischen Reizes durch eine Bewegung. Zum Beispiel macht der Druck der Finger auf einen Schwamm sensorische Reize.
- Sensomotorische Umwelt (Habitat): Sensomotorische Kontingenzen auf dieser Ebene sind individuell für den einzelnen Organismus. Sie beschreiben, wie ein lebendiger Körper sich durch die sensomotorische Umgebung steuert. Auf dieser Ebene kommt zur körperlichen Beschaffenheit die körperliche Befindlichkeit ins Spiel. Wenn die sensomotorische Umgebung den Raum beschreibt, in dem sich der Organismus befindet, so beschreibt die sensomotorische Umwelt die Handlungen, die in diesem Raum stattfinden: Ein Mensch in einem Zimmer kann z. B. sitzen, stehen oder liegen. Oder, um bei dem Beispiel der Autor*innen mit dem Schwamm zu bleiben: Der Schwamm kann maximal gedrückt werden, oder auch so minimal, dass er gerade nicht aus der Hand herausfällt.
- Sensomotorische Koordination: Auf dieser Ebene werden sensomotorische Kontingenzen stabil und erfüllen zielgerichtet einen Zweck für den Organismus. Zum Beispiel gibt das Zusammenpressen der Finger eine Information über die Weichheit eines Schwammes oder seine Feuchtigkeit.
- Sensomotorische Strategien: Komplexe Aufgaben zu erledigen, erfordert die Vernetzung verschiedenster sensomotorischer Koordinationen. Die Bildung der Regeln, mit denen die Auswahl und Anwendung erfolgt, findet auf der Ebene sensomotorischer Strategien statt. So wäre es durchaus möglich, den Schwamm auf sehr verschiedene Arten auf seine Feuchtigkeit zu testen (mit der flachen Hand gegen einen Gegenstand pressen, im Kreis schleudern etc.). Wenn das Pressen mit der Hand die Aufgabe in einer Situation am besten löst, wird dies zur bevorzugten Strategie.

Die Autor*innen beschreiben damit auf einer sehr formalen Ebene körperliches Lernen, genauer gesagt das Lernen von Wahrnehmung in Verbindung mit Handlung. Das Anwenden sensomotorischer Kontingenzen ist eine Fertigkeit, eine Handlung, die über die gesamte Lebensspanne hinweg gelernt wird und veränderlich bleibt. Die Fähigkeit zur Anwendung dieser Regeln verändert sich mit ihrer Ausübung. Nützliches wird gelernt, altes verlernt, und dieser Prozess läuft so lange, wie ein Organismus am Leben ist.

Diesen Lernprozess untersuchten Di Paolo et al. (2014) genauer. Ausgangspunkt ihrer Überlegungen ist die enaktive Grundannahme, dass jeglicher Wahrnehmung ein Verständnis unterliegt, das durch aktives sensomotorisches Engagement des Organismus in und mit seiner Umwelt entstanden ist. Sie gehen der Frage nach, wie ein Organismus Neues lernt, und beziehen sich dabei auf Piaget.

Der Gedanke, dass Sensomotorik eine wichtige Rolle spielt, ist alles andere als neu. Er findet schon in den Anfangszeiten des Behaviorismus Beachtung (z. B. Hull, 1937, 1943). Eine frühe systematische Beschäftigung mit sensomotorischen Schemata ist Piagets Äquilibrationstheorie (z. B. 1936, 1975). Äquilibration meint den Prozess der organismischen Selbstregulierung, mit dem der Organismus eine Spannung zwischen sich und der Umwelt reguliert. Dabei stehen ihm zwei Arten von Prozessen zur Verfügung:

- Assimilation: das Anwenden bestehender sensomotorischer Schemata
- Akkommodation: das Anpassen bestehender sensomotorischer Schemata oder deren Neubildung

Störungen der Äquilibration, also des Gleichgewichts zwischen Anwendung bestehender Schemata und deren Veränderung/Neubildung, sind unvermeidlich und bilden sozusagen die Quelle jeglichen Lernens. Sie treiben Entwicklung voran. Piaget benennt zwei Arten von Störungen: Hindernisse und Widerstände einerseits und sogenannte Lacunae (Lücken in der bestehenden Organisation) andererseits. Äquilibrationsprozesse vollziehen sich nicht nur in der Interaktion zwischen Organismus und Umwelt, sondern auch zwischen einzelnen bzw. Gruppen von sensomotorischen Schemata und auch zwischen einem Schema und dem System als Ganzem.

Di Paolo et al. greifen das Piaget'sche Konzept auf und überführen es in die Theorie dynamischer Systeme. Sie beantworten damit einige Fragen, die die ursprüngliche Theorie sensomotorischer Kontingenzen offenließ:

- Der stetige Prozess der Äquilibration führt zur permanenten Entwicklung sensomotorischer Kontingenzen, die verändert und verbessert werden, bis eine gewisse Beherrschung und Meisterschaft in ihrer Anwendung besteht.
- Meisterschaft besteht dann, wenn die meisten Störungen der Äquilibration aufgefangen und ausgeglichen werden können.
- Lernen von Neuem entsteht durch bzw. besteht in den Prozessen, mit denen erneut der Zustand der Äquilibration angestrebt wird.

Buhrmann und Di Paolo (2015) gehen noch einen Schritt weiter und leiten aus der Theorie der sensomotorischen Kontingenzen eine phänomenologische Begründung für den »sense of agency« ab, also für das Gefühl, Urheber des eigenen Handelns zu sein. Die epistemologischen Feinheiten sprengen den Rahmen dieses Kapitels, nur so viel sei gesagt, dass die Autoren damit einen Gegenentwurf zu repräsentationalistischen Selbstentwürfen, wie z. B. Metzingers »Egotunnel« (Metzinger, 2009), zur Diskussion stellen. Sie führen das Gefühl der Urheberschaft des eigenen Handelns auf die Basis der sensomotorischen Kontingenzen zurück und unterstützen damit eine These, die auch von anderen Autor*innen vertreten wird: Das Selbst ist ein körperliches, ein verkörpertes.

Über die sensomotorische Entwicklung und ihre Bedeutung für ein Selbsterleben gibt es zahlreiche Veröffentlichungen und Studien aus der Entwicklungspsychologie, der Pädagogik oder der Ergo- und Physiotherapie (z. B. Augustin, 2003; Dederich et al., 2011; Laube, 2009). Ein Überblick über Zusammenhänge mit der Entwicklung eines Selbst findet sich z. B. bei Geuter (2015) oder Trautmann-Voigt und Voigt (2012).

Die letztgenannte Autorin und der Autor zeigen in ihrer »Grammatik der Körpersprache«, wie sensomotorisches Lernen in der Entwicklung angeborener Reflexe besteht, die verlernt bzw. umgelernt werden müssen. Dort findet sich auch ein Bezug zu einem sensuell-sexuellem »Motivationssystem« (ebd., S. 125). Dieses Konzept geht auf Lichtenberg (1991) zurück, der »fünf angeborene Systeme beschreibt, die jedes für sich eine psychologische Einheit mit neurophysiologischen Korrelaten darstellen« (Lichtenberg, zit. in Trautmann-Voigt & Voigt, 2009, S. 123). Die fünf Motivationssysteme sind:

- physiologisches System
- Bindungssystem
- Explorationssystem
- aversives System
- sensuell-sexuelles System

»Das System, das Bedürfnisse nach sinnlichem Genuss bzw. Sexualität reguliert, geht auf frühe Taktilität zurück. Sensuelle Stimulation ist zur Entwicklung klarer Vorstellungen über die eigenen Grenzen besonders wichtig.« (Ebd., S. 124) Das sind fünf Motivationssysteme, die sich auch auf Erwachsene im Kontext von Sexualität übertragen lassen. Zwar ist die Forschungslage dazu sehr dünn, wenn man allerdings davon ausgeht, dass das körperliche Selbsterleben einen wesentlichen Anteil an einer erlebten Ich-Identität hat und dass Sexualität in der Regel als ein wichtiger Aspekt persönlicher Identität betrachtet wird und beides durch zahlreiche Studien gut belegt ist (z. B. Damasio, 2011; Fuchs, 2005; Gallagher, 2005; Röhricht, 2011; Zahavi, 2010), dann kann man durchaus vermuten, dass Zusammenhänge zwischen einer sexuellen Identität (einem »sexuellen Selbst«, ► Kap. 5.5) und ihrer Verkörperung bestehen.

Letztlich besteht damit eine wissenschaftliche Argumentationslinie für etwas, was körperorientierte Psychotherapeut*innen schon lange behaupten und »intuitiv wissen«:

- Wahrnehmung, Kognition und Emotion haben eine körperliche Basis und entstehen durch aktive Handlungen in und mit der Umwelt.

- Wahrnehmung, Kognition und Emotion sind dadurch untrennbar miteinander verknüpft.
- Lernen ist immer ein körperliches Lernen und findet lebenslang statt.

6. Transfer zum sexuellen Kontext

Eine embodimentorientierte Sexualtherapie muss die sensomotorischen Kontingenzen im sexuellen Kontext einbeziehen. Das heißt konkret: Die Nutzung aller Sinnesmodalitäten (Exterozeption, also die Wahrnehmung der Außenwelt, und Interozeption, die Wahrnehmung des Körpers) sollte in Anamnese, Diagnose und Therapie berücksichtigt werden. Ein embodimentaler Ansatz sollte ein sexuelles Selbst mit einer körperlichen Basis definieren.

4. Verkörperte Affektivität. Wie in ▶ Kapitel 2.2.4 schon angedeutet, ist der Begriff der Kognition in der Theorie des Enactive-Mind sehr weit gefasst. Der enaktive Ansatz sieht Kognition und Emotion nicht mehr als separate Systeme, sondern behandelt sie als grundlegend verbunden und integriert auf biologischer, psychologischer und phänomenologischer Ebene (Thompson & Stapleton, 2008). Sense-Making geschieht durch die direkte Interaktion mit der Umwelt. Die Wirkung der Umwelt auf den Organismus besteht in Kognition und Emotion. Diese sind im enaktivistischen Paradigma nicht voneinander zu trennen. Das Verständnis ist also nicht, dass Kognition und Emotion parallel verlaufen, also getrennt sind, aber gleichzeitig ablaufen, sondern, dass Emotionen Bedeutung und persönliche Wichtigkeit vermitteln als körperliche Bedeutung und Wichtigkeit, oder – mit Prinz' Terminologie: »verkörperte Bewertung« (Prinz, 2004, S. 13).

Für Prinz sind Gefühle Veränderungen des körperlichen Zustandes, die bewusst werden. Auch wenn diese Sicht innerhalb des Enaktivismus nicht unumstritten ist bzw. manchen Autor*innen nicht weit genug geht (z. B. Colombetti & Thompson, 2007), ist man sich im Enaktivismus doch über die grundlegende Rolle des Körpers beim emotionalen Geschehen einig.

Auch in den Neurowissenschaften finden sich zunehmend Hinweise, dass Einschätzungen und Bewertungen der Umwelt (Kognitionen) und Emotionen nicht unterschiedlichen Bereichen zugeordnet werden können. Pessoa (2008) findet drei Argumentationslinien:

- Hirnregionen, die als affektiv galten, sind auch in kognitiven Prozessen involviert.
- Hirnregionen, die als kognitiv galten, sind auch in emotionalen Prozessen involviert.
- Die neuronalen Prozesse, die Emotion und Kognition zugeordnet werden, sind integriert und nichtmodular. (Pessoa, 2008, S. 148, zit. nach Thompson & Stapleton, 2008; Übersetzung d. Autors).

Nach Pessoas Ansicht haben komplexe kognitiv-emotionale Handlungen ihre Basis in dynamischen Koalitionen von Netzwerken von Hirnregionen, und keine davon sollte als spezifisch affektiv oder kognitiv gelten. Damit überwindet die Theorie des Enaktivismus die Ansicht der klassischen Kognitionswissenschaft, dass körperliche Reaktionen (emotionale Erregung und Verhalten) reine Begleit bzw. Folgeerscheinung der kognitiven Bewertungen sind. Der Fähigkeit, Emotionen regulieren und steuern zu können, kommt damit eine entscheidende Bedeutung zu.

7. Transfer zum sexuellen Kontext

Eine embodimentorientierte Sexualtherapie hat emotionale und kognitive Prozesse im sexuellen Kontext vor dem Hintergrund ihrer körperlichen/organismischen Basis zu verstehen und zu beschreiben.
Die sexuellen sensomotorischen Kontingenzen und die affektiv-kognitive Selbstregulation während der Interaktion mit der Umwelt bilden den zweiten zentralen Aspekt des Körpers: die strukturelle Koppelung mit der Umwelt.

5. Participatory-Sense-Making. Im Enaktivismus wird Intersubjektivität durch die Theorie des sogenannten participatory sense-making (gemeinsame Sinnstiftung) konzipiert. Demnach gründet Intersubjektivität auf dem Interaktionsprozess selbst, und nicht auf einer Theory-of-Mind-Theorie oder einer Simulationstheorie (Fuchs & De Jaegher, 2009). Die Autorin und der Autor untersuchen das Thema unter dem personalen Doppelaspekt und benennen zwei Seiten einer sozialen Interaktion. Eine objektivierbare, die als dynamisches System betrachtet und als solches untersucht werden kann, sowie eine phänomenologische Seite, bei der es um das Erleben der Beteiligten geht. Ihr Kerngedanke ist: »Soziale Kognition entsteht aus verkörperter sozialer Interaktion, oder, in Merleau-Pontys Worten, aus Zwischenleiblichkeit (intercorporality).« (Fuchs & De Jaegher, 2009, S. 470, Übersetzung des Autors). Unter der Perspektive dynamischer Systeme beschreiben sie die Interaktion als Schleifen wechselseitiger Handlung-Wahrnehmung. Die individuellen sensomotorischen Handlung-Wahrnehmungs-Schleifen reagieren aufeinander, sie schwingen miteinander: Es kommt zu Resonanz und (A-)Synchronie auf den verschiedensten Ebenen, wie z. B. Mimik, Haltungen, Tonalität. Es kommt zum gemeinsamen Sense-Making (De Jaegher & Di Paolo, 2007).

In dieser Koordination sind zwei Aspekte wichtig. Zum einen die Abstimmung des einen Systems auf das andere und zum anderen die Koordination miteinander. Der Prozess gemeinsamer Kreation von Bedeutung entwickelt seine eigene Dynamik und beinhaltet Phasen, in denen die Abstimmung aufeinander eine perfekte Synchronisation, keinerlei Synchronisation und jeden Zustand dazwischen erreichen kann. Zustände perfekter Synchronisation führen zu einem Erleben von Verschmelzung, im Gegensatz zu asynchronen Zuständen, die das eigene Selbsterleben in den Vordergrund bringen. Das Hin-und-Her zwischen beiden Zuständen eröffnet eine dialektische Spannung zwischen Differenzierung und Verschmelzung (De Jaegher & Di Paolo, 2007).

Die Äquilibrationstheorie (▶ Kap. 2.2.4) bezieht sich auf Interaktionen zwischen Organismus und Umwelt. Die Prinzipien lassen sich auch auf Situationen übertragen, in denen die Umwelt aus anderen Menschen besteht:

- Die gemeinsam geschaffenen sensomotorischen Schleifen unterliegen dem Lernprozess durch Akkommodation und Assimilation.
- Unstimmigkeiten werden zur treibenden Kraft, um den Abstimmungsprozess voranzubringen.
- Gelungene Äquilibration führt zur Meisterschaft der sensomotorischen Kontingenzen als Individuum bzw. zum Gefühl der Verschmelzung in der Dyade. (In der Gruppe könnte man es als »Flow« bezeichnen.)

Auf der phänomenologischen Ebene sprechen Fuchs und De Jaegher (2009) von einer »wechselseitigen Einkörperung« und meinen damit das Phänomen eines als gemeinsam erlebten körperlichen Zustandes. Einseitige Einkörperungen kennt jeder Mensch, der ein Instrument spielen oder ein Werkzeug benutzen kann. Der Gegenstand wird gefühlt zu einem Teil des eigenen Körpers. Wenn dieser Gegenstand ein anderer Mensch ist, entsteht eine wechselseitige Einkörperung, weil dieser Mensch sich verhalten wird. Das Phänomen ist beispielsweise bekannt aus dem Tanz oder dem Kampfsport und lässt sich auf therapeutische wie auf sexuelle Situationen übertragen.

Von Ramseyer und Tschacher (2011) stammt eine Studie, die die Synchronität der Bewegungsmuster zwischen Hilfesuchendem und Therapierendem untersucht, mit dem Ergebnis, dass Sitzungen signifikant erfolgreicher erlebt werden, wenn die Abstimmung gelingt. Kimmel et al. (2015) beschreiben Feldenkrais©- und Shiatsu-Sitzungen unter der Perspektive der gegenseitigen Einkörperung.

8. Transfer zum sexuellen Kontext

Embodimentorientierte Sexualtherapie hat Aussagen zu machen über die gemeinsame Kreation einer sexuellen Umwelt und das Phänomen der gegenseitigen Einkörperung:

- Wie verhält sich ein Mensch zu der gemeinsamen Interaktion? Welche (sensomotorischen) Fähigkeiten hat er mitzuschwingen, sich einzulassen?
- Wie verhält sich ein Mensch innerhalb der gemeinsamen Interaktion? Welche Fähigkeiten hat ein Mensch, diesen Prozess mitzugestalten, zu führen und zu folgen?
- Wo hat ein Mensch seine Aufmerksamkeit: Bei sich? Beim Gegenüber? Bei der gemeinsamen Interaktion? Welche Fähigkeiten der Aufmerksamkeitssteuerung hat ein Mensch?

Die Abstimmungsprozesse sind auch innerhalb der therapeutischen Beziehung zu berücksichtigen. Damit ist der dritte Aspekt des Körpers benannt: die intersubjektive Ebene.

Zusammenfassung. Der menschliche Geist ist eingekörpert in seinen Organismus und dieser ist eingebettet in die Welt. Bedeutung und Erfahrung werden durch die kontinuierliche wechselseitige Interaktion zwischen Gehirn, Körper und Welt geschaffen, oder, mit anderen Worten, »in Szene gesetzt/enagiert«. Das Erleben der Welt geschieht auf Basis der körperlichen Grundausstattung, die es ermöglicht, mit anderen Menschen gemeinsam (partizipativ) Sinn herzustellen. Die Umwelt wird nicht intern abgebildet und dort verrechnet, sondern durch die strukturelle Koppelung des Organismus aktiv hervorgebracht (= enagiert, oder auch situiert).

Colombetti und Thompson (2007) unterscheiden drei Ebenen des Organismus in seiner Beziehung zur Welt:

- Die Ebene der Selbstregulation: Der Organismus erhält sich selbst durch z. B. die Modulation seines inneren homöostatischen Gleichgewichts, die Regulation seiner Affekte und Emotionen.
- Die Ebene der sensomotorischen Kopplung: Diese drückt sich aus durch Handlung-Wahrnehmung. Wahrnehmung ist etwas, das wir machen, also die gelernte und kompetente Anwendung sensomotorischer Kontingenzen.
- Die Ebene der intersubjektiven Interaktion: Unsere körperliche Struktur und sensomotorischen Fertigkeiten begründen die Fähigkeit, aus und mit anderen Menschen Sinn zu schaffen, und umgekehrt. Intersubjektive Interaktion meint die Erfahrung und das affektiv geladene Erleben von sich selbst und anderen. (Thompson & Varela, 2001; Colombetti & Thompson, 2007)

9. Transfer zum sexuellen Kontext

Eine embodimentorientierte Sexualtherapie geht von drei grundlegenden Bereichen des Körperlichen aus:

- die Ebene der Selbstregulation,
- die sensomotorische Kopplung mit der Welt und
- die zwischenmenschlichen Interaktionen (Participatory-Sense-Making = gemeinsame Sinnstiftung).

▸Tabelle 2-1 gibt einen Überblick, wie sich die Grundgedanken des Enaktivismus in die drei Aspekte des Körpers in der Interaktion zwischen Körper, Geist und Umwelt überführen lassen.

Tab. 2-1 Übertragung enaktivistischer Leitgedanken in die Sexualtherapie

Enaktivismus	Embodimentorientierte Sexualtherapie
Autonomie	1. Aspekt des Körpers: Selbststeuerung: Steuerung sexueller Erregung und emotionaler Gestimmtheit
Sense-Making	
Sensomotorische Kontingenzen	2. Aspekt des Körpers: strukturelle Koppelung mit der Umwelt durch sensomotorische Kontingenzen
Verkörperte Affektivität	
Participatory-Sense-Making	3. Aspekt des Körpers: soziale Interaktion, also hier sexuelle Begegnung zu und mit anderen

Damit sind die wichtigsten Gedankengänge des Enaktivismus genannt. Die Darstellung ist stark verkürzt; die für den sexualtherapeutischen Bereich wichtigen Aspekte werden an den entsprechenden Stellen in ▶ Kapitel 5 weiter ausgeführt.

Zum besseren Verständnis dieser doch relativ abstrakten Theorien seien im Folgenden einige Forschungsergebnisse benannt. Wer keinen Spaß am wissenschaftlichen Diskurs zum Körper-Geist-Dilemma hat, kann das Kapitel überspringen.

3 Embodiment: Forschung

3.1 Forschung in den Kognitionswissenschaften

Beheimatet ist der Begriff Embodiment ursprünglich in den Kognitionswissenschaften und steht dort als Synonym für den »body turn«, der sich allerdings nicht nur auf die Kognitionswissenschaften beschränkt. In der Philosophie, Soziologie, Politik- und den Neurowissenschaften lässt sich eine neue Art der Hinwendung zum Körper beobachten (Gugutzer, 2006; Schroer, 2005). Über alle Disziplinen hinweg ist man sich einig darin, dass dem Körper eine größere Rolle zukommt als bisher angenommen (Storch et al., 2006).

Je nach wissenschaftlicher Disziplin bezieht sich Embodiment auf unterschiedliche Phänomene. Das Anwendungsgebiet reicht von pseudowissenschaftlichen Erklärungen bis hin zu hochkomplexen Theorien über das Verhältnis von Materie, Geist und Welt.

In der Kognitionspsychologie gab es in den 1960er Jahren, in Abgrenzung zum Behaviorismus, die sogenannte kognitive Wende, die sich mit der Entwicklung von Modellen höherer kognitiver Prozesse wie Denken, Erinnern und Schlussfolgern beschäftigte. Die Ansätze, die im Laufe dieser Forschungen entstanden, werden unter den Begriffen Kognitivismus oder auch Computationalismus zusammengefasst. Die Funktionsweise des Gehirns wurde analog zu der eines (damaligen) Computers konzipiert: Im Gehirn läuft die Software, die Symbolverarbeitung ab, die die verschiedensten Inputs zu unterschiedlichsten Outputs verrechnet. Die Hardware – das Gehirn, der Körper – spielte dabei nur eine untergeordnete Rolle. Dieses Modell wird auch als Sandwichmodell (► auch Kap. 2.2.1) bezeichnet, in dem der Geist wie der Belag zwischen den Brötchenhälften der Wahrnehmung und der Handlung eingeklemmt ist. Sowohl das Sandwichmodell wie der Computervergleich verdeutlichen die zugrundeliegenden Vorstellungen:

- Wahrnehmen und Handeln sind peripher und voneinander getrennt.
- Das Denken, die Kognition ist das Zentrum des Geistes. Kognition ist das Verbindungsstück zwischen Wahrnehmen und Handeln.
- Kognition wird als Verarbeitung von internen Abbildungen (Repräsentationen) der äußeren Welt verstanden.

Die Forschungen zur künstlichen Intelligenz (KI) stellten dieses Modell jedoch recht schnell in Frage. Es zeigte sich, dass Computer sehr gut darin sind, unter klaren und eindeutigen Bedingungen Entscheidungen zu treffen, wie z. B. beim Schach. Hier gibt es klar definierte Regeln und Handlungsoptionen und 1996 unterlag der damals amtierende Weltmeister Garri Kasparow dem Schachcomputer Deep Blue.

Beim Versuch, Roboter zu entwickeln, die Geschirr abtrocknen oder Fußball spielen können, wurde deutlich, dass ein rein symbolverarbeitendes Konzept zur

Entwicklung von intelligentem Verhalten nicht ausreicht. Ein abtrocknender Roboter müsste die verschiedensten Geschirrmaterialien und -formen erkennen, ihre Trockenheit einschätzen und dementsprechend ein Weinglas anders ergreifen als eine Bratpfanne. Er müsste erkennen, wann das Handtuch selbst so feucht ist, dass es nichts mehr trocknen kann, wann ein Glas genug poliert ist, dass man es guten Gewissens in den Schrank stellen kann, und vieles mehr. Sobald ein Computer zum Roboter wird, er also mit Sensorik (z. B. Kameras, Mikrofone) und Motorik (z. B. Greifarme, Räder) ausgestattet wird, ist das kognitivistische Modell auch mit einfachsten Aufgaben überfordert.

Mit diesen Fragestellungen wurde schnell deutlich, dass es zur Ausbildung intelligenten Verhaltens sensomotorischer Schleifen bedarf, die eine Verbindung zwischen der »realen« Welt im Außen und der »virtuellen« Welt im Inneren herstellen.

In der neueren Literatur werden vor allem drei Problembereiche besprochen (Tschacher & Storch, 1999):

- Das Problem des *symbol grounding* (Harnad, 1990) besteht in der Beziehung zwischen dem Objekt in der äußeren Welt und seiner Symbolisierung in der inneren Welt: Wie erkennt ein Roboter, was er vor sich hat? Wie erhält das Symbol seine Bedeutung, ohne dass ein interpretierender Mensch die Bedeutung zuordnet? Ein Mensch löst das Problem durch Interaktion mit dem Objekt, was einen Körper voraussetzt. Auch die moderne Robotik kommt zu dem Schluss, dass für eine grundlegende Intelligenz eine Sensorik und eine Motorik vorhanden sein müssen (Pfeifer & Scheier, 1999), um einen direkten Kontakt mit der Welt herzustellen. Dementsprechend wird auch eher auf die phänomenologisch orientierten Vertreter der Philosophie Bezug genommen, wie z. B. Husserl, Heidegger oder Gadamer, die sich mehr mit den existenziellen Fragen des In-der-Welt-Seins befassen als mit formallogischen Fragestellungen.
- Das Thema des System-Umwelt-Bezugs ist im Problem des *frame of reference* (Clancey, 1991) formuliert: Welcher Bezugspunkt wird gewählt, um ein Verhalten zu beschreiben und zu erklären? Ist es die Perspektive durch einen außenstehenden Beobachtenden (Dritte-Person-Perspektive) oder die interne Perspektive durch den sich verhaltenden Menschen bzw. Roboter (Erste-Person-Perspektive)? Dieses Problem macht deutlich, dass die Beschreibung und das Verhalten klar getrennt werden müssen, weil je nach Bezugssystem unterschiedliche Beschreibungen resultieren. Auch dieses Problem löst ein Mensch durch Interaktion mit der Umwelt: mit, durch und sozusagen *in* seinem Körper. Jedes Verhalten geschieht vor einem Hintergrund, ist »situiert«, oder – wie es in der Systemtheorie zum Ausdruck gebracht wird – geschieht in einem Kontext. Das heißt, auch zur Lösung dieses Problems bedarf es eines Körpers in einer Situation.
- Das *frame problem* besteht in der Komplexität der äußeren Welt, die sich in der Komplexität der virtuellen/inneren Welt widerspiegelt (Dennett, 1984; Pylyshyn, 1987). Die dynamischen Veränderungen der äußeren Welt sind so komplex, dass die Symbolisierung der inneren Repräsentationen bislang jede Rechenkapazität überschreitet. Zum einen auf der quantitativen Ebene der

Speicherkapazität und Rechengeschwindigkeit, wo die adäquate Abbildung der äußeren Welt schnell zu einer kombinatorischen Explosion führen würde (Tschacher & Scheier, 1999). Aber auch auf einer qualitativen Ebene sind künstliche Intelligenzen überfordert: Woher weiß das berechnende System, wann es sich an eine veränderte Umweltbedingung anpasst (akkommodiert) und wann es sich stabil hält (assimiliert)? Wie lernt ein System künstlicher Intelligenz, was es wieder verlernen kann, darf oder auch muss? Das ist eine der harten Nüsse, die von der KI-Forschung erst noch geknackt werden wollen. Ein Mensch (wie jedes andere Lebewesen auch) löst dieses Problem ebenfalls durch seine Interaktion mit der Umwelt, unter Rückgriff auf frühere Erlebnisse und deren Auswirkungen. Auch das mit Hilfe eines Körpers und dessen sensomotorischer Kopplung mit der Umwelt.

Diese Probleme verdeutlichen die Grenzen eines rein symbolverarbeitenden Ansatzes, der sich auf interne Rechenprozesse beschränkt, ohne die Interaktionen mit der Umwelt des Rechners zu berücksichtigen. Die Struktur dieser Interaktionen war das Thema der sogenannten *embodied cognitive science* (Varela et al., 1991). Deren Grundannahme bestand darin, ein intelligentes System, einen *autonomen Agenten* zu entwickeln, das über die Schnittstelle einer Sensorik mit der Umwelt interagieren kann und fähig ist, sich autonom zu verhalten – ohne einen interpretierenden Beobachter. Einem solchen System stellen sich vielfältige Aufgaben:

- Die Sensorik muss in der Lage sein, Figur-Grund-Unterscheidungen zu machen, also das Signal vom Rauschen zu trennen, d. h. es verfügt über eine Art von Aufmerksamkeit.
- Ein solches System lernt immer hinzu. Es muss auswählen, wann es Gelerntes beibehält und wann es Gelerntes verwirft und durch neues Wissen ersetzt. Es muss also fähig sein, Altes zu vergessen, und das, ohne sich selbst dabei zu vergessen. Es braucht eine Gedächtnisfunktion.
- Der Agent braucht eine Motorik, wie z. B. Greifarme, Räder, um sich in der Welt zu verhalten. Damit stellt sich die Anforderung, dass die perzeptiven und kognitiven Prozesse auf motorische Prozesse abgebildet werden müssen. Wie müssen Kategorien und Handlungen repräsentiert werden, damit sinnvolles Verhalten resultiert?
- Das System ist rekursiv, was bedeutet, dass sein Output, sein Verhalten, seinen nächsten Input, die nächste Wahrnehmung generiert. Es zeigte sich, dass die Fähigkeit, Input durch eigenes Verhalten generieren zu können, zu erheblichen Vereinfachungen des Wahrnehmungs- und Lernproblems führen kann (Tschacher & Scheier,1999).

Mit diesen Fragestellungen konnten die künstlichen Systeme der autonomen Agenten als Modelle psychologischer Systeme funktionieren, denn viele Teilgebiete der Psychologie sind davon betroffen: Aufmerksamkeit, Lernen und Vergessen, Gedächtnis und Erinnern, Kategorisierung und Sensorik-Motorik-Verbindung.

Weitere Erkenntnisse erbrachte die Einbeziehung der Theorie dynamischer Systeme. In dieser Theorie geht es um die Frage, wie sich dynamische Systeme selbst aufrechterhalten, sich sowohl adaptiv als auch autonom verhalten können. Ein System ist dadurch gekennzeichnet, dass es in sich geschlossen, gleichzeitig seiner Umwelt gegenüber offen ist. Die Beziehung des Systems zu seiner Umwelt wird durch verschiedenste Kontrollparameter beeinflusst, allerdings nicht im Sinne von Kontrolle, sondern im Sinne von unspezifischen Randbedingungen, die zum Phänomen der Emergenz führen: Das System entwickelt neue, vorher noch nicht dagewesene Verhaltensweisen. Die Kooperation verschiedener Subsysteme bringt Eigenschaften und Verhalten hervor, das auf der Ebene der Subsysteme selbst nicht zu finden ist. Dadurch verändert sich wiederum das Verhältnis »System – Umwelt« und es entsteht ein Kreis von Wechselwirkungen.

Dieser Ansatz führte zu der These, dass auch bei biologischen Systemen das Prinzip der Selbstorganisation eine wesentliche Rolle bei der Informationsverarbeitung spielt. Wobei Informationsverarbeitung in dieser Perspektive eben nicht mehr bedeutet, dass eine äußere Welt intern abgebildet wird, um sich in und mit ihr zu verhalten, sondern dass unmittelbar – durch Sensorik und Motorik, mit Hilfe sensomotorischer Schleifen – mit der Welt interagiert wird. Jede dieser Schleifen reagiert auf die Angebote und Anforderungen (Affordanzen, ► Kap. 2.2.2) der Umwelt. Das heißt, ein embodimentorientierter kognitionspsychologischer Ansatz geht davon aus, dass ein System durch sensomotorische Schleifen oder »sensomotorische Koordinationen« (Clancey, 1998) auf die Affordanzen der Umwelt reagiert. Damit kommt der Beschaffenheit der Sensorik wie der Motorik eine wesentliche Rolle bei Erkenntnisprozessen zu, weil diese die Möglichkeiten des Erkennens determinieren. Die interne Repräsentanz von Symbolen und deren Verarbeitung verliert dadurch an Bedeutung. Diese These wird durch viele Forschungsergebnisse bestätigt:

- Simons und Levin (1997) konnten in ihren Forschungen zur *change blindness* zeigen, dass Menschen keine detaillierten Repräsentationen ihrer visuellen Umwelt aufbauen. Sie sehen darin Hinweise darauf, dass primär die vorliegenden Affordanzen einer Situation wahrgenommen werden.
- Zu ähnlichen Ergebnissen kamen auch Horowitz und Wolfe (1998) bei ihren Studien zur Rolle des Gedächtnisses in visuellen Suchaufgaben. Ihre Forschungen legen den Schluss nahe, dass bei visuellen Suchaufgaben eher interaktionelle als repräsentationale Mechanismen am Werk sind.
- In der Entwicklungspsychologie war es Thelen (z. B. Smith & Thelen, 2003), die embodimentorientierte und systemtheoretische Sichtweisen einbezog. Sie wiederholte die klassischen A-not-B-Experimente von Piaget. Dabei versteckt der Versuchsleiter oder die Versuchsleiterin einen interessanten Gegenstand vor den Augen des Kindes in einer von zwei nebeneinanderliegenden Öffnungen (A) in einer Kiste. Die Öffnung wird verdeckt und die Schachtel in Reichweite des Kindes geschoben. Dieses greift in Öffnung A, nimmt den Gegenstand heraus, und das Versuchsspiel wird zwei- bis viermal wiederholt. Dann wird der Gegenstand in Loch B gesteckt, und es zeigt sich bei Kindern im Alter von

7 bis 10 Monaten der relativ stabile Effekt, dass das Kind in Öffnung A sucht. Piaget erklärte dieses Phänomen damit, dass dem Kind die Fähigkeit zur Objektrepräsentation fehlt. Thelen konnte zeigen, dass der Fehler auch dann auftritt, wenn kein Spielzeug versteckt wird, also auch ohne zu repräsentierendes Objekt. Sie deutete das Phänomen durch die Anzahl der Greifbewegungen, die das Kind macht. Je häufiger die Suchbewegung wiederholt wurde, umso größer war die Wahrscheinlichkeit, dass es in die falsche Öffnung griff. Als weitere Einflussvariable konnte sie die Körperhaltung des Kindes nachweisen. Der A-not-B-Fehler verschwand, wenn man das Kind vor dem Greifen z. B. auf die Beine stellte. Thelen betont in ihren Interpretationen die Bedeutung der Faktoren Multikausalität und Zeit (nested timescales) als relevante Forschungskriterien in der Entwicklungsforschung.

Die Diskussion, ob interne Symbolverarbeitung oder sensomotorische Schleifen in Bezug auf Affordanzen eine Entweder-oder-Frage darstellt oder ob beide Varianten möglich sind, ist für dieses Buch unerheblich.

Zusammenfassend lässt sich sagen, dass der Ansatz des Embodied-Mind davon ausgeht, dass der Körper und seine Interaktion mit der Umwelt die wesentlichen Merkmale von intelligentem Verhalten sind, oder, wie Tschacher (2006) zusammenfasst: »Kognition ist durch die Körperzustände und Gefühle embodied und durch die Umwelt situiert.« (In Storch et al., 2006, S. 31)

Kognition steht demnach mit dem Körper in Wechselwirkung, Kognition und Körper verhalten sich zirkulär-kausal zueinander. Körperzustände wie Körperhaltung, -spannung, -ausdruck wirken als Kontrollparameter auf den Erkenntnisprozess ein und verursachen die Bildung kognitiver Muster; genau so, wie Kognitionen ihrerseits auf die körperlichen Gegebenheiten der Affekte, Emotionen, Körperspannung etc. einwirken. Dies findet statt – situiert sich – innerhalb einer Umweltsituation, sodass auch Umweltvariablen als Kontrollparameter zu berücksichtigen sind.

Jeder Versuch, einen der Bereiche Körper, Kognition, Umwelt isoliert zu betrachten, führt zwangsweise zu unzureichenden Ergebnissen. Jede Zuschreibung von unidirektionalen Ursache-Wirkungs-Richtungen ist vor dem Hintergrund einer Körper-Geist-Einheit nicht mehr erschöpfend. Verstand, Gefühl und Körper funktionieren als Einheit, die wiederum in eine Umwelt eingebettet ist. Umweltbedingungen und organismische Gegebenheiten (Affekte, Kognitionen, organismische Beschaffenheit) beeinflussen sich gegenseitig und bringen emergente Phänomene hervor.

3.2 Embodiment in den Emotionstheorien

Emotionen waren in der Kognitionspsychologie eher ein randständiges Thema. Körperliche Reaktionen wie Erregung oder Verhaltensimpulse wurden als Abfallprodukt kognitiver Prozesse verstanden. Was den Bereich schwierig macht, ist seine Vielfalt:

- Das subjektive Erleben, das jedem zugänglich ist, die sogenannte Erste-Person-Perspektive, lässt sich schwer objektiv erfassen.
- Mit Emotionen gehen viele körperliche Reaktionen einher, und es ist nicht klar, ob sie Ursache oder Folge sind, ob sie nur Bestandteil oder gar der Kern von Emotionen sind.
- Emotionen haben Funktionen: Sie teilen etwas mit, sie stellen Handlungsbereitschaft her, sie machen Verhalten vorhersagbar.
- Es kommt zu relativ typischen Veränderungen in Mimik, Gestik, Stimme, Haltung, die sich aber nur auf einem allgemeinen Niveau eindeutig kategorisieren lassen.

Mit diesen Schwierigkeiten sind auch die grundlegenden Bestandteile aller Emotionstheorien benannt:
- individuelles Erleben,
- messbare bzw. beobachtbare Veränderungen des Körpers,
- kognitive Prozesse der Beurteilung und Einschätzung und
- Verhalten (Emotionsausdruck, Handlungsbereitschaft, Handlungen).

Die Theorien der Emotion unterscheiden sich in der Anordnung und Gewichtung der einzelnen Elemente. Die wichtigsten Ideen sind im Folgenden benannt (Überblick bei Gendron & Feldmann Barrett, 2009).

3.2.1 Bewertungstheorien

Wie zahlreiche Studien belegen, entstehen Emotionen durch kognitive Prozesse, mit denen eine Situation eingeschätzt wird. Aus dieser Bewertung resultieren Veränderungen auf körperlicher und subjektiver Erlebensebene. Die Reihenfolge ist: Situation – Bewertung – körperliche Anpassung – Gefühle.

Je nach Theorie kommt den körperlichen Veränderungsprozessen eine andere Bedeutung zu. In Lazarus' Stressmodell (Lazarus, 1991) z. B. entscheidet die primäre Bewertung über die grundsätzliche Einschätzung, ob eine Situation prinzipiell bedrohlich ist oder nicht. Mit einer sekundären Bewertung über die Bewältigbarkeit der Situation fällt die Entscheidung, ob der Körper ein Kampf- oder Fluchtstressmuster entwickelt. Im Unterschied dazu wird im 2-Faktoren-Modell von Schachter und Singer (1962) in einer ersten Stufe die körperliche Erregung wahrgenommen und diese in einer zweiten Stufe kognitiv bewertet, woraus dann das subjektiv erlebte Gefühl entsteht. Aufgrund der besonderen Bedeutung der körperlichen Erregungsprozesse wird das 2-Faktoren-Modell oft der Tradition der Basis-Emotionen-Theorie zugeordnet (z. B. Kappas, 2006).

3.2.2 Basis-Emotionen-Theorien

Die Basis-Emotionen-Theorien lassen sich zurückführen auf William James (1842 – 1910), der die zeitgenössische Auffassung in Frage stellte. Sein Beispiel ist die Angst vor dem Bären: Wir laufen nicht weg, weil wir Angst haben, sondern wir haben Angst, weil wir weglaufen. Für James ist die Reihenfolge der Emotionsentstehung diese: auslösendes Ereignis – reflektorisches Körpergeschehen – Gefühle – Bewertung. Damit drehte er die Reihenfolge um und gab den organismischen Regulationsprozessen eine vorrangige Bedeutung. Als Vertreter des amerikanischen Pragmatismus ging James von einer funktionalen Körper-Geist-Einheit aus. Zeitgleich veröffentliche Lange (1834–1900) seine im Grunde ähnliche Emotionstheorie. Bei Lange standen vasomotorische Körperreaktionen im Vordergrund, bei James eher viszerale.

Aufgrund der relativ zeitgleichen Veröffentlichungen werden ihre Theorien als James-Lange-Theorie zusammengefasst und gelten als Vorläufer der Theorie der Basis-Emotionen. Moderne Vertreter der Basis-Emotionen-Theorien sind z. B. Tomkins, Izard oder Ekman. Die wichtigsten Aussagen der Basis-Emotionen-Theorien sind:

- Es gibt eine gewisse Anzahl an grundlegenden Basisemotionen, die sich aus evolutionären Anpassungsprozessen entwickelten.
- Emotionen sind psychophysische Mechanismen, die, wenn sie bewusst werden, als Gefühle erlebt werden.
- Die Basisemotionen sind die Bestandteile aller anderen Gefühle.

Die Theorie der Basisemotionen wird unterstützt durch die Forschungen von Nummenmaa et al. (2014 u. a.), die im Folgenden beschrieben werden.

Wie und wo werden Gefühle erlebt?

Die Forschungsgruppe um Nummenmaa in Turku/Finnland ging der Frage nach, wo im Körper Emotionen erlebt werden und ob sich Emotionen spezifische Lokalisierungsmuster zuordnen lassen. 390 Versuchspersonen (davon 84 % Frauen) wurde computergestützt zwei Körperumrisse vorgegeben, in denen sie für eine spezifische Emotion (sechs Basisemotionen und sieben komplexe) die Bereiche färben sollten, in denen sie eine zu- oder abnehmende Aktivierung verspüren, während sie die betreffende Emotion wahrnehmen. Die Emotionen wurden durch Wörter, Geschichten, Filme oder Fotos von Gesichtern hervorgerufen. Die Umrisse wurden kombiniert und statistisch zu Bodily-Sensation-Maps (BSM = Körpersensationskarten) ausgewertet. ▸ Abbildung 3-1 zeigt die Ergebnisse.

Nummenmaa et al. konnten nachweisen, dass sich über verschiedene Kulturen und Sprachsysteme hinweg die sieben Basisemotionen[2] und sechs komplexe Emotionen signifikant unterscheiden lassen. Für das hier vorliegende Projekt ist interessant, dass Emotionen bevorzugt im oberen Teil des Torsos und auf Kopfhöhe (Mimik bzw. »im« Kopf) erlebt werden. Ausnahmen bilden die Basisemo-

---

2 Es sind die von Ekman und Friesen (1975) vorgeschlagenen, weil diese am meisten Verbreitung gefunden haben (persönliche Mitteilung L. Nummenmaa, 2019): Freude, Wut, Ekel, Furcht, Verachtung, Traurigkeit und Überraschung. Nummenmaa ordnet Verachtung allerdings in der Studie den komplexen Emotionen zu.

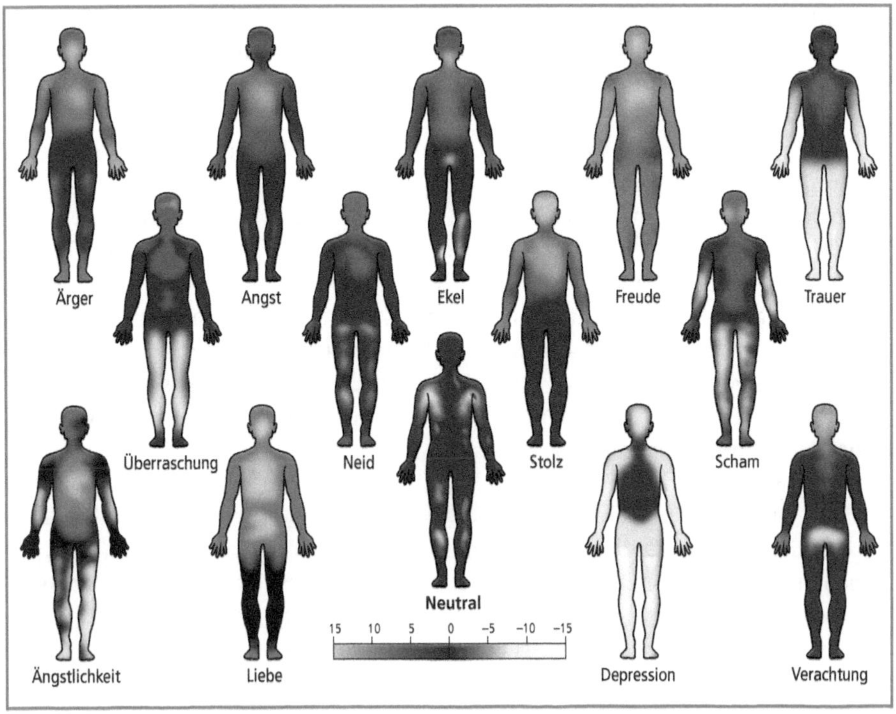

Abb. 3-1 Körpersensationskarten für sechs Basisemotionen (obere Reihe + Überraschung), sieben komplexe Emotionen und einen neutralen Zustand. Die Farbskala zeigt den Bereich des t-Wertes (Nummenmaa et al., 2014).

tionen Freude (Aktivierung im ganzen Körper), Trauer (Deaktivierung in den Extremitäten bei gleichzeitiger Aktivierung in Brust und Mimik) und die komplexe Emotion Depression (Deaktivierung in den Extremitäten ohne die Aktivierungen bei der Trauer). Des Weiteren fällt auf, dass eine Aktivierung des Beckens nur für die komplexe Emotion Liebe und die Basisemotion Freude gefunden wurde.

Mit diesem Forschungsdesign wurde die Fragestellung in späteren Arbeiten erweitert:

Körpersensationskarten sind kulturübergreifend gleich. Mit einer Stichprobe von 3954 Personen aus 101 Ländern wurde der Einfluss von Faktoren wie Alter, Geschlecht, BMI, Nationalität auf die BSMs derselben Emotionen wie in der Studie von 2013 überprüft (Volynets et al., 2019). Die Studie konnte belegen, dass für die beobachteten 13 Emotionen über alle Nationen hinweg die körperliche Aktivierung übereinstimmend beschrieben wurde. Sowohl Geschlecht als auch soziodemografische Faktoren erbrachten keine signifikanten Unterschiede. Der einzige Faktor, der einen bedeutsamen Unterschied auslösen konnte, war das Alter der Versuchspersonen. Es zeigte sich, dass mit zunehmendem Alter die wahrgenommene (genauer gesagt die berichtete) Intensität sowohl der Aktivierung als auch der Deaktivierung körperlicher Wahrnehmungen abnahm.

Die Autorinnen und Autoren leiten aus der Studie unter anderem die folgenden Schlüsse ab:

- Emotionen haben eine körperliche Basis und sind durch kulturelle Faktoren nur gering beeinflusst.
- Auch wenn der nonverbale Ausdruck von Gefühlen von individuellen Lernerfahrungen und kulturellen Faktoren abhängt, ist die subjektiv erlebte Erfahrung von Emotionen kulturübergreifend dieselbe.
- Sinngemäß lässt sich das auch auf Geschlechterunterschiede übertragen: Auch hier gibt es Übereinstimmungen in der subjektiv erlebten körperlichen Wahrnehmung von Gefühlen, obwohl der Ausdruck derselben geschlechtsspezifisch ist. Männer berichteten mehr Aktivierung in der Beckenregion als Frauen bei der Emotion Liebe.
- Die Intensität der körperlichen Wahrnehmung geht im Alter zurück, wodurch ältere Menschen besser in der Regulation von Emotionen sind. Die im Alter schlechtere interozeptive Wahrnehmung entkoppelt die körperlichen Komponenten von Emotionen, es wird »kognitiver« und lässt sich damit besser regulieren. (Ob es auch umgekehrt sein könnte, dass mit zunehmender Lebenserfahrung eine größere Gelassenheit und damit einhergehende geringere emotionale Erregung ausgelöst wird, beantwortet die Studie nicht.)
- Die Daten basieren auf Selbsteinschätzungen und geben nur die subjektiv wahrgenommene Erlebensqualität wieder, nicht die tatsächlich ausgelösten physiologischen Veränderungen.

Körperkarten für subjektive Gefühle. In einer weiteren Studie wurde der Gefühlsbegriff ausgeweitet auf die subjektiv erlebte Wahrnehmung verschiedenster körperlicher Befindlichkeiten im weitesten Sinne (Nummenmaa et al., 2018) mit dem Ziel, einen menschlichen »Gefühlsraum« zu definieren. Die wichtigsten Ergebnisse dieser Studie mit 1026 Teilnehmenden (davon 86 % Frauen):

- Der menschliche Gefühlsraum lässt sich am besten erklären durch Emotionalität (angenehm vs. unangenehm), psychische Erfahrung (körperlich vs. geistig) und die körperlichen Gefühlskarten.
- Die 100 Begriffe konnten statistisch fünf Gruppen von »Gefühlen« (i. S. subjektiv erlebter Befindlichkeiten) zugeordnet werden:
  - positive Emotionen (z. B. Lachen, sexuelle Erregung, Nähe)
  - negative Emotionen (z. B. Ärger, Angst, Scham)
  - kognitive Prozesse (z. B. Erinnern, Überlegen, Warten)
  - körperliche Zustände (z. B. Kopfschmerzen, Fieber, Husten)
  - homöostatische (Regulierungs-)Zustände (z. B. Herzschlag, Essen, Hunger)
- Die subjektiv erlebten Gefühle sind eng verbunden mit körperlichen Prozessen. Jedem der 100 Begriffe ließ sich eine spezifische Körpersensationskarten zuordnen (▶ Abb. 3-2).
- Emotionen sind Grundbestandteile der subjektiv erlebten Befindlichkeiten. Auch die eher unter Kognition subsumierten Begriffe wie Erinnern, Denken,

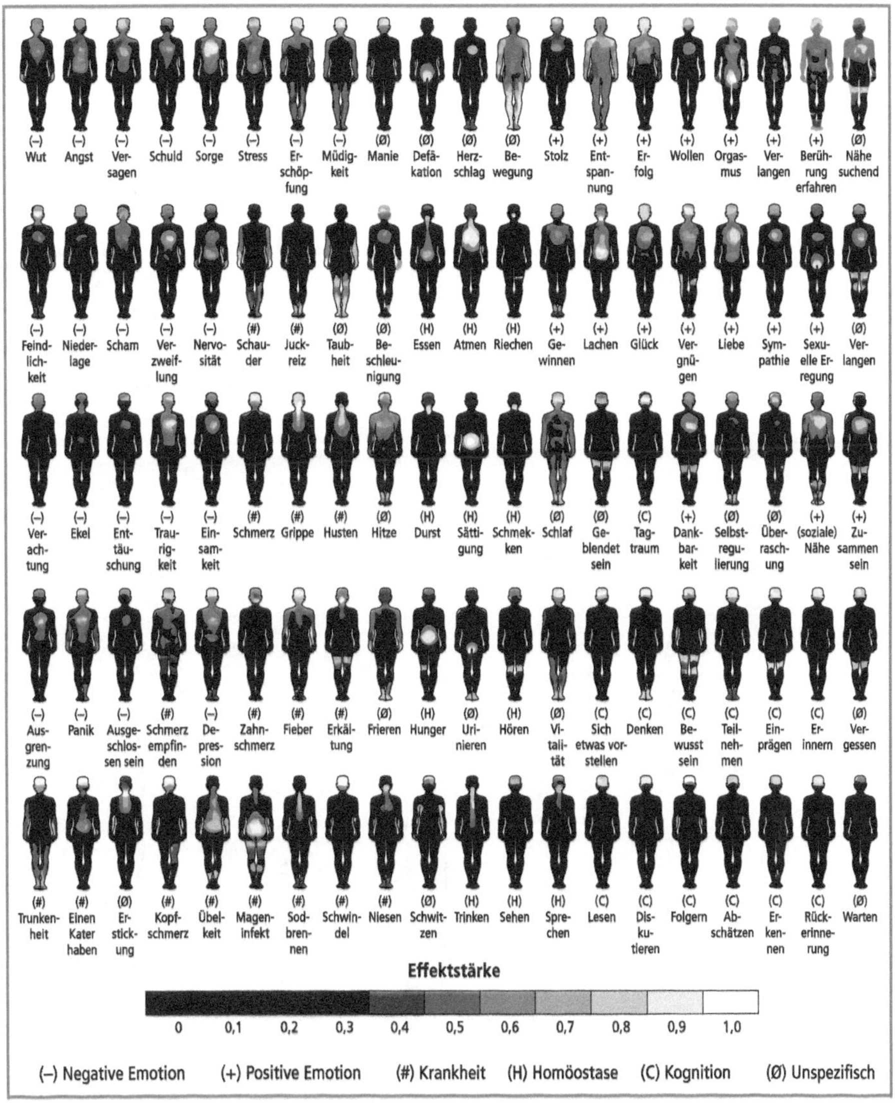

Abb. 3-2 Körpersensationskarten der 100 subjektiv erlebten Gefühle (Nummenmaa et al., 2018).

Erwarten gingen mit eindeutigen subjektiv erlebten affektiven Qualitäten einher. Affekt und Kognition lässt sich im subjektiven Erleben nicht klar trennen.

- Jeder Gefühlszustand ist charakterisiert durch eine Kombination von intero- und exterozeptiven Reizen und emotionalen Qualitäten.
- Es wurde keine direkte Übereinstimmung zwischen den subjektiven Erlebnisqualitäten und der neuronalen Aktivierung gefunden. Unklar bleibt für die Autor*innen, wie diese Gefühle im Gehirn erzeugt werden. (Was aus Sicht des Embodiment, dass das Gehirn als Vermittler und nicht als Erzeuger betrachtet, auch völlig logisch ist. Anmerkung des Autors.)

Topographie erogener Zonen. Nicht unerwähnt bleiben soll noch eine weitere Studie der Gruppe um Nummenmaa, weil sie sich mit der Topographie erogener Zonen beschäftigt (Nummenmaa et al., 2016). 704 Versuchspersonen (davon 75 % Frauen) sollten in Körperumrissen die Bereiche angeben, wo sie in der Selbstbefriedigung bzw. in der Partnersexualität sexuelle Stimulation erleben. ► Abbildung 3-3 zeigt die Ergebnisse.

Die Ergebnisse sind für Sexualtherapeut*innen nicht wirklich überraschend (aber mit dieser Studie auch wissenschaftlich belegt!): Für Frauen wie für Männer bietet der ganze Körper erogene Zonen. Nicht nur Berührungen der Genitalien und der Brüste führen zu sexueller Erregung, sondern auch Berührungen des Munds, des Gesäßes, des Anus, der Oberschenkel und des Nackens. Berührungen während der Selbstbefriedigung fokussieren sich bei beiden Geschlechtern

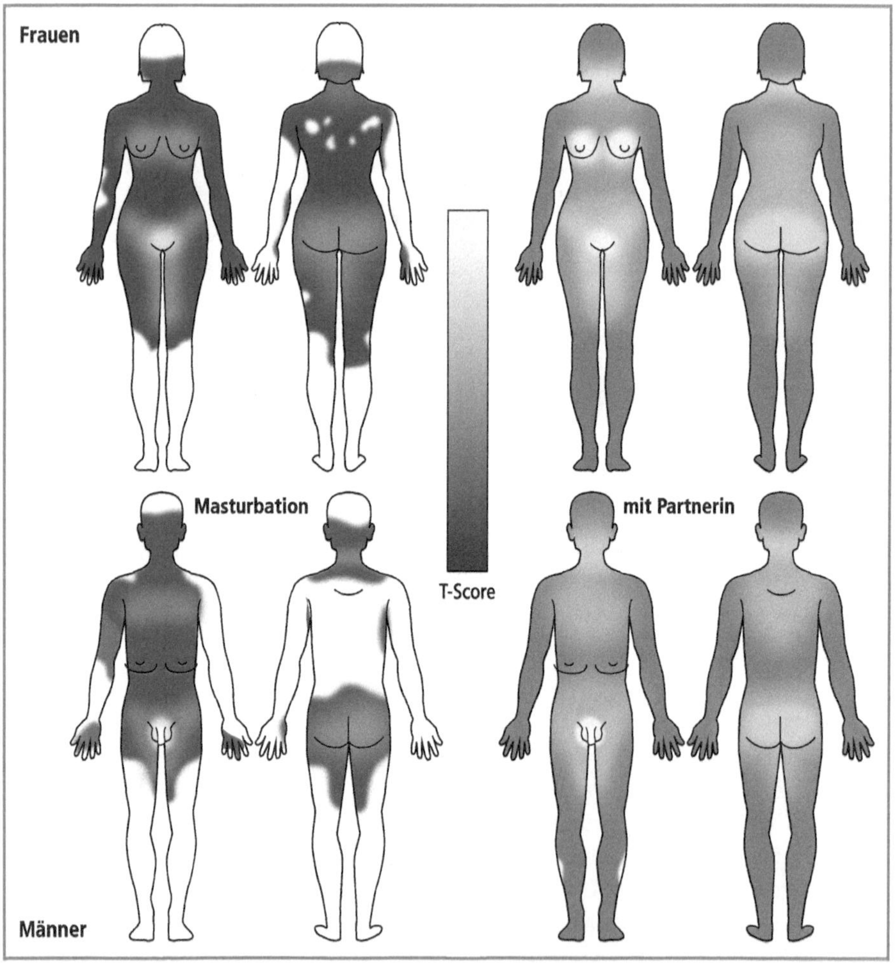

Abb. 3-3 Karten der erogenen Zonen von Frauen und Männern während der Masturbation und der Partnersexualität (Nummenmaa et al., 2016).

auf die Genitalien. Die Autor*innen erklären das Phänomen damit, dass die Berührungen des ganzen Körpers in der Paarsexualität durch die Festigung der Paarbindung motiviert sind.

Embodimentorientierter Ansatz für die Arbeit mit Emotionen: Alba Emoting™

Ebenfalls der Tradition der Basis-Emotions-Theorie zuzuordnen sind die Ergebnisse von Susana Bloch, aus denen heraus sie das sogenannte Alba Emoting™ entwickelt hat (Bloch et al., 1987). Ihre Forschungen werden hier dargestellt, weil sie sich als eine der Wenigen mit den Emotionen »Zärtlichkeit« und »sexuelle Liebe« beschäftigt hat und dadurch hilfreiche Aspekte für die Sexualtherapie eröffnet (► auch Kap. 6.3.1: »Arbeit an der Fähigkeit der emotionalen Selbstregulation«).

Das System des Alba Emoting™ ist eine Technik, die aus den Ergebnissen neurophysiologischer Forschungen über den körperlichen Ausdruck von Emotionen abgeleitet wurde. Anwendung findet es im Bereich Psychotherapie (Cisternas, 2015; Hauke & Dall'Occhio, 2015), Coaching und Beratung (Thessen, 2012) sowie in der Ausbildung von Schauspieler*innen (Bond, 2018; Krasner, 2000).

Alba Emoting™ wurde entwickelt von Susana Bloch. Geboren in Deutschland ist sie mit ihren Eltern vor den Nationalsozialisten nach Chile geflohen, wurde dort Psychologin und Neurophysiologin. Vor der chilenischen Diktatur floh sie nach Frankreich und hatte die Leitung des Marie und Pierre Curie-Institut in Paris. Bloch war eng mit Humberto Maturana befreundet und hat mit diesem auch ein Buch veröffentlicht (1999).

Zur Untersuchung des menschlichen Emotionsausdrucks arbeitete Bloch nicht mit unbewegten Fotos von Gesichtern wie Ekman und Friesen (1975), sondern mit Menschen, genauer: mit Schauspielenden. Grundsätzlich sieht Bloch Emotionen als dynamische Funktionszustände an, die den Organismus als Ganzes betreffen. Emotionen unterscheiden sich in der physiologischen Erregung, dem Ausdrucksverhalten und der subjektiven Erlebnisqualität. Für die Basisemotionen lassen sich eindeutige Kombinationen sogenannter Effektorpattern (Verkörperung einer Basisemotion) benennen:

- Atmung: Bei der Beobachtung der Atmung werden verschiedene Parameter berücksichtigt, z. B. Atemrhythmus und -dauer, Volumen, Nutzung der Atemhilfsmuskulatur (Brust-, Bauch- oder Flankenatmung), aktive bzw. passive Aus- oder Einatmung, durch Mund oder Nase.
- Mimik: Wie bewegt sich die Gesichtsmuskulatur, welche Muskeln haben welchen Tonus?
- Körperhaltung und Gestik: Bei der Körperhaltung geht es zum einen um den Aspekt der muskulären Spannung in bestimmten Körperbereichen, zum anderen wird auf die Orientierung des Körpers im Raum bzw. zu Interaktionspartnern fokussiert, z. B. Stellung des Kopfes, körperliche Orientierung zu- oder abgeneigt etc.

Alba Emoting^{TM} unterscheidet die Basisemotionen Angst, Wut, Trauer, Freude, zärtliche Liebe, erotische Liebe und stellt eine Technik der Emotionsregulation zur Verfügung, die über körperliche Handlungen Emotionen moduliert:

- Alba Emoting^{TM} verfeinert die Wahrnehmung von Emotionen, sowohl bei sich selbst als auch bei anderen. Damit bietet es eine direkte Möglichkeit zur Empathieschulung, zum Erlernen emotionaler Schwingungsfähigkeit mit dem Körper als Basis.
- Es verbessert die Ausdrucksfähigkeit. Emotionen können nach einem Alba Emoting^{TM}-Training klarer und eindeutiger zum Ausdruck gebracht werden.
- Es bringt die Erlaubnis zum Erleben und Ausdrücken von Gefühlen zurück und ist hochgradig ermächtigend.
- Es lehrt die Fähigkeit der Emotionsregulierung: Das Erlernen des Wechselns zwischen verschiedenen Gefühlszuständen, samt eines neutralen Zustandes, im sicheren Rahmen eines therapeutischen oder pädagogischen Settings, vermittelt die körperliche Fähigkeit, aus Emotionen »auszusteigen«, sich nicht von ihnen überschwemmen zu lassen und handlungsfähig zu bleiben.

Bloch untersuchte Emotionen unter der Grundannahme, dass Emotionen durch externe oder interne Stimuli hervorgerufen werden, den gesamten Organismus betreffen und ein subjektives Erleben beinhalten. Die Studien begannen mit der klinischen Beobachtung, dass Patient*innen beim Erzählen angstauslösender Ereignisse ihr Atemverhalten deutlich ändern, und dass umgekehrt, unter Einhaltung eines bestimmten Atemmusters, die Erzählungen weniger stressauslösend waren (Bloch et al., 1987). Bei Experimenten unter Laborbedingungen wurden Veränderungen der Herzrate, der Atembewegungen, des Blutdrucks und des Muskeltonus beobachtet. Versuchsgruppen waren zum einen eine nichtklinische Stichprobe, die unter Hypnose intensiv emotionale Erlebnisse nacherlebten, und zum anderen eine Gruppe Schauspielender, die emotional intensive Erinnerungen berichten sollten. Es zeigte sich, dass die typischen Begleiterscheinungen einer Emotion (Mimik, Körperhaltung, subjektiv erlebtes Gefühl) nicht auftrat, solange die Versuchspersonen eine gleichmäßige, rhythmische Atembewegung beibehielten.

Durch verschiedene Varianten des Forschungsdesigns kamen Bloch et al. zur Arbeitshypothese, dass es spezifische Muster zwischen körperlichen Veränderungen und dem subjektiven Erleben gibt. Als körperliche Parameter interessierten besonders die, bei denen eine willentliche Beeinflussung möglich ist: Atmung, Körperhaltung und Mimik.

Anschließend wurden für die sechs Basisemotionen Freude, Ärger, Trauer, Angst, Zärtlichkeit (liebevolle Verbundenheit) und erotische Liebe (sexuelle Lust) die spezifischen Kombinationen dieser sogenannten emotionalen Effektoren beobachtet. Diese Basisemotionen wurden gewählt, weil sie zum menschlichen und tierischen Ausdrucksverhalten gehören und sowohl bei Jungtieren als auch bei Säuglingen beobachtbar sind (Bloch et al., 1987; Santibañez & Bloch, 1986).

Bloch et al. konnten zeigen, dass wenn nichtklinische Versuchspersonen instruiert werden, auf bestimmte Art und Weise zu atmen, bestimmte Muskeln anzuspannen und andere zu entspannen, bestimmte Mimik einzunehmen, es zuverlässig gelingt, ein spezifisches subjektives Erleben, ein Gefühl hervorzurufen. Bilder und persönliche Erinnerungen, die mit der hervorgerufenen Emotion individuell assoziiert wurden, tauchten zeitlich danach auf (Bloch & Lemeignan, 1992; Bloch et al., 1991). Die spezifischen Gefühle waren auch für Zuschauende, die nicht direkt angeleitet wurden, nacherlebbar (Bloch, 1993).

Die Effektorpatterns der einzelnen Basisemotionen sind folgende (nach Hauke & Dall'Occhio, 2015):

- Embodiment der Basisemotion Angst: Die Basisemotion Angst wird ausgelöst, wenn die gewohnte Sicherheitsregulation nicht mehr funktioniert. Sie umfasst alle Gefühle von Furcht, Schrecken, Schauder, Panik. Atem: Der Atem erfolgt schnell in kurzen, schnellen Stößen durch den Mund, das Einatmen geschieht schlagartig, zuerst wie bei Schreckreaktion, danach erfolgt ein kurzes Ausatmen, das aber nicht tief oder vollständig ist. Körper: Der ist angespannt, die Bewegungstendenz zurückweichend. Mimik: Die Augen sind weit geöffnet, der Blick gerichtet, der Mund O-förmig geöffnet, die Stirn gerunzelt.
- Embodiment der Basisemotion Ärger: Ärger wird ausgelöst durch aversive Stimuli wie Frustrationen, Angriffe, Ungerechtigkeiten. Die Basisemotion umfasst alle Aspekte von Wut, Zorn, Hass, Aggression, aber auch Entschlossenheit. Atem: Es zeigt sich ein Sägezahnmuster, eine große Amplitude, stoßartig-scharfes, tiefes Ein- und Ausatmen durch die Nase, dies kann auch unregelmäßig erfolgen. Körper: Die Muskulatur ist angespannt, ganz besonders die Arme, die Hände bilden Fäuste. Die Bewegungstendenz geht nach vorn. Mimik: Die Lippen sind flach zusammengepresst, der Nacken angespannt. Die Augen sind schmal. Der Blick ist stechend, das Gegenüber fixierend.
- Embodiment der Basisemotion Trauer: Trauer wird ausgelöst durch die leidvolle Reaktion auf einen schwerwiegenden Verlust. Zu dieser Basisemotion gehören alle Gefühle von Leid, Gram, Kummer, Schmerz, Betrübnis, Trauer. Atem: Es wird wie beim Weinen durch die Nase in Stufen schniefend eingeatmet. Es folgt ein langsames, tiefes Ausatmen durch den wenig geöffneten Mund. Körper: Der Körper ist eher schlaff, beim Einatmen folgt der Kopf der schniefenden Einatembewegung nach oben. Beim Ausatmen ist der Kopf hängend, die Schultern hängend, nach unten hingezogen, der Körper kollabiert beim Ausatmen. Mimik: Die Mimik ist schlaff, entspannt, die Wangen hängend und die Lippen sind weich. Die Brauen sind in der Mitte leicht hoch- und zusammengezogen, ohne die Augenlider hochzuziehen. Die Augen sind leicht geschlossen, der Blick geht eher nach unten.
- Embodiment der Basisemotion Freude: Freude entsteht, wenn einer Person Gutes widerfährt, man etwas Wertvolles bekommt oder wenn Ziele erreicht werden. Zur Basisemotion gehören alle Erlebnisse von Glück und Spaß. Atem: Beim Ausatmen wird stufenweise Luft ausgestoßen, vorher gibt es kein besonderes Einatmen. Durch den Atemausstoß im Kehle-Mund-Bereich wird Druck in der Mundhöhle erzeugt, Körper wird losgelassen: Ha, Ha, Ha! Der gesamte Atem wird ausgepresst und vollständig ausgestoßen, bis keine Luft mehr vorhanden ist. Dann wird die Luft schnell eingezogen und es wird tief eingeatmet.

Körper: Der Körper ist insgesamt eher gelöst und entspannt beweglich, der Oberkörper schwankt leicht von hinten nach vorn, dann völlig sich selbst überlassen, wobei sich der Körper ruckartig nach vorn und hinten bewegt. Mimik: Der Mund ist offen, die Mundwinkel zeigen nach oben, die Lippen sind aber nicht zu sehr angespannt. Die Augen sind entspannt, eventuell halb geschlossen.

- Embodiment der Basisemotion »zärtliche Liebe«: Das Gefühl der zärtlichen Liebe wird ausgelöst durch das Mitfühlen und Sich-berühren-Lassen von anderen Menschen. Die Basisemotion umfasst alle Gefühle der Zuneigung, Freundschaft und liebevollen Verbundenheit, der Kindes- und Elternliebe. Atem: Es wird ruhig und tief ein- und ausgeatmet vornehmlich durch die Nase, das Ausatmen ist tendenziell länger. Körper: Der Körper ist entspannt, bewegt sich auf den anderen zu, der Kopf ist leicht zur Seite geneigt, die Arme und Hände zeigen eine lockere, zugewandte und offenen Haltung. Mimik: Der Mund ist entspannt und ein wenig offen, die Mundwinkel sind wie beim Lächeln leicht gehoben. Die Augen sind entspannt geöffnet, der Blick ist auf die Rezipierenden gerichtet.
- Embodiment der Basisemotion »erotische Liebe«: Die Auslösung der sexuellen Erregung ist erfahrungsdeterminiert. Welche Stimuli sexuell erregend wirken und ob diese Erregung angenehm oder unangenehm empfunden wird, hängt von der jeweiligen Lerngeschichte ab. Zur Basisemotion gehören alle Gefühle der Sinnlichkeit, der Erotik und des Begehrens. Atem: Es wird tief, intensiv, weich ein- und ausgeatmet, überwiegend durch den entspannt geöffneten Mund. Körper: Der Körper ist eher weich und unverspannt, es gibt leichte Bewegungen im Hüft- und Beckenbereich, der Kopf macht ebenfalls kleine Bewegungen, eventuell leichte Kreisbewegung (nach oben – hinten – zur Seite), Frauen zeigen Hals und Kehle. Mimik: Die Lippen und Wangen sind entspannt, der Mund entspannt O-förmig (liegendes O), die Augen sind fast geschlossen, der Blick verschleiert (»Schlafzimmerblick«).

Alba Emoting™ erlebt in Deutschland gerade ein Revival. Durch die Arbeit von Gernot Hauke und Mirta Dall'Occhio und die Ausbildungsarbeit von Sergio Lara Cisternas findet das System immer mehr Anwender*innen. Für die Paar- und Sexualtherapie ist es überaus praktisch, weil es körperlichen Zugang zu so komplexen Emotionen wie zärtliche Liebe und sexuelle Lust bietet. Allerdings muss das System dafür etwas »modernisiert« werden. In den 1990er Jahren in Südamerika entwickelt, ist es für hiesige Verhältnisse etwas altmodisch-patriarchal. Beispielsweise meinte Susanna Bloch, dass Männer zärtliche Liebe erst lernen müssen, während es Frauen quasi in die Wiege gelegt ist[3]. Oder bei der Basisemotion »erotische Liebe« zeigen Frauen den Hals, um ihre Verwundbarkeit auszudrücken, während bei Männern die Bewegung eher im Becken sichtbar ist. Das Hals-Zeigen lässt sich als Ausdruck einer oberen Schaukel verstehen (► Kap. 6.3.1: »Die Arbeit mit der doppelten Schaukel«) und Beckenbewe-

3 Persönliche Mitteilung von Susanna Bloch, 2015.

gungen stehen durchaus beiden Geschlechtern zur Verfügung. Bei aller Kritik bleibt Alba Emoting™ ein hocheffektives Instrument, um über das Medium Körper mit Menschen im Einzel-, Paar- und Gruppensetting am Erleben und Steuern von Emotionen zu arbeiten – und dabei auch sexuelle und bindungsorientierte Gefühle einzuschließen. Die praktische Anwendung der Methode ist in ▶ Kapitel 6.3.1 (»Arbeit an der Fähigkeit der emotionalen Selbstregulation«) beschrieben.

3.3 Embodiment in der Psychologie und Psychotherapie

3.3.1 Embodiment: alter Wein in neuen Schläuchen?

Schon die antiken Hochkulturen gingen davon aus, dass Körper und Geist »irgendetwas« miteinander zu tun haben. In den Schriften des Corpus Hippocraticum (Golder, 2007), deren historische Wurzeln im frühen Ägypten vermutet werden, wurden vier Körpersäfte benannt, denen von Galen auch vier Persönlichkeitstypen zugeordnet wurden (Mayer, 2003) (s. Tab. 3-1).

Tab. 3-1 Zuordnung der Temperamente zu den Körpersäften

Körpersäfte	Temperamente
Blut	Sanguiniker
Gelbgalle	Choleriker
Schwarzgalle	Melancholiker
Weißschleim	Phlegmatiker

Dieses Konzept hatte Bestand bis ins letzte Jahrhundert und hat immer noch Bedeutung (Boerner, 2015). So hat z. B. der Psychiater Ernst Kretschmer seine Unterteilung der Körperbautypen an die klassische Temperamentenlehre angelehnt. Kretschmer entwickelte ein elaboriertes System von Körperbautypen und zugehörigen Charakterdispositionen bzw. Vulnerabilitäten. Auch wenn seine Grundannahmen inzwischen komplett widerlegt sind, waren Kretschmers Theorien nicht ohne Einfluss in der klassischen Psychiatrie geblieben. So hielt z. B. Eysenck die von Kretschmer erklärten Zusammenhänge zwischen Körperbau und psychischen Störungen für erwiesen (Eysenck, 1953). Auch Eysencks eigene Entwicklungen zeigen Verwandtschaft zu der antiken Temperamentenlehre (Eggert, 1983).

Die Zuordnung verschiedener körperlicher Merkmale zu psychischen Dispositionen durchzieht zwar die gesamte Geschichte der Medizin wie auch der Psychologie, allerdings lassen sich keine gesicherten Zusammenhänge finden. Es scheint, als wären Menschen, bei aller Gemeinsamkeit, doch wieder so individuell, dass sich keine eindeutigen Zuordnungen machen lassen. In der europäischen Medizingeschichte setzte sich das cartesianische Weltbild durch, womit über viele Jahrhunderte die Spaltung in Körper und Geist als zwei verschiedene und voneinander abzugrenzende Entitäten festgelegt war. Somit war auch die Frage nach Ursache und Wirkung lange Zeit beantwortet: der Körper, das Materielle hat Vorrang vor dem Geist. Erst das biopsychosoziale Modell greift die Idee einer prinzipiellen Einheit von Geist und Materie wieder auf (▶ Kap. 4.1).

3.3.2 Embodiment in der (körperorientierten) Psychotherapie

Dass dem Körper eine entscheidende Rolle zukommt wurde auch in der Psychotherapie diskutiert. Allerdings hat die Mainstream-Psychotherapie des letzten Jahrhunderts körperbezogene Therapien eher belächelt als ernst genommen.

Die Einbeziehung des Körpers wurde schon früh von Vertretern der humanistischen Psychotherapie formuliert (z. B. Reich, 1927; Perls, 1942). Konzepte der Achtsamkeit oder der Emergenz wurden schon in den 1970er Jahren benannt, die therapeutische Umsetzung aber traf auf Ablehnung. In Deutschland wurde erst im Jahre 2010 im Rahmen eines Master-Studiengangs Motologie ein Studienschwerpunkt Körperpsychotherapie eingerichtet. Eine Rehabilitierung körperbezogener Ansätze geschah erst durch die dritte Welle der Verhaltenstherapie, durch die achtsamkeitsbasierten Ansätze, in denen eine auf den Körper gerichtete Aufmerksamkeit eine bedeutende Rolle im therapeutischen Prozess spielt.

Geuter (2015) sieht in der Theorie des Embodied-Mind eines von drei grundlegenden Modellen der Körperpsychotherapie. Neben einem energetischen Modell, wie es z. B. die neoreichianischen Schulen vertreten, benennt er noch das Informationsmodell, das erkenntnistheoretisch betrachtet, eher einem repräsentativen Ansatz folgt. Es geht davon aus, dass der Körper Bedeutungsträger ist und die praktische Arbeit darin besteht, diese symbolischen Prozesse zu entschlüsseln.

Nach Geuter (2015, S. 78) geht es in der Körperpsychotherapie aus der Sicht des Embodied-Mind heraus darum, »dass sich ein Mensch in der Therapie in seinem ganzen Sein psychisch und körperlich erlebt, sich entdeckt, zu sich selbst findet und sich selbst, seine Bedürfnisse und Emotionen besser zu regulieren lernt und dass er dahin kommt, indem er all das spürt, was in ihm vorgeht«.

In der Theorie des Embodied-Mind entsteht Bewusstsein durch interaktive Handlung und Wahrnehmung in und mit der Umwelt. Mit einem Schwerpunkt auf subjektiv erlebter Erfahrung kommt der Phänomenologie eine wichtige Rolle zu. Das »Wie« wird entscheidend, im Unterschied zum »Warum« oder »Wozu«.

Für manche Forschende stellt der Enaktivismus das neue Paradigma für die Kognitionswissenschaft wie für die gesamte Psychologie dar, z. B. Hutto (2013), Heiner (2008), Stewart et al. (2010) und Glenberg (2015).

Auch die Idee des eingebetteten und situierten Geistes ist alles andere als neu. Petzold schrieb schon 1969 (in Marlock &Weiss, 2006, S. 101): »Der in Kontext und Kontinuum wahrnehmende und handelnde, bewegte und bewegende Leib als Subjekt ist Teil seiner Lebenswelt. In diese eingebettet gehört er einer Welt der Zwischenleiblichkeit an, einer Sozialwelt, deren Qualitäten er aufnimmt, und verleiblicht und zu deren Möglichkeiten er zugleich kokreativ beiträgt, die aber immer auch von einer spezifischen Ökologie – des Zimmers, des Hauses, der Landschaft oder Region – umfangen ist, die – Stadt oder Dorf – spezifisch prägend wirksam wird.«

3.3.3 Embodiment in der (bio-)psychologischen Forschung

Die Ideen des Embodiment hielten in vielfältiger Weise Einzug in die psychologische Forschung. Sowohl in der Emotions- als auch in der sozialpsychologischen Forschung wird das Konzept des Embodiment durch zahlreiche Studien gestützt. Eine kleine Auswahl davon sei hier beschrieben. Die Auswahl erfolgt hinsichtlich ihrer Anschaulichkeit für das vorliegende Projekt. Die hier beschriebenen Experimente stammen Großteils aus der Überblicksarbeit von Storch et al. (2006).

Facial Feedback

Ein sehr bekanntes Beispiel für Embodiment ist das Konzept des *facial feedback* der Emotionsforscher Ekman und Friesen (1975). Im Rahmen ihrer Studien zur Benutzung der mimischen Muskulatur kamen sie beim Training der verschiedenen Gesichtsausdrücke zur (Selbst-)Erkenntnis, dass allein das Produzieren einer bestimmten Mimik die entsprechende Emotion herbeiführt. Ihre inzwischen gut belegte Hypothese besagt, dass durch die Rückmeldung der Gesichtsmuskulatur an das Nervensystem auch die entsprechende Emotion hervorgerufen wird. In ihren Studien benutzten Ekman und Friesen Fotos verschiedener Gesichtsausdrücke und stellten fest, dass sieben Basisemotionen kulturübergreifend erkannt werden konnten: Freude, Trauer, Ekel, Überraschung, Angst, Ärger, Verachtung.

Dass die Auslösung der Emotion auch dann funktioniert, wenn die entsprechende Mimik unabsichtlich gemacht wird, konnten Strack et al. zeigen (1988). Sie instruierten Versuchspersonen, einen Stift auf zwei verschiedene Arten mit dem Mund zu halten. Entweder nur mit den Lippen oder nur mit den Zähnen. Die Gruppe, die den Stift mit den Lippen umschließt, macht einen »Kussmund«, was mit einem Gesichtsmuskel gemacht wird, der die Aktivierung des Muskels verhindert, der zum Lächeln gebraucht wird. Die andere Gruppe, die den Stift mit den Zähnen festhält, muss dafür die Lippen wegziehen, was genau mit eben jenem »Lächelmuskel«, dem Zygomaticus major, gemacht wird. Unter dem Vorwand, an einer psychomotorischen Studie teilzunehmen, hatten die Versuchspersonen zunächst Geschicklichkeitsübungen mit dem Stift auszuführen, bis das eigentliche Ziel der Studie untersucht wurde. Die beiden Gruppen sowie eine Kontrollgruppe hatten eine Auswahl an Cartoons auf ihre subjektiv erlebte Lustigkeit zu bewerten. Gemäß der Facial-feedback-Hypothese war das Ergebnis, dass die Gruppe, denen eine Lachbewegung in die Mimik instruiert wurde, die Cartoons als signifikant lustiger erlebten als die Gruppe mit dem Kussmund. Die Kontrollgruppe lag erwartungsgemäß in der Mitte.

Die Facial-feedback-Hypothese bestätigte sich auch in einem Experiment von Magid et al. (2014), die einer Gruppe schwer depressiver Patient*innen Botox in die Stirn injizierten. Sowohl in der subjektiven Selbsteinschätzung als auch in der klinischen Befragung zeigte sich eine deutliche Stimmungsaufhellung. Die Vermutung ist, dass durch die Lähmung der Stirnmuskulatur die sensorischen Informationen des Trigeminusnervs reduziert werden, was sich wiederum auf die neuronale Aktivität zwischen Hirnstamm und linker Amygdala auswirkt. Die linke Amygdala wird mit dem Erleben von starker Angst, Depressionen und posttraumatischer Belastungsstörung in Verbindung gebracht (Shin & Liberzon, 2010; Sheline et al., 2001).

In einer anderen Studie, in der ebenfalls in die Stirn injiziertes Botox zum Einsatz kam, konnten Havas et al. (2010) zeigen, dass die Botox-Injektion das Verständnis von Sätzen verringerte, in denen es um die Basisemotionen Ärger und Trauer ging, nicht aber von Sätzen zur Emotion Freude.

Body Feedback

Dass das Gehirn ein Feedback nicht nur über mimische Prozesse bekommt, sondern dass auch ein *body feedback* existiert, konnten zahlreiche andere Studien belegen.

Kopfbewegungen. Von Wells und Petty (1980) stammt das Head-movement-Paradigma. Mit dem Vorwand, die Trageeigenschaften von Kopfhörern zu testen, wurden Versuchspersonen in verschiedene Gruppen eingeteilt. Die eine Gruppe machte ausführliche Nickbewegungen, die andere seitliche Schüttelbewegungen und die Kontrollgruppe hielt ihren Kopf still. Den studentischen Versuchspersonen wurde außer einem Musikstück ein Radiobeitrag über die drastische Erhöhung der Studiengebühren eingespielt. Es zeigte sich, dass die Studierenden, die die Nickbewegung machten, der Gebührenerhöhung deutlich mehr zustimmten als die Kontrollgruppe und noch deutlicher im Vergleich zur Gruppe mit der Schüttelbewegung. Die Autor*innen interpretieren das Ergebnis dahingehend, dass es nicht möglich ist, widersprüchliche Informationen der körperlichen Ebene (Kopfnicken als Zeichen von Zustimmung) und der Verstandesebene (Ablehnung der erhöhten Studiengebühren) miteinander zu vereinbaren. Ob die Studie in Kulturen verifiziert wurde, die Kopfnicken bzw. -schütteln genau umgekehrt deuten, ist nicht bekannt.

Handflächenexperimente. Das sogenannte Palm-Paradigma wurde in vielen Experimenten verwendet. Es benutzt die Aktivierung der Armbeugemuskulatur als Ausdruck der Zustimmung (Komm-her-Bewegung) und die Armstreckmuskulatur als Zeichen der Ablehnung. Die jeweilige Muskulatur samt Aktivierung des Annäherungs- bzw. Vermeidungssystem wird stimuliert z. B. durch Druck mit den Handflächen auf eine Tischplatte entweder von unten oder von oben. Eines der bekanntesten Experimente mit diesem Design ist das Keks-Experiment von Förster (2003). Mit dem Vorwand der Untersuchung von Muskelaktivität sollten Versuchspersonen 25 Minuten eine politische Sendung anschauen. Auf dem Tisch – gegen dessen Tischplatte zu drücken war – stand eine Schüssel Biskuitkekse mit Orangenfüllung. Das Ergebnis war, dass die Personen mit der Armbeugeaktivierung dreimal so viele Kekse genascht hatten wie die Gruppe mit der Armstreck-Bedingung. Mit der Palm-Paradigma-Versuchsbedingung wurden zahlreiche andere Studien durchgeführt. So zeigten sich z. B. Einflüsse auf kreative Leistungen (Friedmann & Förster, 2002), auf die Bewertung von Bildern (Cacioppo et al., 1993) oder Namen (Förster & Strack, 1997).

Körperhaltung. Bereits 1982 untersuchten Riskind und Gotay den Zusammenhang zwischen Körperhaltung und anschließendem Durchhaltevermögen beim Lösen einer frustrierenden Aufgabe. Eine Gruppe Versuchspersonen wurde 8 Minuten, wie immer unter einem gut erfundenen Vorwand, in eine gekrümmte Position gebracht, während die andere Gruppe eine aufrechte Haltung einnahm. Danach sollte ein unlösbares geometrisches Puzzle gelegt werden. Es zeigte sich, dass die Versuchspersonen, die in der gekrümmten Haltung waren, deutlich früher die Übung aufgaben. Die Erklärung für dieses Ergebnis bestand darin, dass durch die gekrümmte Haltung depressive, resignative Muster aktiviert werden, die in der entsprechenden Bewährungssituation zum früheren Aufgeben führten. Stepper (1992) untersuchte in einem ähnlich konzipierten Experiment den Zusammenhang zwischen Körperhaltung und Emotionslage. Versuchspersonen, die offiziell die Ergonomie von Büromöbeln testeten, sollten unter einer gekrümmten bzw. aufrechten Bedingung ihren Stolz auf einen vorher hervorragend bewältigten Test einschätzen. Auch hier war das Ergebnis, dass die Personen mit der gekrümmt-sitzenden Bedingung sich deutlich weniger Stolz bewerteten als die Probanden unter der aufrechten Bedingung.

Körperlicher Ausdruck innerer Zustände. Die bisher genannten Experimente untersuchten den Einfluss von körperlichen Bedingungen (Mimik, Gestik, Haltung) auf Emotionen, Kognitionen und Verhaltensdispositionen. Mit der umgekehrten Wirkrichtung befassen sich die folgenden Beispiele. So konnten Weisfeld und Beresdorf (1982) nachweisen, dass sich die Körperhaltung systematisch verändert in Abhängigkeit von dem mittgeteilten Examensergebnis. Die High-School-Absolvent*innen mit den besseren Ergebnissen verließen die Festhalle in einer aufrechteren, »stolzeren« Haltung als diejenigen mit den schlechteren Ergebnissen.

Experimentelle Designs im »echten Leben«, in denen keine Laborbedingungen vorliegen, sind mit Vorsicht zu interpretieren, sind aber doch in der Lage, Hinweise zu geben, welche Bedingungen es wert sind, genauer untersucht zu werden. In diesem Sinne ist auch der Selbstversuch von Cantieni (2006) zu verstehen. Als Entwicklerin der Cantienica-Methode, eine Trainingsmethode für aufrechte Körperhaltung, verfügt Benita Cantieni über die Fähigkeit, bestimmte Körperhaltungen einzunehmen und auch wieder zu verlassen. Das Experiment bestand nun darin, mit einer Wärmebildkamera die Veränderungen der Temperaturverteilung an der Körperoberfläche zu fotografieren. Die körperlichen Bedingungen bestanden in der Variabilität von Muskeltonus in verschiedenen Körperregionen, dadurch modulierte Körperhaltung und Atmung. Im Ergebnis zeigten sich deutliche Unterschiede in der Wärmeverteilung über den Körper hinweg in Abhängigkeit von verschiedenen Stimmungszuständen. Natürlich lässt sich dieses Ergebnis nicht verallgemeinern, aber es zeigt Möglichkeiten für zukünftige Forschungsansätze.

3.3.4 Embodiment in der praktischen Anwendung

Die Ergebnisse der embodimentorientierten Forschung finden zahlreiche Anwendungen in verschiedenen Verfahren und Techniken. Hier sollen beispielhaft Ansätze dargestellt werden, die die Prinzipien des Embodiment nutzen, um

- einen erwünschten Zustand herzustellen (ZRM),
- aus einem unerwünschten Zustand herauszukommen (PEP) und
- emotionale Kompetenzen zu entwickeln und einzuüben (EAT).

Das Züricher Ressourcen-Modell (ZRM)

Das Züricher Ressourcen-Modell (ZRM) verwendet einen neurobiologischen Ressourcenbegriff, bei dem alles als Ressource gilt, das wohladaptive neuronale Netzwerke aktiviert. Das bildet die theoretische Basis für das ZRM-Training, das für verschiedenste Zielgruppen in manualisierter Form, mit den entsprechenden Effektivitätsstudien, vorliegt. Anwendung findet es in klinischen, beraterischen und pädagogischen Kontexten und im Coaching (Storch & Krause, 2007).

Das ZRM bezieht sich auf die Multiple Code Theory (Bucci, 2002), in der psychoanalytische Theorien mit dem Konzept der somatischen Marker (Damasio, 1994, 2001) verbunden werden. Bucci (2002) unterscheidet zwei grundsätzliche Arten von Codes, in denen Informationen wahrgenommen und verarbeitet werden: in vorsymbolischer (körperlicher) und in symbolischer Form, wobei sie die symbolische in verbale (Worte) und nonverbale (Bilder) unterteilt. Der Begriff Bilder schränkt sich dabei nicht auf optische Visualisierungen, sondern umfasst alle Sinnesmodalitäten. Storch (2006, S. 131) bringt es auf die einfache Formel: »An jedem Wort hängt ein Bild und an jedem Bild hängt ein Gefühl.«

Das Züricher Ressourcen-Modell sucht nach persönlichen Zielen, die in starke und eindeutige Bilder gebracht werden. Die prinzipielle Vorgehensweise ist die, dass zuerst ein Bild gesucht wird, zu dem im zweiten Schritt die passenden Worte erarbeitet werden, um in einem dritten Schritt die dazu passenden Gefühle und Körperzustände zu entwickeln. Der Ablauf dabei ist der folgende:

Erster Schritt ist die Erarbeitung eines sogenannten Haltungsziels. Die Formulierung eines Haltungszieles weicht deutlich von der klassischen Zielformulierung in verhaltenstherapeutischen Settings oder der systemischen Auftragsklärung ab, denn ein Haltungsziel beschreibt nicht ein konkretes Verhalten oder einen konkreten Zustand, sondern kann sehr allgemein gestellt sein, z. B. »Gelassen und entspannt gehe ich durch die Welt.« Die Idee dahinter ist, dass die zur intrinsischen Motivation benötigten positiven Gefühle eher durch bildhafte, metaphorische und ausschweifende Bilder angeregt werden. Die konkrete Verhaltensebene wird erst in einem späteren Schritt berücksichtigt.

Zu diesem Haltungsziel wird nun ein sogenanntes Embodiment in einer Makroversion aufgebaut. Dabei geht es darum, eine Vielfalt an Bewegungen, Haltungen, Gesten und Posen zu entwickeln, die mit der Bedeutung der Zielformulierung verbunden werden können.

Daraus wird im nächsten Schritt eine Mikro-Version entwickelt, eine Mini-Bewegung, die für Außenstehende gar nicht wahrnehmbar ist, die aber in der gewünschten Situation durchführbar ist und das gesamte, vorher aufgebaute neuronale Netzwerk des Haltungsziels aktiviert. Genaue und ausführliche Schilderungen des Vorgehens finden sich in Storch und Krause (2007), Storch und Riedener (2005), Storch et al. (2005).

Embodiment wird hier in dem Sinne benutzt, dass körperliche Ausdrucksformen mit Bedeutung aufgeladen werden, die im gewünschten Augenblick als persönliche Ressource zur Verfügung stehen.

Prozess- und embodimentfokussierte Psychotherapie (PEP)

Die Prozess- und embodimentfokussierte Psychotherapie (PEP) sei hier beschrieben als eine Vertreterin der bifokal-multisensorischen Interventionstechniken (BMSI). Weitere Beispiele für solche Techniken sind das EMDR (Eye Momevent Desentization and Reprocessing), EMI (Eye Movement Integration) oder Brainspotting.

Bifokal bezieht sich darauf, dass während der Problemaktualisierung in der therapeutischen Sitzung die Aufmerksamkeit auch auf körperliche Prozesse geleitet wird und gleichzeitig multisensorische Stimulationen durchgeführt werden. Während die Effektivität von z.B. EMDR eindeutig belegt ist, ist die Wirkungsweise alles andere als klar und es werden verschiedene Hypothesen diskutiert.

Gemeinsames Merkmal aller BMSI-Techniken ist ein Bottom-up-Vorgehen, d.h. über Stimulationen auf körperlicher Ebene wird direkt auf die Erlebnisverarbeitung eingewirkt. Die Klopftechniken setzen am Körper als phänomenologischer Bühne der Gefühle an (Bohne, 2013a). Das emotionale Erleben wird im Falle der PEP nicht über bestimmte Atmungs-, Haltungs- oder Mimikmuster beeinflusst, sondern über die Stimulation bestimmter Punkte am Körper mit der eigenen Hand. Prozessleitende Ideen sind immer die Reaktionen von Hilfesuchenden, es gibt keinen standardisierten Ablauf des Geschehens. Auch wenn es eine relativ »simple« Grundstruktur der Herangehensweise gibt, zeigen sich in der Praxis unendlich viele Variationen. Alle physiologischen Reaktionen und verbalen Äußerungen werden durch die *binokulare Brille* (Bohne, 2013a) betrachtet, d.h. sie werden unterschieden in die Gruppe der para- bzw. dysfunktionalen Emotionen einerseits und para- bzw. dysfunktionalen Kognitionen und Glaubenssätzen andererseits.

Bei starken emotionalen Reaktionen, die mit hohem Arousal im limbischen System einhergehen (z.B. Schmerzen, psychosomatische Symptome, Craving), wird auf der vorsprachlichen/körperlichen Ebene interveniert (»geklopft«). Während der Reizkonfrontation berührt sich die Person selbst und reduziert so ihren subjektiv empfundenen Stress. Sind die Reaktionen eher kognitiver Art (z.B.

Selbstvorwürfe, Erwartungshaltungen, Altersregressionen, dysfunktionale Loyalitäten), was präfrontal-kortikalem Arousal entspricht, wird auf sprachlicher Ebene mit Selbstaffirmationen gearbeitet, ebenfalls bei gleichzeitiger Selbstberührung.

Das Klopfen selbst geschieht, indem mit einem oder zwei Fingern Punkte am Körper geklopft werden. Diese Punkte befinden sich an der Hand, am Kopf und am Oberkörper. Genaueres dazu findet sich bei Bohne (z. B. Bohne, 2008a, 2008b, 2010, 2013a, 2013b).

Grundlage und Basis aller körperbezogenen Techniken ist eine stabile, sichere Rahmung durch die therapeutische Beziehung und eine konsequente Auftragsklärung. Das heißt, die relativ simplen Techniken sind eingebettet in die hochkomplexe Beziehungsdynamik einer therapeutischen oder beraterischen Begegnung.

Embodiment bedeutet in der PEP, dass über körperliche Stimulationen Prozesse in Gang gebracht werden, die das emotionale und kognitive Erleben beeinflussen und sich handlungsleitend auswirken.

Die Emotionale Aktivierungstherapie (EAT)

Hauke und Dall'Occhio (2015) machen sich die Technik des Alba Emoting™ (▶ Kap. 3.2.2) zunutze, indem sie die willkürliche Herstellung der Basisemotionen (Ärger, Freude, Trauer, Angst, Erotik, Zärtlichkeit, erweitert um die selbstbezogenen Emotionen Scham, Schuld, Stolz) bei der szenischen Imagination einer für die Patient*innen relevanten Situation einsetzen. Der Unterschied zu ähnlichen Vorgehensweisen in der Gestalttherapie oder dem Psychodrama ist der, dass die Emotionen über die körperlichen Prozesse der Atemmuster, Mimiken und Körperhaltungen aktiviert werden. »Die Patienten sollen lernen, die Fülle ihrer Gefühle gerade in problematischen Situationen wahrzunehmen und zu benennen. […] Weiterhin muss erlebt werden, wie sich unterschiedliche Handlungsimpulse diverser Emotionen ›anfühlen‹, damit auch ihr Kernthema zuverlässig erkannt werden kann.« (Hauke & Dall'Occhio, 2015, S. 59) Das konkrete Vorgehen gliedert sich in sieben Schritte:

- Erarbeiten der »emotionalen Überlebensstrategie«
- Achtsamkeit und Herstellen des Körperfokus
- Auswahl und Aktivierung des Erlebens einer Problemsituation
- Entwickeln des emotionalen Feldes
- Unterscheiden primärer und sekundärer Emotionen
- Vertiefen der Arbeit mit primären Emotionen
- Vertrautwerden mit weiteren Emotionen im emotionalen Feld
- Emotional Mastery

Bei Hauke und Dall'Occhio bedeutet Embodiment, dass sie die klassisch-verhaltenstherapeutische Reaktionskette »Stimulus – Organismus – Reaktion – Konsequenz« mit Hilfe des Alba Emoting™ auch in der umgekehrten Reihenfolge nutzen. Die klassische Sichtweise der kognitiven Verhaltenstherapie geht davon aus, dass äußere Auslöser durch kognitive Verzerrungen, Glaubenssätze und Fehlattributionen zu bestimmten emotionalen und körperlichen Symptomen führen.

In der Emotionalen Aktivierungstherapie wird auch die umgekehrte Wirkungsrichtung einbezogen: Die Einnahme bestimmter Körperhaltungen und Gesichtsausdrücke in Kombination mit bestimmten Atemmustern führt zu emotionalen Gestimmtheiten, die zu entsprechenden Verhaltensweisen führen. Um diesen Sachverhalt therapeutisch nutzbar zu machen, wird den Patient*innen die Fähigkeit vermittelt, die Prozesse und Signale ihres Körpers wahrzunehmen, einzuschätzen und zu nutzen. Die Autoren postulieren in ihrem Emotionsmodell nicht nur einen Zusammenhang zwischen dem Ausmaß der Intensität des Kernaffektes und der Intensität der jeweiligen emotionalen Erfahrung, sondern auch, dass das Gewahrsein für Körpersignale eine wesentliche Voraussetzung für die Wahrnehmung und Regulation von Emotionen ist. Verschiedene Studien stützen diese Annahmen (Füstös et al., 2013; Pollatos et al., 2005).

Die Emotionale Aktivierungstherapie ist ein gutes Beispiel für die flexible Anwendungsmöglichkeit des Alba Emoting™. Auch in der Emotionalen Aktivierungstherapie spielt die Fähigkeit, Emotionen über körperliche Fähigkeiten zu steuern, eine wichtige Rolle. Dieses Prinzip taucht ebenfalls in der embodimentorientierten Sexualtherapie auf.

3.3.5 Zusammenfassung

Die obige Auswahl an Beispielen greift viel zu kurz, um all die körperorientierten Ansätze zu berücksichtigen, die die Ideen des Embodiment in die Praxis umsetzen. So fehlen z. B. die achtsamkeitsbasierten Ansätze der dritten Welle der Verhaltenstherapie, es fehlen die »alten Klassiker«, wie die (neo-)reichianischen Ansätze, die Konzentrative Bewegungstherapie oder das Focusing. Auch die Tanztherapien wären zu nennen mit ihren zum Teil sehr ausgefeilten Bewegungsdiagnostiken (z. B. Trautmann-Voigt & Voigt, 2012). Die Vertreter*innen aller anderen Schulen mögen es verzeihen, dass sie hier keine Erwähnung finden.

Insgesamt betrachtet zeigt die Fülle an Experimenten Folgendes:

- Körper und geistige Prozesse wie Emotionen, Kognitionen, Überzeugungen stehen in Wechselwirkung.
- Körperliche Parameter führen regelhaft zu Veränderungen der Emotionen, der Einstellungen und des Verhaltens.
- Und umgekehrt führen Änderungen auf der emotionalen und kognitiven Ebene zu verändertem Körperausdruck und Körpererleben.

Im letzten Jahrhundert wurden diese Ideen eher von Therapieschulen aus dem humanistischen Bereich formuliert. Die Gestalttherapie benutzt die Konzepte der Achtsamkeit, der Emergenz (»Das Ganze ist mehr als die Summe seiner Teile«) schon seit den 1970er Jahren. Körperorientierte Ansätze wie das Focusing der Gesprächstherapie oder die neoreichianischen Schulen, wie z. B. Bioenergetik oder Biodynamik, nutzen den Zugang über den Körper ebenfalls schon seit Mitte des letzten Jahrhunderts. Diese Ansätze wurden von den etablierten Therapieverfahren lange belächelt, finden aber aufgrund neuerer wissenschaftlicher Erkenntnisse zunehmend mehr evidenzbasierte Anerkennung. Nicht zuletzt deshalb, weil embodimentbezogene Forschung inzwischen viele Phänomene erklären und wissenschaftlich belegen kann.

Über die verschiedenen Methoden und Systeme hinweg lassen sich einige Prinzipien erkennen, die ein embodimentorientiertes Vorgehen ausmachen:

- Die Bereiche Wahrnehmung, Denken, Fühlen und Wollen werden konkret körperlich erlebbar gemacht. Menschen werden angeleitet, ihre organismischen Zustände wahrzunehmen und ihnen Bedeutung zu geben. Dabei gibt es zwei Wirkrichtungen:
  - *Bottom-up*: Von den körperlichen/organismischen Zuständen ausgehend werden die Auswirkungen auf Kognition und Emotion beobachtet – und zum Handeln genutzt.
  - *Top-down*: Von Umweltreizen ausgehend werden die Auswirkungen durch deren kognitive und emotionale Bewertung auf den organismischen Zustand beobachtet – und genutzt.
- Prozesse der Körper-Umwelt-Interaktion, die bisher automatisiert abgelaufen sind, werden ins Bewusstsein gebracht und dadurch (idealerweise) steuerbar gemacht. Was bisher automatisch geschah, wird aktiv gemacht, um sich dessen zu bemächtigen und es später wieder – modifiziert – geschehen zu lassen.

4 Ist Embodiment die neue Psychosomatik? Ein Modell sexueller Gesundheit

Dieser Abschnitt beschäftigt sich mit der Frage, welche Rolle Embodiment in gegenwärtigen (sexuellen) Gesundheitsmodellen spielt.

4.1 Das erweiterte biopsychosoziale Modell

Als Grundlage für ein Modell sexueller Gesundheit dient die erweiterte Form des biopsychosozialen Modells. Dessen Grundgedanke einer Einheit von Körper und Geist entspricht den Ideen des Embodiment und der Unterschied des erweiterten Modells zur ursprünglichen Form verdeutlicht die Herangehensweise in der klinischen Praxis.

Das biopsychosoziale Modell ist als Grundlage für die psychosomatische Medizin in den 1970er Jahren entstanden. Seine Wurzeln hat es in der allgemeinen Theorie dynamischer Systeme (vgl. Gerok, zit. in Kriz, 1997; Schiepek & Spörkel, 1993). Das biopsychosoziale Modell beschreibt die Natur als ein Kontinuum hierarchisch geordneter Einheiten. Jedes Niveau ist für sich ein organisiertes und dynamisches System. Durch das Zusammenwirken verschiedener Subsysteme entstehen auf höheren Ebenen emergente Phänomene (Egger, 2008).

Das Modell entstand in Abgrenzung zur vorherrschenden Schulmeinung gemäß dem cartesianischen Weltbild, nach dem das Materielle und das Geistige zwei völlig voneinander getrennte Einheiten darstellen. Damit kann auch – vereinfacht gesagt – das Geistige keine Wirkung auf das Körperliche haben, und jede Krankheit, auch die des Geistes, muss eine körperliche Grundlage bzw. Ursache haben. Erst Mitte des letzten Jahrhunderts wurde mit der Entwicklung der Psychosomatik die umgekehrte Wirkrichtung wieder wissenschaftlich akzeptiert. Auch wenn es Vertreter gab, die die rigide Spaltung in Körper und Geist überwinden wollten, folgte die klassische Psychosomatik allerdings noch einem additiven Modell. Zur Wirkungsrichtung Körper – Geist kam auch die umgekehrte Form hinzu: der Geist als Ursache für körperliche Wirkungen. Die Unterscheidung in zwei voneinander prinzipiell unabhängige Gegenstandsbereiche blieb aber erhalten (Egger, 2008).

Mit dem biopsychosozialen Modell wurde eine Überwindung der Leib-Seele-Spaltung angestrebt. Das Modell unterscheidet die drei Bereiche soziale Lebenswelt, psychische und biologische Beschaffenheit. Nach der Grundannahme, dass jeder Krankheit eine Kombination dieser drei Ebenen zugrunde liegt, wird die Idee der Unterscheidung in psychogene oder somatogene Ursachen obsolet.

Somit wird auch eine Unterscheidung in psychosomatische und nichtpsychosomatische Störungen hinfällig.

Der ursprünglichen Form des biopsychosozialen Modells begegneten zwei kritische Einwände (Egger, 2008):

- Es hält immer noch an der Dichotomie »Materie – Geist« fest und kann somit nicht erklären, wie ein nichtmaterieller Vorgang Einfluss auf die Welt der Materie nehmen kann.
- Es liefert kein Beschreibungssystem, keine begriffliche Sprache, die die Sprachsysteme des Psychologischen mit dem des Biologischen vereint.

Diese Einwände führten zur Erweiterung des biopsychosozialen Modells und zur Theorie der Körper-Geist-Einheit (organic unity theory, body mind unity theory). Nach dieser Theorie existieren nur psychophysische Ereignisse, die prinzipiell als solche nicht erfahrbar sind. Diese Ereignisse werden über zwei Perspektiven beobachtbar:

- über die »Dritte-Person-Perspektive«, also als Beobachter, der Daten erhebt und ein außer sich lokalisiertes Phänomen beschreibt, und
- über die »Erste-Person-Perspektive«, also als erlebendes Subjekt, das ein in sich selbst befindliches Phänomen bewusst wahrnimmt.

Die Grundannahme einer Materie-Geist-Identität beinhaltet immer das Dilemma, dass wir uns selbst gleichzeitig als Subjekt und Objekt betrachten können. Um Erfahrungen und Erkenntnisse mit anderen auszutauschen, bedarf es einer Sprache, die beide Ebenen berücksichtigt und somit das Paradoxon, etwas getrennt zu betrachten, was nicht getrennt ist, so gut wie möglich löst. Dabei bleibt es immer eine Annäherung, weil diese Sprache (noch) nicht zur Verfügung steht.

An dieser Stelle wird das Konzept des Embodiment interessant. Als Rahmenkonzept für zukünftige Forschung stellt es empirisch überprüfbare Thesen auf, wie Geist und Materie sich gegenseitig konstituieren und miteinander wechselwirken und wie über verschiedene Disziplinen hinweg Zusammenhänge wissenschaftlich untersucht werden können.

Egger (2008) leitet aus dem biopsychosozialen Modell folgendes Gesundheitsmodell ab: »Im biopsychosozialen Modell bedeutet Gesundheit die ausreichende Kompetenz des Systems ›Mensch‹, beliebige Störungen auf beliebigen Systemebenen autoregulativ zu bewältigen. Nicht das Fehlen von pathogenen Keimen (Viren, Bakterien etc.) oder das Nichtvorhandensein von Störungen auf der psycho-sozialen Ebene bedeuten demnach Gesundheit, sondern die Fähigkeit, diese pathogenen Faktoren ausreichend wirksam kontrollieren zu können. […] Krankheit stellt sich dann ein, wenn der Organismus die autoregulative Kompetenz zur Bewältigung von auftretenden Störungen nicht ausreichend zur Verfügung stellen kann und relevante Regelkreise für die Funktionstüchtigkeit des Individuums überfordert sind bzw. ausfallen. […] Krankheit und Gesundheit erscheinen folgerichtig nicht als ein Zustand, sondern als ein dynamisches Geschehen. So gesehen muss Gesundheit in jeder Sekunde des Lebens ›geschaffen‹ werden.« (Egger, 2008, S. 18; Hervorhebungen im Original)

Für die klinische Anwendung ergibt sich daraus ein Konzept der simultanen Diagnostik bzw. simultanen Therapie, die alle drei Ebenen gleichberechtigt und parallel berücksichtigt (s. Tab. 4-1).

Tab. 4-1 Simultandiagnostik und Simultantherapie im diagnostisch-therapeutischen Team (in Anlehnung an P. Hahn) – Skizze für die notwendige parallele Erfassung und Verarbeitung von relevanten Daten von Patient*innen (Egger, 2008)

	PATIENT*IN mit der individuellen Patient*innenwelt *muss in seiner*ihrer psychischen Dimension, seiner*ihrer organbiologischen Dimension, und seiner*ihrer ökosozialen Dimension erkannt werden*			
biopsycho-soziale Diagnostik (»Simultan-diagnostik«, »ganzheitliche« bzw. Mehr-Ebenen-Diagnostik)	organisch-biologische Daten	Erlebens- und Verhaltensdaten (Denken, Fühlen, Handeln)	öko-soziale Daten (physikochemi-sche und soziale Umwelt)	multimodale Datenerfassung: Datenebenen, Datenquellen, funktionelle Bereiche
	Integration der Mehrebenen-Diagnostik Datenintegration durch Nutzung von störungsspezifischen Modellen für die Verbindungen zwischen den Systemebenen (wissenschaftlich bekannte und vermutete Kommunikationswege zwischen den relevanten Systemen) **multimodale Therapie** über biopsychosoziale Diagnostik begründeter Einsatz und Koordination der Interventionen auf den unterschiedlichen Einflussebenen, Behandlungskonzept mit mehrdimensionalen Eingriffsmöglichkeiten			
biopsychosoziale Therapie (»Simultan-therapie«, »ganzheitliche bzw. Mehr-Ebenen-Therapie«)	Eingriffe auf organbiolog. Ebene: pharma-kotherapeutisch, chirurgisch-technisch, physiothera-peutisch	Eingriffe auf psy-cholog. Ebene: kognitiv-emotio-nal und hand-lungsorientierte psychologische Interventionen	Eingriffe auf ökosozialer Ebene: familiäres/beruf-liches Netzwerk, soziokulturelle Ressourcen	abgestimmte Interventionen, serielles oder paralleles Procedere
	Wirkung auf psychische, organbiologische und ökosoziale Dimension der **PATIENT*IN** in seiner*ihrer individuellen Patient*innenwelt			

Diese Idee einer simultanen Diagnostik als Alternative zur Ursachensuche auf der somatischen oder psychischen Ebene hat sich noch lange nicht durchgesetzt. So schreibt z.B. der Urologe Klotz im 3. deutschen Männergesundheitsbericht zur sexuellen Gesundheit von Männern: »Erektionsstörungen sind somit in der Regel Symptom einer endothelialen Dysfunktion und keine eigenständige Erkrankung. [...] Eine reine ›psychogene‹ Erektionsstörung stellt die Ausnahme dar.« (Klotz, 2017, S. 315).

4.2 Das Modell sexueller Gesundheit

Die WHO definiert Gesundheit als »ein Zustand des vollständigen körperlichen, geistigen und sozialen Wohlergehens und nicht nur das Fehlen von Krankheit oder Gebrechen« (WHO, 1946).

1975 wurde erstmals sexuelle Gesundheit definiert als »Integration somatischer, emotionaler, intellektueller und sozialer Aspekte sexuellen Seins auf eine Weise, die positiv bereichert und Persönlichkeit, Kommunikation und Liebe stärkt. Grundlegend für dieses Konzept sind das Recht auf sexuelle Information und das Recht auf Lust« (WHO, 1975, zit. nach Voß & Bardehle, 2017).

Es ging auch bei dieser Definition um deutlich mehr als die Abwesenheit von Krankheit und Störung. Sexuelle Gesundheit umfasst drei wichtige Bereiche:

- eine Umgebung, die Menschen den uneingeschränkten Genuss ihrer Sexualität als Potenzial ihrer selbst ermöglicht;
- Freiheit von sexuellem Zwang, Missbrauch und sexueller Gewalt;
- Schutz vor Gesundheitsproblemen im Zusammenhang mit dem Sexualleben und entsprechende Behandlung derselben.

Die aktuell gültige Definition sexueller Gesundheit der WHO stammt von 2015: »Sexuelle Gesundheit ist untrennbar mit Gesundheit insgesamt, mit Wohlbefinden und Lebensqualität verbunden. Sie ist ein Zustand des körperlichen, emotionalen, mentalen und sozialen Wohlbefindens in Bezug auf die Sexualität und nicht nur das Fehlen von Krankheit, Funktionsstörungen oder Gebrechen. Sexuelle Gesundheit setzt eine positive und respektvolle Haltung zu Sexualität und sexuellen Beziehungen voraus sowie die Möglichkeit, angenehme und sichere sexuelle Erfahrungen zu machen, und zwar frei von Zwang, Diskriminierung und Gewalt.«

Relevant für dieses Buch ist der Aspekt, dass auch bei der aktuellen Definition explizit die Bereiche körperlichen, emotionalen, mentalen und sozialen Wohlbefindens berücksichtigt werden. Die Unterscheidung dieser Bereiche ist für das angewandte Embodiment ebenso von grundlegender Bedeutung wie für ein biopsychosoziales Modell und eine Definition sexueller Gesundheit.

Von Kritiker*innen sexueller Gesundheitsmodelle wird immer wieder bemerkt, dass mit einer Definition sexueller Gesundheit auch automatisch sexuelle Krankheit definiert sei. Angesichts der Tatsache, dass Sexualtherapie im Gesundheitssystem geleistet und von Krankenkassen bezahlt wird (bzw. eben nicht bezahlt wird), die nur die Heilung krankheitswertiger Störungen finanzieren, ist es gesundheitspolitisch wichtig, Gesundheit zu definieren.

Für die klinische Praxis geht es um

- die Finanzierung sexualtherapeutischer Leistungen;
- eine Grundhaltung, die das Leiden der Hilfesuchenden in den Vordergrund stellt und weniger die Etikettierung als gestört/krank oder normal/gesund;
- multimodale Diagnostik und Therapie sexueller – als Störung definierter – Phänomene.

Abschließend lässt sich festhalten, dass die Theorien des Embodiment bzw. des Enaktivismus in bester Weise in ein biopsychosoziales System und ein sexuelles Gesundheitsmodell passen. Mehr noch, dass sie als wissenschaftliche Metatheorie die Basis für weitere Entwicklungen darstellen können.

10. Transfer zum sexuellen Kontext

Für die Entwicklung einer embodimentorientierten Sexualtherapie sind die folgenden Aspekte wichtig:

- Ein biopsychosoziales Modell betrachtet den Menschen in seiner psychologischen, organ-biologischen und ökosozialen Dimension.
- Diagnostik und Therapie müssen alle drei Bereiche berücksichtigen. Es geht um Wechselwirkungen und nicht um unidirektionale Ursachenzuschreibungen.
- Die verschiedenen Bereiche sind nicht voneinander zu trennen. Das Modell ist ein Versuch, die Komplexität des biopsychosozialen Zusammenspiels zu vereinfachen und zu beschreiben.

Erlebbar ist die Komplexität in ihrer Ganzheit in der Erste-Person-Perspektive. Deswegen ist die phänomenologische Ebene in der Forschung wie in der Praxis zu berücksichtigen.

5 Embodimentorientierte Sexualtherapie

Es gibt nichts Praktischeres als eine gute Theorie.

(Kurt Lewin)

5.1 Eine erste Annäherung

Die Grundprinzipien des Embodiment bzw. Enaktivismus sind zunächst relativ einfach:

- Der Geist ist in den Körper eingebettet,
- dieser wiederum ist in eine Umwelt eingebettet.
- Auf Basis seiner organismischen Beschaffenheit interagiert der Organismus mit den für ihn relevanten Aspekten der Umwelt auf sinnhafte Weise.
- Aus diesen Wechselwirkungen entstehen neue Phänomene auf den gleichen Ebenen (der Organismus lernt, die Umwelt wird gestaltet) und auf höheren Ebenen (Kokreation von Neuem durch z. B. Participatory Sense-Making).

Von diesen theoretischen Prämissen ausgehend lässt sich ein konkretes Handeln in einem sexuellen Kontext auf einer (immer noch) allgemeinen Ebene so beschreiben: »Ein Mensch befindet sich in einer Situation, die er emotional und kognitiv als eine sexuell erregende bewertet. Damit einher gehen organismische Regulierungsprozesse wie z. B. Vasokongestion (Blutandrang in einem Körperteil).« Das wäre die übliche Beschreibung des behavioralen Reiz-Reaktions-Zyklus, bei dem es eine Trennung zwischen Körper und Geist gibt. Eine Darstellung aus der enaktiven Perspektive klingt z. B. so: »Ein Mensch inszeniert auf Basis seiner sensomotorischen Kontingenzen eine Situation als sexuell erregend und verhält sich mit organismischen Selbstregulationen auf für ihn sinnvolle Art und Weise.«

Je nach wissenschaftlicher Ausrichtung kann man sich für die eine oder andere Variante entscheiden. Zentrales Merkmal beider Beschreibungen sind die organismischen Selbstregulationsprozesse und die kognitiven und emotionalen Bewertungen. Der entscheidende Punkt im Embodiment besteht darin, nicht mehr eine lineare Reihenfolge der Bereiche Stimulus, Körper und Bewertung zu unterstellen, sondern, ausgehend von der organismischen Basis, die Wechselwirkungen der verschiedenen Komponenten zu untersuchen.

- In ▸ Kapitel 2 wurden aus der Theorie des Enaktivismus zehn Anforderungen für eine embodimentorientierte Sexualtherapie entwickelt, die sich wie folgt strukturieren lassen: Eine embodimentorientierte Sexualtherapie geht von drei grundlegenden Ebenen des Körperlichen aus (Transfer 9, ▸ Kap. 2.2.4). Diese drei Ebenen des Körperlichen definieren das *sexuelle Selbst*:
- Ebene der Selbstregulation: Zentrales Leitmotiv ist die Berücksichtigung

sowohl der körperlichen Beschaffenheit als auch der organismischen Gestimmtheit (Transfer 2, ► Kap. 2.2.3). Sowohl das objektiv Beobachtbare als auch das subjektive Erleben der Beteiligten werden berücksichtigt (Transfer 3, ► Kap. 2.2.4). Kognitives und emotionales Erleben wird immer wieder auf die körperliche Basis und die subjektiv erlebte Körperlichkeit bezogen (Transfer 7, ► Kap. 2.2.4). Ein wichtiges therapeutisches Ziel ist die Fähigkeit zur Selbststeuerung sowohl der sexuellen Erregung als auch der emotionalen Befindlichkeit (Transfer 5, ► Kap. 2.2.4).

- Ebene der sensomotorischen Kopplung mit der Welt: Eine embodimentorientierte Sexualtherapie muss zur Beschreibung der Organismus-Umwelt-Kopplung die Theorie der sensomotorischen Kontingenzen (Transfer 6, ► Kap. 2.2.4) und die Perspektive der Umweltaffordanzen (Transfer 1, ► Kap. 2.2.2) für den Kontext Sexualität ausformulieren.
- Ebene der Intersubjektivität (Participatory Sense-Making): Es braucht ein sexualtherapeutisches Konzept für die Beschreibung und Modifikation der sensomotorischen Abstimmungsprozesse zwischen Sexualpartner*innen (Transfer 8, ► Kap. 2.2.4).

Tabelle 5-1 gibt einen ersten Überblick, wie sich die Grundgedanken des Enaktivismus in einen sexualtherapeutischen Ansatz überführen lassen.

Tab. 5-1 Übertragung enaktivistischer Leitgedanken in die Sexualtherapie

<table>
<tr><th>Enaktivismus</th><th>Embodimentorientierte Sexualtherapie</th></tr>
<tr><td>Autonomie</td><td rowspan="2">1. Ebene des Körperlichen:
Selbststeuerung sexueller Erregung und emotionaler Gestimmtheit</td></tr>
<tr><td>Sense-Making</td></tr>
<tr><td>Sensomotorische Kontingenzen</td><td rowspan="2">2. Ebene des Körperlichen:
strukturelle Koppelung mit der Umwelt durch sensomotorische Kontingenzen</td></tr>
<tr><td>Verkörperte Affektivität</td></tr>
<tr><td>Participatory-Sense-Making</td><td>3. Ebene des Körperlichen:
soziale Interaktion, also hier sexuelle Begegnung mit anderen</td></tr>
</table>

Damit bleibt noch die Metaebene, auf der es um die Anschlussfähigkeit an ein biopsychosoziales Gesundheitsmodell (Transfer 10, ► Kap. 4.2) und an die Systemische (Sexual-)Therapie (Transfer 4, ► Kap. 2.2.4) geht.

5.2 Embodimentorientierte Sexualtherapie

Die hier vorgestellte embodimentorientierte Sexualtherapie ruht auf drei Säulen: ein biopsychosoziales Modell sexueller Gesundheit, die Einheit von Körper und Geist, die zentrale Rolle des Körpers und des Körperlichen (das sexuelle Selbst).

Ein biopsychosoziales Modell sexueller Gesundheit. Das Modell sexueller Gesundheit berücksichtigt biologische, psychologische und soziale Faktoren. Seine Aufgabe besteht nicht in der Grenzziehung zwischen gesund und krank, sondern dient als Grundlage für eine gesundheitspolitische Diskussion bezüglich der sexualtherapeutischen Versorgung der Bevölkerung und als Basis für einen interdisziplinären Austausch.

Die Einheit von Körper und Geist. Körper und Geist werden grundsätzlich verstanden als eine organismische Einheit, die sich zur Welt verhält. Ein embodimentorientierter sexualtherapeutischer Ansatz berücksichtigt immer die beiden folgenden Aspekte, die untrennbar miteinander verbunden sind:

- Ein Mensch »ist« sein Körper (lived body). Es ist dies die Erste-Person-Perspektive, die Perspektive des unmittelbar Erlebten (z. B. empfindet eine Person unmittelbar Kopfschmerzen, sie denkt nicht »Ich habe Kopfschmerzen«). Das ist das präreflexive Selbst.
- Der Mensch »hat« seinen Körper (felt body). Das ist die Dritte-Person-Perspektive. Der Mensch kann seinen Körper als Objekt erleben, er kann ihn zum Objekt machen und über sich bzw. den eigenen Körper reflektieren (z. B. denkt die Person: »Ich habe Kopfschmerzen«).

Die zentrale Rolle des Körpers. Im Folgenden wird der Begriff des sexuellen Selbst verwendet für die Einheit der drei Ebenen des Körperlichen (synonym auch drei Aspekte des Körpers). Der Begriff »das Körperliche« soll zum Ausdruck bringen, dass es sich nicht um drei verschiedene Körper handelt, sondern um drei verschiedene Aspekte, die dem Körper im Embodiment zukommen. Die drei Ebenen des Körperlichen sind (► auch Kap. 5.5)

- Selbstorganisation,
- strukturelle Kopplung mit der Umwelt und
- Intersubjektivität/Participatory-Sense-Making

Mit dem personalen Doppelaspekt und den drei Aspekten der Körperlichkeit ist das Grundgerüst einer embodimentorientierten Sexualtherapie benannt. Auf dieser Basis wird im Folgenden ein sexualtherapeutisches Konzept entwickelt, das im Wesentlichen auf dem Ansatz des Sexocorporel beruht. Dieser Ansatz erfüllt die meisten der hier geforderten Voraussetzungen, allerdings ohne sich explizit auf die Theorie des Embodiment zu beziehen.

5.3 Ein biopsychosoziales Modell sexueller Gesundheit: Sexocorporel

5.3.1 Begründer des Sexocorporel

Der Sexocorporel wurde von Professor Jean-Yves Desjardins (1931–2011) entwickelt. Er erhielt mit 28 Jahren seine Priesterweihe, und anstatt seine geistliche Karriere in Rom fortzuführen, begann er ein Psychologiestudium an der Universität von Montreal. Die Themen Sexualität, Keuschheit und Zölibat interessierten ihn schon während des Theologiestudiums. Seine sexualfreundliche Haltung bescherte ihm zwar lange Schlangen an seinem Beichtstuhl, aber auch zunehmend den Unmut seiner klerikalen Kollegen.

1964 schloss Desjardins das Psychologiestudium ab und gründete ein privates Institut für Sexologie und Familienstudien, das starken Zulauf bekam. 1967 verließ er das Priesteramt, um seinen Traum eines universitären Sexologieunterrichts umsetzen zu können, und eröffnete 1969 zusammen mit Claude Crépault, einem kanadischen Psychoanalytiker, an der neu eröffneten Université du Québec à Montréal (UQAM) ein Bildungsmodul Sexologie, das sich ständig erweiterte und 1974 als vollwertiger Studiengang mit Bachelor-Abschluss anerkannt wurde. 1988 zog sich Desjardins aus der UQAM zurück.

Der erste Kontakt zu Europa geschah 1986 mit einer Einladung zu einer Gruppe italienischer Ärzt*innen. 1989 begann die Kooperation mit dem Centre International de Formation et de Recherche En Sexualité (CIFRES) in Frankreich, wo er bis ins Jahr 2009 Sexolog*innen ausbildete. 1998 traf er auf Dominique Chatton, einen Psychiater in Genf, und begeisterte auch diesen und dessen Kolleg*innen von der sinnlich-phänomenologischen Herangehensweise (Desjardins, 2013).

So war der Sexocorporel in der Schweiz angekommen, und es dauerte noch bis 2004, bis der erste offizielle Ausbildungsgang in Deutschland durchgeführt wurde. Im selben Jahr gründete eine internationale Gruppe von sexologischen Fachkräften das Institut Sexocorporel International[4], das sich die Verbreitung und Entwicklung des Sexocorporel zur Aufgabe gemacht hat. Jean-Yves Desjardins starb 2011.

Seit 2016 ist es möglich, an der Hochschule Merseburg einen Masterstudiengang »Sexologie« zu absolvieren, der sich schwerpunktmäßig am Modell sexueller Gesundheit des Sexocorporel orientiert.

5.3.2 Das Modell

Vorlage für das Modell sexueller Gesundheit des Sexocorporel war das Gesundheitsmodell der WHO, wie es 1975 formuliert wurde: »Sexuelle Gesundheit ist die Integration der somatischen, emotionalen, intellektuellen und sozialen Aspekte sexuellen Seins auf eine Weise, die positiv bereichert und Persönlichkeit, Kommunikation und Liebe stärkt. Grundlegend für dieses Konzept sind das

4 www.sexocorporel.com

Recht auf sexuelle Information und das Recht auf Lust.« Der Sexocorporel entwickelte daraus ein Modell sexueller Gesundheit, wie es in ▸ Abbildung 5-1 dargestellt ist.

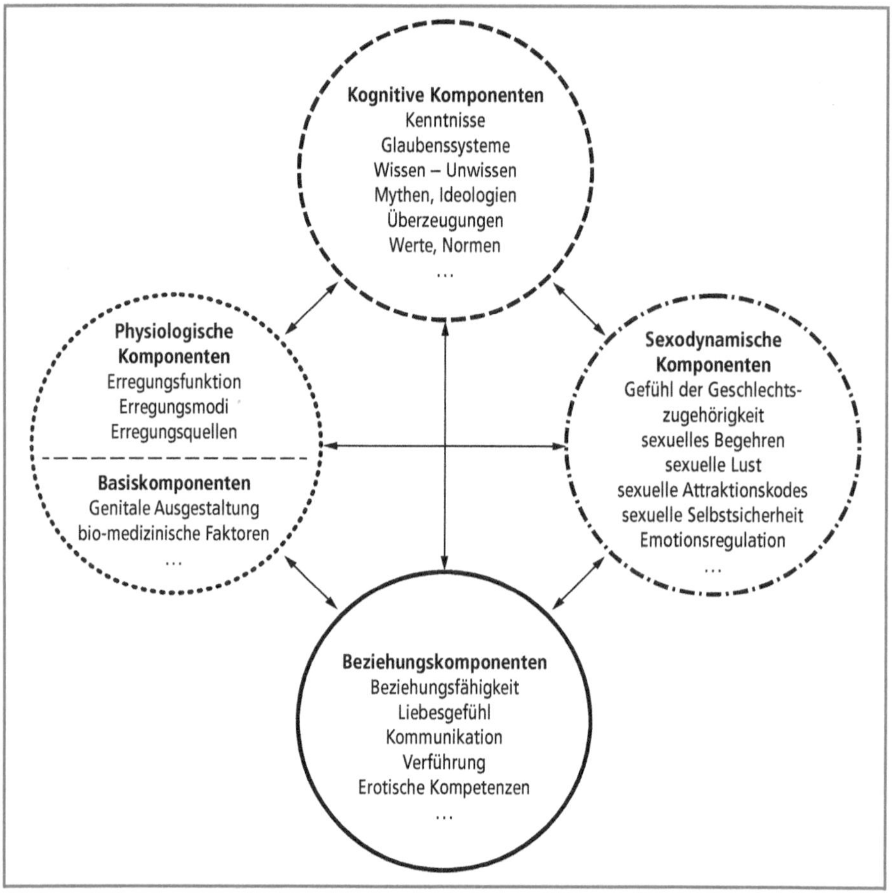

Abb. 5-1 Modell sexueller Gesundheit des Sexocorporel

Die vier Komponenten der Sexualität, die der Sexocorporel formuliert, entsprechen dem biopsychosozialen Modell:

Physiologische und organismische Basiskomponenten. Diese Komponente beschreibt die organismische Beschaffenheit unter der somatischen Perspektive:

- die homöostatische Balancierung der lebenserhaltenden Kreisläufe,
- die Ausgestaltung des Genitals von eindeutig männlich über intersexuell bis zu eindeutig weiblich bzw. eben auch künstliche Vagina (Neovagina) oder künstlicher Penis (Penoid),
- die Reaktionszyklen des Erregungsreflexes, dazu gehören die sexuelle Erregungskurve und die Erregungsmodi (▸ Kap. 5.5.1).

Der psychologische Teil des Modells unterteilt sich in die kognitiven und emotionalen Komponenten.

Kognitive Komponenten. Diesem Bereich werden alle Überzeugungen, Glaubensmuster, Ideologien zugeordnet, wie auch explizites Wissen über Sexualität im weitesten Sinne. Hierzu gehören u. a. Geschlechterstereotype, Beziehungsmodelle, Leistungsansprüche.

Sexodynamische Komponenten. Zu den sexodynamischen Komponenten gehören im Sexocorporel u. a. das Konzept des Gefühls der Geschlechtszugehörigkeit (▸ Kap. 5.5.2: »Das Gefühl der Geschlechtszugehörigkeit«) und die Bereiche des Begehrens und der sexuellen Lust.

Beziehungskomponenten. Zu dieser Komponente gehören alle Fähigkeiten zu Interaktionen in sozialen Beziehungen in einem (sehr weit verstandenen) sexuellen Kontext. Im originären Modell des Sexocorporel ging es bei den Beziehungskomponenten um Konzepte für romantische Zweierbeziehungen, was die Lebenswelt moderner Beziehungen und die Vielfalt an bestehenden Sexualitäten (Sigusch, 2013) bei weitem nicht abdeckte und dem Sexocorporel den Ruf eines heteronormativen, penetrationsdogmatischen Ansatzes einbrachte (▸ Kap. 9). Die Komponenten wie Beziehungsfähigkeiten im Kontinuum zwischen Bindung und Autonomie, Verführungsfähigkeiten, erotischen Kompetenzen und (sexuellen) Kommunikationsfähigkeiten lassen sich allerdings nicht nur innerhalb eines romantischen Liebesideals verstehen, sondern bilden typische Themen ab, wie sie in paar- und sexualtherapeutischen Praxen Alltag sind.

Es lässt sich nicht oft genug wiederholen: Die Aufteilung des Körper-Geist-Umwelt-Geschehens ist eine künstliche und dient der Komplexitätsreduktion. Dieses Modell, wie jedes Modell, wird das hochkomplexe Geschehen immer nur unzureichend abbilden können. Es sollte stetig weiterentwickelt und nie als abschließende Wahrheit verstanden werden.

Für die praktische Arbeit mit Klient*innen ist der Rückgriff auf die vier Komponenten psychoedukativ sehr hilfreich. Alle für die therapeutische Arbeit wichtigen Faktoren sind durch die verschiedenen Komponenten im Modell sexueller Gesundheit beschrieben. Sexuelle Gesundheit ist in diesem Modell definiert als Entstehung, Entwicklung, Interaktion und vor allem Balancierung der vier Komponenten.

5.4 Die Einheit von Körper und Geist

Der Grundgedanke des Embodiment ist der, dass Körper und Geist als zwei Aspekte einer Einheit verstanden werden. Eine embodimentorientierte Sexualtherapie setzt diesen Doppelaspekt in allererster Linie durch eine Grundhaltung um, mit denen die Therapierenden den Hilfesuchenden begegnen und mit ihnen – im Sinne eines Participatory-Sense-Making – eine sinnvolle Situation kreieren, die für die Hilfesuchenden hilfreich ist. Diese Grundhaltung berücksichtigt mehrere Elemente.

5.4.1 Der Doppelaspekt der personalen Ebenen

Körper und Geist als Einheit zu sehen, auch wenn man sie gezwungenermaßen immer wieder getrennt betrachtet, ist ein hoher Anspruch. Ein Sprach- und damit auch Denksystem ohne diese Dichotomie steckt noch in den Anfängen. Entscheidend ist dabei, dass man sich des Paradoxons bewusst ist, die schlimmsten Kategorienfehler vermeidet und das eigene Handeln immer wieder überprüft.

In der praktischen Anwendung führt das zu einem technischen Grundprinzip: Jede Reflexion auf einer beschreibenden Ebene hat eine Resonanz auf der körperlichen Ebene. Und in umgekehrter Richtung: Jede organismische Veränderung geht mit einer Resonanz auf kognitiver und/oder emotionaler Ebene einher. Diese Resonanzen sind nicht immer bewusst bzw. bewusstseinsfähig. Die therapeutische Arbeit besteht darin, diese Resonanzen zu erkennen und sinnvoll zu nutzen. Dazu ist es notwendig, dass die Therapierenden ihr eigenes Potenzial an Wahrnehmungsfähigkeiten optimieren und in den therapeutischen Prozess einbringen.

Der therapeutische Prozess befindet sich im ständigen Wechsel zwischen allen personalen Ebenen:

- Die Erste-Person-Perspektive (Ich), das leibliche Erleben der Therapierenden und der Hilfesuchenden.
- Die Zweite-Person-Perspektive (Du) der Beteiligten – was zu einem Wir führt.
- Die Dritte-Person-Perspektive der Reflexion und Bewertung.

5.4.2 Fokus auf dem Körperlichen und der sexuellen (Inter-)Aktion

Der Anspruch und die Forderung, den Körper und *das Körperliche* in die Betrachtung von Sexualität einzubeziehen, erscheint auf den ersten Blick als so banal, dass man sich fragen kann, wie es denn überhaupt ohne Körper gehen soll. Tatsächlich geschieht genau das in den meisten sexualtherapeutischen Systemen: Der bzw. die Körper und das körperliche Geschehen spielen nur eine Nebenrolle. Schaut man sich die (in Deutschland) gängigen Sexualtherapien an, so geht es darin vielmehr um Beziehungsdynamik, Bindungssicherheit, Differenzierung oder tiefenpsychologisch verstandene Bedürfnisbefriedigungen als um das konkret-körperliche Verhalten. Allein im Sensate-Focus (Methode mit sog. Streichelübungen) wird dem, was Menschen ganz konkret beim Sex tun, Bedeutung beigemessen. Je nach Ausrichtung liegt aber auch hierbei der Schwerpunkt auf einer bedeutungsgebenden Analyse des Verhaltens. Die sexuelle Interaktion gilt als projektiver Test für das, was zwischen den Beteiligten geschieht, und die konkrete körperliche Interaktion bleibt untergeordnet.

Eine embodimentorientierte Therapie führt konkretes Verhalten und Erleben auf das Körperliche, also auf Wahrnehmung und Handlung in Interaktion zurück.

5.4.3 Wahrnehmung ist Handlung ist Wahrnehmung ist Handlung …

Die Forschungen zum sensomotorischen Enaktivismus sprechen dafür, dass die Art und Weise der *Handlung-Wahrnehmung* wesentlichen Einfluss auf die bewertenden Emotionen und Kognitionen hat. Daraus leitet sich die Forderung nach phänomenologischen Beschreibungen von Qualitäten sexuellen Handelns ab.

Diese Beschreibungen dienen zur Verdeutlichung und Kommunikation der Art und Weise, wie ein Mensch seine sexuelle Interaktion gestaltet, wie er sexuelle Erregung in seinem Körper »inszeniert« und wie er diese Erregung reguliert und moduliert. Es geht dabei nicht um Stellungen und Praktiken. Auch wenn diese natürlich berücksichtigt werden, liegt der Fokus darauf, wie ein Mensch seine sensomotorischen Kontingenzen/Fähigkeiten nutzt, um sexuelle Erregung zu steuern, und welche Lust er dabei erlebt. Bevorzugte Stellungen und Praktiken folgen in der Regel der Logik der sensomotorischen Kontingenzen. Zur Beschreibung dieses Geschehens dienen im Modell des Sexocorporel die sogenannten Erregungsmodi (▸ Kap. 5.5.1).

5.4.4 Selbstregulation und Selbstermächtigung

Sinn und Zweck der Analyse der sexuellen Interaktion ist in erster Linie, die Klient*innen zu befähigen, wahrzunehmen, was sie tun und vor allem wie sie es tun. Es geht darum, sie in ihrer Kompetenz zu stärken, sich selbst und die Prozesse in ihren Körpern zu erspüren und ernst zu nehmen, ihnen Bedeutung zuzuschreiben (= Sense-Making). Im Laufe dieses Prozesses lernen die Klient*innen, *dass* sie diese Prozesse gestalten und – wichtiger – *wie* sie das tun. Sie bekommen nicht nur ein Gespür für sich selbst, sondern sie entwickeln auch Möglichkeiten der Regulation.

In diesem Prozess lernen die Klient*innen auch, zwischen den Phänomenen und ihren Bedeutungen zu unterscheiden. Im systemisch verstandenen Bewusstsein, dass es keine objektiven Beschreibungen geben kann, ist es wichtig, die Beobachtungen (was geschieht) von den Bewertungen (der Therapierenden, der Therapierten, der Umwelt) und den Erklärungen und Interpretationen (durch die Theorien der Therapierenden, der Therapierten, der Umwelt) zu unterscheiden. Dadurch wird es möglich, Ereignisse anders als bisher einzuschätzen, mit einer anderen organismischen Selbstregulierung zu reagieren und sich dementsprechend anders zu verhalten – und anders zu erleben.

Die Bedeutung der Aufmerksamkeitssteuerung auf die individuelle Befindlichkeit ist der in achtsamkeitsbasierten Ansätzen sehr ähnlich. Die Aufmerksamkeit gilt dem Hier und Jetzt und die Grundhaltung ist eine der Neugier, Offenheit und Akzeptanz dessen, was gerade ist. Es besteht allerdings der Unterschied, dass der Fokus – zumindest solange es um Sexualtherapie geht – beim sexuell relevanten Geschehen liegt, und nicht bei einer gleichmütigen, absichtslosen Betrachtung des inneren Erlebens.

5.4.5 Phänomenologischer Zugang

Die Leitfrage der Suchrichtung mit den Klient*innen ist also das *Wie*. Es geht nicht um eine Ursachensuche durch *Warum* und auch nicht um eine Wirkungsanalyse mit *Wozu*, sondern um die ganz pragmatische Frage: »Wie machen Sie das?«

Das Wie richtet den Fokus der Aufmerksamkeit auf das, was jetzt gerade geschieht. Die Aufmerksamkeit richtet sich nach innen, es wird nicht mehr gedacht oder gefühlt, sondern gespürt. Damit ist nicht nur das Fühlen emotionaler Erlebnisinhalte gemeint, sondern das Gewahrwerden dessen, was im Körper geschieht. Diese Haltung ist für viele Klient*innen überraschend. Bezüglich einer erektilen Dysfunktion beispielsweise heißt es implizit nicht mehr: »Ich habe eine erektile Dysfunktion, sie geschieht mir«, sondern »Ich mache eine erektile Dysfunktion«. Diese Sichtweise ist herausfordernd, weil es natürlich Reaktanz hervorruft im Sinne von: »Ja, aber ich will das doch gar nicht machen.« Bei näherer Betrachtung der körperlichen Vorgänge in Verbindung mit dem emotionalen und kognitiven Geschehen wird der Teil des aktiv (wenn auch unabsichtlich!) hergestellten Verhaltens ins Bewusstsein gebracht und modifizierbar. Diese Grundhaltungen werden durch Beschreibungsweisen und Techniken umgesetzt, die den Körper in ihrem Fokus haben.

5.5 Die Rolle des Körperlichen

Das Körperliche wird in drei Ebenen unterschieden: die Ebene der Selbstregulation, die Ebene der strukturellen Kopplung mit der Umwelt und die Ebene der sexuellen Interaktion mit anderen.

5.5.1 Der Körper auf der Ebene der Selbstregulation

Die Ebene der Selbstregulation bezieht sich auf die strukturelle Beschaffenheit des Organismus und dessen sensomotorischen Fähigkeiten. Natürlich beinhaltet diese Ebene immer auch die somatische Aufrechterhaltung aller lebenswichtigen Funktionskreise. Der Schwerpunkt dieser Arbeit liegt auf der Entwicklung eines sexualtherapeutischen Ansatzes, weshalb hier von den sexualmedizinischen Themen im engeren Sinne abgesehen wird – was deren Bedeutung nicht schmälern soll. Gemäß dem biopsychosozialen Modell geht es um Integration und Verbindung verschiedener Disziplinen im Dienste der Klient*innen. Die selbstregulatorische Ebene beinhaltet

- das Gefühl der Verbindung mit dem sogenannten sexuellen Körper,
- die für sexuelle Kontexte relevanten sensomotorischen Kontingenzen und
- die Fähigkeiten, den organismischen Zustand zu steuern und zu regulieren.

Das Gefühl der Verbindung mit dem sexuellen Körper

Auf der objektivierbaren Ebene ist mit dem sexuellen Körper die Beschaffenheit der Sexualorgane gemeint. Der Begriff schließt Intergenitale, Penoide und Neovaginen mit ein. Auf phänomenologischer Ebene geht es darum, wie diese körperliche Form erlebt wird. Fühlt sich der Mensch wohl mit seinem Genital, kann er es, körperpsychotherapeutisch gesagt, »bewohnen«? Oder erlebt er es als Fremdkörper, als Ding, das zu funktionieren hat, wie ein Werkzeug? Erlebt er es als angenehm und lustvoll oder als eklig und schmutzig? In der alten Sprachregelung des Sexocorporel wurde die körperliche Basis als »sexueller Archetyp« bezeichnet und dessen subjektives Erleben als »Erotisierung des Archetyps«. Im Folgenden wird der Begriff des »Gefühls der Verbindung mit dem sexuellen Körper« genutzt. Gemeint ist mit beiden Begrifflichkeiten, ob und wie ein Mensch seine genitale Ausstattung im sexuellen Kontext nutzen kann.

Beispiel 1: Es ist prinzipiell genauso möglich, mit einem Island-Pony an einem Spring-Turnier teilzunehmen wie an einem Tölt-Turnier. Aufgrund der körperlichen Beschaffenheit eines Island-Pferdes ist die Teilnahme am Springturnier relativ unwahrscheinlich, weil es aufgrund seiner körperlichen Eigenarten nicht wirklich gut Springen kann. Dafür kann es wunderbar tölten oder passen (verschiedene Gangarten). Beispiel 2: Ein Flügel ist ein Instrument, dem man auf verschiedenste Arten Töne entlocken kann. Wahrscheinlich ist, dass dazu die schwarzen und weißen Tasten benutzt werden, möglich ist aber vieles (Saiten zupfen, Deckel zuschlagen, auf dem Korpus trommeln).

Die formale Beschaffenheit legt bestimmte Nutzungsweisen nahe. In der Sprache des Embodiment heißt das: Die Beschaffenheit und Nutzung der Sinnesorgane bestimmen das Erleben. So ist es mit einem Penis als einer Körperausstülpung wahrscheinlicher, dass er stimuliert wird durch Druck und Reibung oder dass er in etwas eingeführt wird, als dass umgekehrt etwas in ihn reingesteckt wird. Obwohl das durchaus mit Erregung möglich ist und vorkommt (sog. Sounding). Ein vaginaler Innenraum bietet sensorisch hohes Potenzial, um ihn für sexuelle Erregung zu nutzen. Dieses Potenzial muss erst im Laufe der Ontogenese entdeckt bzw. erlernt werden, und da diese Körper-Einstülpung nicht so simpel zu ergreifen ist wie eine Ausstülpung, ist die sexuelle Nutzung von Penissen eine komplett andere als die von Vaginen. Wahrscheinlicher ist, dass auch die weiblichen Körper-Ausstülpungen, also die äußeren Genitalien, die Vulva mit Klitoris und inneren und äußeren Lippen, entdeckt und zur sexuellen Erregung genutzt werden – weil sie leichter zu ergreifen sind.

Ob ein Gefühl der Verbundenheit mit der biologischen Ausstattung gegeben ist, hat viele Faktoren. Auf der Ebene der Selbstregulation wird beschrieben,

- ob ein Mensch seine Genitalien als Teil des eigenen Körpers erlebt,
- ob mit diesen Genitalien sinnliche Wahrnehmungen gemacht werden können,
- ob seine Genitalien zur sexuellen Erregung genutzt werden können und
- auf welche Art und Weise die Genitalien zur Erregungssteuerung benutzt werden.

Ein Mensch, der seine Geschlechtsorgane in diesem Sinne erotisiert hat, ist in der Lage,

- mit diesem Organ Empfindungen wahrzunehmen,
- diese als sexuell erregend zu empfinden und zu deuten,
- diese Erregung in sexuellen Kontexten (Autosexualität wie Partnersexualität) in Handlungen zu gestalten – in Worten des Embodiment: sie zu inszenieren, sowie
- sie zu symbolisieren und durch Sprache, Bilder, Symbole, Fantasien zum Ausdruck zu bringen.

Erotisierung ist so verstanden ein Kontinuum und kein An- oder Aus-Zustand.

Für Männer ist die naheliegende Entwicklung eine, die mit Eindringen zu tun hat (Intrusivität) und mit Stimulation am Penis. Für Frauen ist die naheliegende Entwicklung eine, die mit Aufnehmen zu tun hat (aktiv verstandene Rezeptivität) und mit Stimulation an der Vulva und in der Vagina. Für intersexuelle Menschen liegt erst einmal nichts nahe, es gibt keine gesellschaftlichen Vorbilder, wie Sexualität mit einem Intergenital aussehen könnte. Aufnehmen, Eindringen, Stimulation gestaltet sich je nach Form des Genitals und der Handlung-Wahrnehmung damit. Diese Entwicklungsaufgabe gilt es individuell zu bewältigen, denn jedes Intergenital ist höchst individuell.

Menschen mit Genitalien nach geschlechtsanpassenden Operationen stehen zunächst die geschlechtertypischen Skripte zur Verfügung, die allerdings nicht aus sich selbst heraus funktionieren. Auch hier gilt es, die körperlichen Gegebenheiten erotisch nutzen zu lernen.

Auch wenn die Nutzung der Genitalien naheliegend ist, kann natürlich jede Körperregion zur erotischen Stimulation genutzt werden.

Bei dem Konzept des sexuellen Körpers geht es darum, wie Menschen ihr Geschlechtsorgan erleben, welches auch immer sie haben. Die praktische Arbeit fokussiert auf dieser Ebene darauf, das eigene Genitale als zu sich gehörig zu erleben und mit dem Geschlechtsorgan lustvolle Erfahrungen mit sexueller Erregung machen zu können.

Es geht nicht darum, Männern das Penetrieren nahezubringen und Frauen penetrierbar zu machen. Eindringen ist mit Fingern, Zunge und Gegenständen möglich, aber es fühlt sich anders an, als mit einem Penis einzudringen. Aufnehmen geht mit allen Körperöffnungen: Anus, Mund, Ohr oder Harnröhrenöffnung sind Möglichkeiten, die sich alle anders anfühlen, als etwas mit einer Vagina aufzunehmen. Und Aufnehmen ist in diesem Sinne hochgradig aktiv verstanden – was der Begriff der Rezeptivität nicht gerade nahelegt.

Zusammengefasst lässt sich das Gefühl der Verbindung mit dem sexuellen Körper auf einem Kontinuum von erotisiert/verankert, ich-synton bis hin zu ablehnend/aversiv, ich-dyston beschreiben. Dazwischen liegen Bereiche der Ambivalenz und/oder Verunsicherung. Ein Mensch ist ambivalent bezüglich seiner Verbindung zum sexuellen Körper, wenn sich Phasen der guten Verankerung abwechseln mit Phasen der Ablehnung der eigenen sexuellen Körperlichkeit.

Symptome von Verunsicherungen im Gefühl der Verbindung zum eigenen sexuellen Körper sind zum Beispiel Grübeleien über die Länge des eigenen Penis, der Eindruck, die eigene Vulva rieche irgendwie nicht gut oder das eigene Genitale sei nicht liebenswürdig.

Aber was braucht ein Mensch, um sexuelle Erregung hervorzurufen und sie als lustvoll zu erleben?

Die für sexuelle Kontexte relevanten sensomotorischen Kontingenzen

Der Enaktivismus versteht sensomotorische Kontingenzen als die Regeln, mit denen ein Organismus zeitgleich seine Wahrnehmung und seine Handlung steuert, also auf welche Art und Weise seine Handlungen mit seinen Wahrnehmungen zusammenhängen. Für den Kontext Sexualität bedeutet das die Fragestellung: Was tut dieser Mensch mit diesem seinem Organismus, um in dieser sexuell konnotierten Situation sexuelle Erregung zu regulieren, oder anders gesagt: in Szene zu setzen, zu »enagieren«?

Menschen erregen sich sexuell auf die verschiedensten Arten und Weisen. Es braucht für die Umsetzung der enaktiven Theorie in eine Sexualtherapie eine Methode zur Beschreibung der konkreten sexuellen Handlung, die die subjektiv erlebte Bewegungsqualität genauso berücksichtigt wie die beobachtbare Handlung. Der Sexocorporel greift dazu auf Ideen von Laban (1879 – 1958) zu, der sich als Tänzer und Choreograph intensiv mit der Beschreibung von Bewegung befasst hat. Sehr elaborierte Formen von Bewegungsanalysen werden in der Tanztherapie benutzt, z. B. das Kestenberg Movement Profile (KMP) oder das Body-Movement-Mind-Paradigma (Trautmann-Voigt & Voigt, 2012). Für die Entwicklung einer enaktiven Sexualtherapie reicht eine reduzierte Form[5] von Labans Konzept. Der Sexocorporel beschränkt sich auf drei Aspekte. Bewegungen finden grundsätzlich statt

- im Feld der Schwerkraft,
- in der Zeit und
- im Raum.

Jede Bewegung findet im Feld der *Schwerkraft* statt. Diese wirkt auf jeden Organismus, zu jeder Zeit. Um beispielsweise einen Arm zu heben, muss so viel Kraft aufgewendet werden, dass die nach unten ziehende Schwerkraft überwunden werden kann. Der Umgang mit der Schwerkraft hat also im Wesentlichen mit Muskeltonus und Körperspannung zu tun. Das betrifft das gesamte Körpersystem, wie z. B. die Energieversorgung mit Sauerstoff und Nährstoffen oder die Koordination der Gliedmaßen. Zur Beschreibung des Verhaltens in der Schwerkraft genügt eine Fokussierung auf den Muskeltonus, der sich im Praxisraum relativ gut beobachten lässt: Hängt die Person mit wenig Körperspannung auf dem Stuhl, sind z. B. die Schultern hochgezogen, gibt es einen schlaffen Händedruck zur Begrüßung etc.

---

5 Obwohl die Anwendung des KMP auf sexuelle Kontexte ein spannendes Forschungsgebiet darstellen könnte!

Jede Bewegung findet in der *Zeit* statt, oder vereinfacht gesagt: Eine Bewegung kann schnell sein oder langsam. Wiederholen sich Bewegungen oder Muster von Bewegungen, kommt Rhythmus ins Spiel. Auch da gibt es langsame und schnelle Rhythmen.

Bezüglich der Beschreibung des *Raumes* unterteilt der Sexocorporel in einen inneren und äußeren Raum, wobei mit innerem Raum die Atmung gemeint ist. Die Philosophie des Enaktivismus vermeidet die Unterscheidung zwischen innerhalb des Körpers und außerhalb davon, und gerade Atmung macht deutlich, warum: Zu welchem Bereich gehört die Atemluft in der Lunge? Ist das inkorporierte Außenwelt oder eindeutig Innenwelt? Allerdings sind die philosophischen Feinheiten hier nicht von Belang, es geht um die Entwicklung von Beschreibungsmöglichkeiten. Der äußere Raum beschreibt die Qualität von Bewegungen im Sinne von groß oder klein, mit großer Amplitude oder kleiner Amplitude. Auch das lässt sich einfach im Therapieraum beobachten: Wieviel Raum benutzt ein*e Klient*in auf dem Stuhl? Wie ausladend sind die Gesten mit Armen und Händen? Wie oft wird eine Position gewechselt? Der innere Raum beschreibt die Art der Atmung und die Nutzung der Atemhilfsmuskulatur. Zu erkennen ist das in der therapeutischen Situation durch Beobachten der Atembewegung oder auch am akustischen Eindruck der Stimme.

Mit den Aspekten Tonus, Tempo, innerem und äußerem Raum lassen sich sensomotorische Kontingenzen im sexuellen Kontext und die daraus folgenden sexuellen Handlungen ausreichend gut beschreiben.

Im Sexocorporel steht für die Beschreibung der sensomotorischen Muster das Konzept der Erregungsmodi zur Verfügung. Folgende Erregungsmodi werden unterschieden:

- Spannungsmodi mit
  - Druck
  - Reibung
  - Vibration
- Bewegungsmodi (der ganze Körper bewegt sich, nicht nur das stimulierende Körperteil)
  - ondulierend
  - wellenförmig

Druckmodus. Der Druckmodus wird im Sexocorporel auch als »archaischer Erregungsmodus« bezeichnet, weil er der ontogenetisch zuerst zu beobachtende Modus ist. Er findet sich schon bei Säuglingen und ist bis in die Kindergartenzeit altersgemäßer Ausdruck kindlicher Sexualität. Auch wenn ein Säugling noch keine Auge-Hand-Koordination hat, so hat er doch die Fähigkeit, seine Muskeln anzuspannen. Das tut er ganz von selbst, um seinen Kopf zu heben oder seinen Körper zu drehen. Schon Piaget (z.B. in Ginsburg & Opper, 1997) sprach von einer »Funktionslust«, und gelegentlich kommt es vor, dass auch ein Kleinkind seine Funktionslust an seiner Lustfunktion entdeckt.

Der Druckmodus nutzt das Spiel mit muskulären Kontraktionen und muskulärem Druck, um über die Aktivierung der Tiefenrezeptoren sexuelle Erregung auszulösen und zu steigern. Der Modus funktioniert auch ohne Hände, z.B. in Bauchlage, wenn das Becken gegen die Unterlage oder einen Gegenstand gepresst wird. Sehr beliebt sind dazu Kissen, Kuscheltiere, Stuhl- und Tischbeine etc. Es ist zwar möglich, aber keinesfalls nötig, dabei sexuelle Imaginationen zu benutzen. Die körperliche Stimulation, der starke Druck und die muskuläre Anspannung führen in der Regel zu so intensiver Stimulation, dass relativ schnell und zuverlässig ein Höhepunkt erreicht wird.

Frau S.
Frau S. kontaktiert einen Sexologen, weil ihre 8 Monate alte Tochter folgendes Verhalten zeigt: Wenn sie gewickelt wird, presst sie ihre Beine zusammen, bekommt einen roten Kopf, stöhnt, hat rhythmische Muskelkontraktionen am ganzen Körper, bis sie nach ungefähr einer Minute entspannt zur Ruhe kommt. Eine mehrtägige stationäre Abklärung auf der Kinderstation erbrachte die Diagnose – oder besser gesagt Information: Autostimulation.

Frau C.
Frau C.s bevorzugte Methode zur Selbstbefriedigung ist in Bauchlage auf ihrem Bett. Sie ballt ihre rechte Hand zur Faust und schiebt sie unter ihr Becken, mit dem Handrücken auf der Matratze und den zweiten Fingergliedern an ihrer Vulva. Mit dem Gewicht des ganzen Körpers presst sie sich gegen die Faust, ihre Beine drückt sie gegeneinander, und so bringt sie sich in ca. 30 Sekunden zum Höhepunkt.

Herr D.
Herr D. sucht die Praxis auf wegen koitaler Anorgasmie. Seine Art und Weise, sich selbst zu befriedigen, hat er schon in frühester Jugend entwickelt. Er liegt auf der Seite und klemmt sich seinen erigierten Penis zwischen die Beine. Damit dieser nicht herausrutscht, hält er ihn mit einem oder zwei Fingern fest. Beide Beine presst er fest zusammen und kommt mit schnellen Zuckungen, bei denen er seinen ganzen Körper gegen die Matratze presst, innerhalb von einer Minute zum Höhepunkt.

Herr A.
Herr A. hatte seinen ersten Orgasmus als vorpubertärer Schüler bei einer Klassenarbeit. Er hatte vergessen, dass diese Arbeit ansteht, und kam komplett unvorbereitet. Das setzte ihn so unter Druck, der sich auch körperlich ausdrückte, dass er während des Schreibens einen »Orgasmus« hatte.

Der Druckmodus ist definiert durch die Anwendung der drei Dimensionen von Bewegung nach den folgenden Prinzipien:

- Muskeltonus: Die muskuläre Spannung ist hoch bis sehr hoch mit einer Tendenz zur generalisierten Anspannung bis hin zur Rigidität im ganzen Körper.
- Rhythmus: Das Tempo der Bewegungen ist relativ rasch und hochfrequent.
- Äußerer Raum: Die Gliedmaßen werden eng und nahe am Körper gehalten, die Amplituden der Bewegungen sind klein.
- Atemraum: Hohe Muskelspannung in der Atemhilfsmuskulatur (Brust, Zwerch-

fell) führt zu kurzen und schnellen Atemzügen mit kleinem Atemvolumen, im Extremfall bis hin zur Pressatmung oder zum Atem-Anhalten.

► Abbildung 5-2 zeigt ein Beispiel für eine Erregungskurve im Druckmodus:

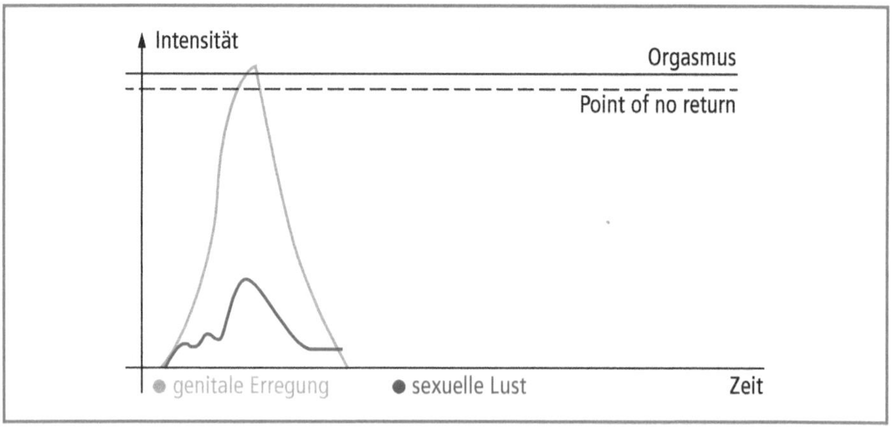

Abb. 5-2 Mögliche Erregungskurve im Druckmodus.

Das sexuelle Erleben im Druckmodus kann mit subjektiv erlebter großer Lust einhergehen. Meistens wird die hohe Muskelspannung in Verbindung mit schnellen Rhythmen nach kurzer Zeit relativ anstrengend und das Schöne an einem Orgasmus ist (oft) das Wohlgefühl der körperlichen Erschöpfung danach.

Vielen Menschen bietet der Druckmodus eine Möglichkeit, relativ zuverlässig die sexuelle Erregung zu steigern und zu entladen.

Dieser Erregungsmodus hat auch seine Grenzen:

- Ist der Organismus an diese Art der Erregungssteigerung durch jahrelanges, ritualisiertes Einüben gewöhnt, tauchen häufig Probleme beim Geschlechtsverkehr auf:
  - Frauen, die gewöhnt sind, zur Erregungssteigerung die Beine aneinanderzupressen, kann es schwerfallen, sexuelle Erregung mit geöffneten Beinen zu genießen.
  - Männer, die starken Druck an ihrem Penis brauchen, können den Druck und die Reibung durch Penetration nicht ausreichend stark fühlen. Oft entwickeln sich dadurch Schwierigkeiten mit der Erektion oder der Orgasmusfähigkeit. Auch Vorwürfe an die Partnerin können Folge sein: »Deine Vagina ist zu weit, ich spüre nichts.«
- Ist das Wahrnehmungsspektrum auf starke Reize durch hohen Druck und viel Pressen eingeschränkt, können andere Berührungen, z. B. zartes Streicheln, als kitzelig und unangenehm erlebt werden. Der Fokus der Aufmerksamkeit liegt auf der haptischen Wahrnehmung von viel Druck und die Nutzung anderer Sinneskanäle rückt in den Hintergrund.

- Die Wahrnehmung des vaginalen Innenraumes ist erschwert durch die hohe Muskelspannung.
- Chronische Muskelverspannungen im Becken können mit zahlreichen Erkrankungen einhergehen, z. B. Prostataentzündung, chronische Vaginalentzündungen, Dyspareunie (Schmerzen beim Sex), Vaginismus (Scheidenkrampf).
- Mit zunehmendem Lebensalter werden die hohe Muskelspannung und die schnellen Bewegungen anstrengender und als weniger angenehm erlebt. Der Aufwand zur genitalen Befriedigung muss durch immer mehr Krafteinsatz vergrößert werden oder auch durch immer heftigere Fantasien (die oft Praktiken mit entsprechend hohen Tempi und/oder Toni beinhalten, z. B. schnelles und kraftvolles Penetrieren, Fesselungsfantasien).

In den USA gibt es eine wahre Hysterie über die negativen Wirkungen dieser Art, sich zu befriedigen: Prone-Masturbation (dt.: Masturbation in Bauchlage) wird synonym benutzt mit Traumatic Masturbation Syndrome (dt.: traumatisches Masturbationssyndrom).

Der Reibemodus. Der Reibemodus oder auch *mechanischer Erregungsmodus* taucht ontogenetisch mit der Fähigkeit zur gezielten Steuerung der Hände und Arme auf. Zur Erregungssteigerung werden in erster Linie die oberflächlichen Sinnesrezeptoren der Haut benutzt. Zur Stimulation wird das Genital gerieben. Die Bewegung ist rhythmisch und braucht nicht viel an Aufmerksamkeit. In der ursprünglichen Konzeption des Sexocorporel hieß dieser Modus deshalb auch mechanischer Modus, weil die Bewegung automatisiert, quasi mechanisch ablaufen kann. Die bewusste, achtsame Wahrnehmung der Berührungsempfindung wird mit der Zeit reizlos (im wahrsten Sinne des Wortes: die Rezeptoren verlieren ihr Potenzial) und der Fokus der Aufmerksamkeit ist relativ frei. Sexuelle Stimulation muss über andere Reize ergänzt werden (was häufig durch innere Bilder oder konkretes Bildmaterial wie Pornos geschieht). Möglich ist aber auch, dass die Aufmerksamkeit auf ganz andere Themen abschweift, wie z. B. Haushaltsorganisation, Arbeitsthemen, Fernsehprogramm – und infolgedessen die Erregung verloren geht.

Das Muster ist durch jahrelange Übung oft auf eine ritualisierte Praktik mit dem immer gleichen Druck, an der gleichen Fläche, mit dem gleichen Tempo »einmassiert«, oft einhergehend mit einer hohen Konzentration auf die stimulierte Zone, um die Aufmerksamkeit bei der genitalen Erregung zu halten und einen Orgasmus zu erreichen.

Herr E.

Herr E. masturbiert bevorzugt mit Nutzung von Pornos, die er auf seinem Rechner schaut. Er sitzt in seinem Schreibtischstuhl, nach vorne gebeugt, die Füße stehen auf dem Boden, die linke Hand bedient die Maus, die rechte seinen Penis. Er macht mit Daumen, Zeige- und Mittelfinger einen Ring und schiebt damit seine Vorhaut so weit zurück, wie es geht. Er stimuliert überwiegend seine Eichel und den Eichelkranz, der Schaft ist für ihn uninteressant. Den Druck beschreibt er als mittelmäßig bis stark. Zur Erregungssteigerung bis hin zur Entladung lehnt er sich zurück, steigert das Tempo der Hand an seinem Penis und den Druck, mit dem er die Eichel umschließt. Nach 5 Minuten kommt er zu einem Höhepunkt und ist »fertig«.

Frau F.
Frau F. befriedigt sich am liebsten in Rückenlage auf ihrem Bett. Sie schiebt ein großes Kissen unter ihren Kopf und oberen Rücken. Sie klappt die Finger ihrer rechten Hand auf die Handinnenfläche und reibt mit der Rückseite ihrer Finger großflächig über ihre Vulva. Die linke Hand stimuliert ihre Brustwarzen. Ihre gedankliche Aufmerksamkeit bleibt auf das Spüren der stimulierten Zonen Vulva und Brustwarzen gerichtet. Zur Erregungssteigerung klappt sie die Finger der rechten Hand auf und kreist mit Zeige- und Mittelfingerspitzen über ihre Klitoris. Das Tempo wird rascher, und um zu einem Höhepunkt zu kommen, hält sie die Fingerspitzen von Zeige- und Mittelfinger auf der Klitoris und schüttelt ihre Hand schnell und kräftig. Je nachdem, wie viel Zeit sie sich dabei lässt, dauert ihr Ritual 3 bis 10 Minuten.

Mit den drei Dimensionen von Bewegung lässt sich der Reibemodus wie folgt beschreiben:

- Tonus: Die muskuläre Spannung im Becken steigt mit zunehmender Erregung und breitet sich oft in den ganzen Körper aus.
- Rhythmus: Das Tempo der stimulierenden Bewegung ist in der Regel rasch, beschleunigt mit zunehmender Erregung und ist oft automatisiert.
- Äußerer Raum: Die Amplituden der Bewegung sind (in der Regel) klein und körpernah.
- Innerer Raum: Hohe Muskelspannung im Beckenboden, Bauch und Zwerchfell geht (meistens) mit einer Brustatmung einher, oft mit einer kurzen stockenden Brustatmung mit wenig Atemvolumen, im Extremfall bis hin zur Pressatmung.

Ein Beispiel für eine Erregungskurve im Reibemodus zeigt ▸ Abbildung 5-3.

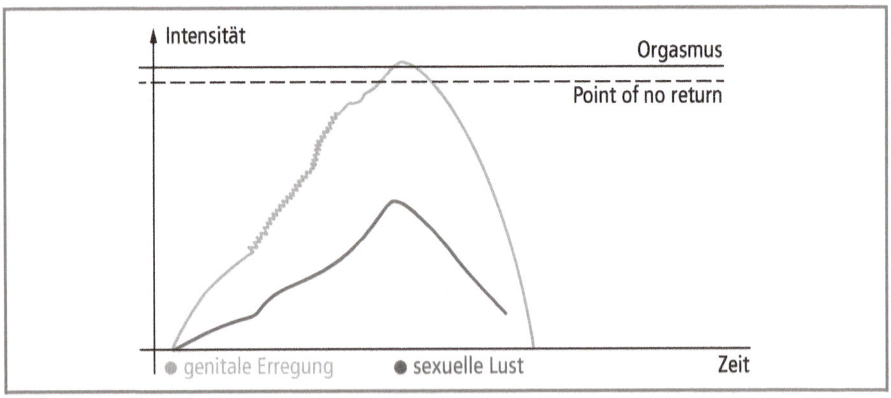

Abb. 5-3 Mögliche Erregungskurve im Reibemodus.

Der Reibemodus ermöglicht vielen Menschen, sich einen Höhepunkt zu verschaffen, er setzt aber auch Grenzen:

- Ein genaues und präzises Berührungsritual in der Autoerotik lässt sich oft schwer in die Partnersexualität übertragen. Der Ablauf der Stimulation ist für die Partner*innen oft schwer zu imitieren. Wenn Variationen die Erregung stören, bleibt die Masturbation durch den Partner oder die Partnerin oft genital unbefriedigend.
- Die Wahrnehmung der sexuellen Stimulation kann auf sehr eingegrenzte Körperstellen und Berührungsqualitäten eingeschränkt sein. Andere Erregungsquellen als oberflächliche Sinnesrezeptoren sind oft ungenutzt.
- Ein mechanischer Bewegungsablauf lässt den Aufmerksamkeitsfokus relativ frei. Häufig richtet sich die Aufmerksamkeit auf sexuelle Fantasien. Oft schweift der Fokus aber ab auf unerotische, erregungsmindernde Inhalte oder er muss mit hoher Konzentration bei der Stimulation gehalten werden.
- Bei Frauen, die sich auf die Stimulation der Vulva und des äußeren Teils des Kitzlers dauerhaft beschränken, können Lernschritte zur Erotisierung des vaginalen Innenraumes ausbleiben.
- Die Wahrnehmung der Vagina als ein Innenraum ist durch die hohe Muskelspannung eingeschränkt.

Druck und Reibung finden sich häufig in Kombination, mit den entsprechenden Vor- und Nachteilen.

Vibrationsinduzierter Modus. Beim vibrationsinduzierten Modus wird die sexuelle Erregung durch elektrische Hilfsmittel gesteuert (Vibratoren, vibrierende Penisringe, Sexspielzeuge, aber auch elektrische Zahnbürsten, Duschköpfe, Waschmaschinen u.a. kommen zum Einsatz). Sehr häufig werden die Hilfsmittel vor dem Hintergrund eines etablierten Modus eingesetzt und vermischen sich mit diesem. In seiner Reinform wäre er mit den drei Dimensionen von Bewegung wie folgt beschrieben:

- Tonus: Häufig gibt es eine Tendenz zu generalisierter muskulärer Anspannung mit zunehmender Erregung im ganzen Körper.
- Rhythmus: Die Rhythmen der Stimulation sind durch den Einsatz technischer Hilfsmittel extrem hoch.
- Äußerer Raum: Die Amplituden des Körpers und meistens auch der Hilfsmittel sind klein.
- Innerer Raum: In der Regel geht die hohe Muskelspannung mit einer eingeschränkten Atmung einher.

Der vibrationsinduzierte Modus funktioniert über die Stimulation der Oberflächen- und Tiefenrezeptoren. Die individuelle Einbindung von Hilfsmitteln ist sehr variantenreich. Die Vibration erfolgt in einer Frequenz und Stärke, die nur mit Hilfsmitteln erreichbar ist. Aber wie auch immer sie gestaltet wird, das körperliche Geschehen lässt sich entlang der drei Dimensionen von Bewegung beschreiben.

Frau G.

Frau G. masturbiert mit Vorliebe mithilfe eines stabförmigen Vibrators. Sie liegt in Rückenlage auf ihrem Bett und lässt zunächst den Motor ihres Spielzeugs aus. Sie spreizt mit der linken Hand ihre Schamlippen und streichelt mit der Dildospitze über ihre Klitoris, den Scheidenvorhof und den Scheideneingang. Mit zunehmender Erregung setzt sie die Vibrationsmechanik in Gang und erweitert das Spiel am Scheideneingang mit zuerst zaghaftem, später tiefem Eindringen. Um einen Höhepunkt zu bekommen nutzt sie die höchste Vibrationsstufe, macht kurze Bewegungen mit dem Vibrator in ihrer Scheide und stimuliert mit dem linken Daumen ihre Klitorisspitze. Nach einer Zeit der Selbstbeobachtung berichtet sie, dass mit zunehmender Erregung ihre Oberschenkel, ihr Bauch und ihr Po »fest werden« und sie »in Sportatmung« kommt.

Der vibrationsinduzierte Modus setzt z. B. folgende Grenzen:

- Der VIM ist abhängig von Geräten. Die hohen Frequenzen sind ohne technische Hilfsmittel nicht reproduzierbar.
- Die Übertragung in die Partnersexualität kann schwierig sein, wenn der Partner oder die Partnerin Hilfsmittel ablehnt.
- Genitale Lernerfahrungen bleiben eventuell aus. Die Wahrnehmung feinerer Sinnesempfindungen wird wenig geübt.
- Bei ausschließlicher und sehr häufiger Nutzung wird es oft schwierig, sexuelle Erregung ohne die Intensität der Vibrationen zu steigern. Gleiches gilt auch für Stimulationen durch Vakuum auf der Klitoris.
- Kommt das Spielzeug sehr variantenarm, in der immer gleichen Art zum Einsatz, bleibt wenig Raum für sexuelles Lusterleben.

Ondulierender Erregungsmodus. Der ondulierende Erregungsmodus entwickelt sich aus einer allgemeinen »Bewegungslust« und dem spielerischen, explorierenden Umgang mit dem ganzen Körper. Durch fluide Bewegungen des ganzen Körpers, meistens um die Frontalebene, wird genitale Erregung ausgelöst und gesteigert. Mit den drei Dimensionen von Bewegung ist der ondulierende Erregungsmodus wie folgt beschrieben:

- Tonus: Die muskuläre Spannung ist variabel von hypo- bis hyperton, der Körper bleibt durchlässig, d. h. ausgelöste Bewegungen setzen sich durch den ganzen Körper fort und ergeben so einen intensiven Wahrnehmungseindruck.
- Rhythmus: Die Geschwindigkeit der Bewegungen variiert von langsam bis schnell, auch die Frequenzen sind je nach Lust und Stimmung variierbar.
- Äußerer Raum: Fließende Bewegungen, die die kompletten Bewegungsradien der Gelenke und Bewegungsamplituden nutzen, bis hin zu kleinen, körpernahen Bewegungen sind möglich, Rumpf und Gliedmaßen bewegen sich mit wechselseitigen Impulsen.
- Innerer Raum: Die Modulation der Atmung ist variabel von tief und langsam bis hin zu flach und schnell.

▸ Abbildung 5-4 zeigt ein Beispiel einer Erregungskurve im ondulierenden Erregungsmodus.

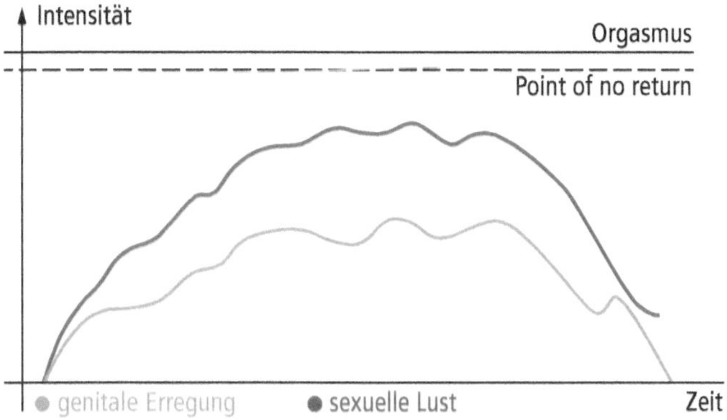

Abb. 5-4 Mögliche Erregungskurve im ondulierenden Modus.

Frau H.
Um sich selbst zu befriedigen, legt Frau H. sich rücklings auf ihr Bett und streichelt mit beiden Händen ihren Körper. Mit einer Hand ist sie an einer ihrer Brüste, mit der anderen Hand berührt sie ihren Mund, ihren Hals, den Bauch, die Vulva und ihre Oberschenkel. Der ganze Körper ist dabei in Bewegung und sie räkelt sich mit großem Wohlgefühl in ihrem Bett hin und her. Einen Höhepunkt erreicht sie durch Reiben der Klitoris mit Zeige- und Mittelfinger (d. h. sie wechselt zum mechanischen Erregungsmodus).

Ein ondulierender Erregungsmodus geht in der Regel mit einem sehr hohen Lustempfinden einher. Die durchlässigen Bewegungen mit dem ganzen Körper ermöglichen eine hohe Variabilität an Bewegungen, die Atmung kann ebenfalls variieren zwischen tief-flach und langsam-schnell. Mit dem ondulierenden Modus rückt der Aufmerksamkeitsfokus meistens auf die körperlichen Wahrnehmungen des ganzen Körpers und die damit verbundenen Emotionen. Die Geschlechtsorgane stehen oft nicht im Zentrum der Aufmerksamkeit, sodass genitale Empfindungen weniger beachtet werden. Das macht es schwierig, mit dem ondulierenden Erregungsmodus zu einem Höhepunkt zu kommen. Zur Entladung werden meistens andere Modi benutzt.

Um sexuelle Erregung im Körper zu »verteilen«, also den ganzen Körper einzubeziehen und den Aufmerksamkeitsfokus weg von der Konzentration auf die Geschlechtsorgane und deren Empfindungen zu lenken, ist der ondulierende Modus überaus hilfreich.

Die Vielfalt an Bewegungen im ondulierenden Modus beinhaltet ein hohes Lustempfinden. Die sexuelle Erregungskurve ist damit gut steuerbar von beginnender leichter Erregung bis hin zu intensiver Erregung, auch über längere Zeit. Alle Sinne können gut mit einbezogen werden, die Tiefenrezeptoren sind stimuliert, wie auch die oberflächlichen Sinnesrezeptoren. Der Fokus der Aufmerksamkeit bleibt frei für alle Erregungsquellen.

In dieser Stärke des ondulierenden Erregungsmodus besteht auch seine »Schwäche«:

- Das emotionale intensive Erleben zieht die Aufmerksamkeit weg von der genitalen Erregung. Die sexuelle Erregung kann (meistens) nicht zu einem Höhepunkt hin gesteigert werden.
- So ist es möglich, hohe (sinnliche Bewegungs-)Lust zu erleben, ohne genital erregt zu sein. Das kann damit einhergehen, dass Penetration zwar lustvoll erlebt wird, aber oft keine ausreichende genitale Erregung besteht. Bei Frauen kann das zu ungenügender Vasokongestion und bei Männern zu Erektionsproblemen führen.
- Der ondulierende Modus findet sich oft bei Menschen, die Lust auf Sinnlichkeit und Zärtlichkeit haben, aber kein oder wenig Interesse an genitaler Erregung.

Wellenförmiger Modus. Der wellenförmige Erregungsmodus beinhaltet die sogenannte doppelte Schaukel. Die Bewegung des Beckens in Sagittalebene (nach vorne und nach hinten) bildet die untere Schaukel. Die obere Schaukel besteht in sagittalen Bewegungen des Oberkörpers, Schultergürtels, Brustbeins und der oberen Wirbelsäule – bei entspannter Halsmuskulatur. Je nach Muskeltonus und Vernetzung der beiden »Rumpfenden« kommt es zur Resonanz: Untere und obere Schaukel bewegen sich synchron. In einem durchlässigen Körper entsteht dadurch eine wellenförmige, fließende Bewegung, die sich bis in die Gliedmaßen und den Kopf fortsetzt.

Einfachstes Beispiel ist die Bewegung des gesamten Körpers bei kräftigem Husten, starkem Schluchzen oder auch Erbrechen. Bei diesen reflektorisch ablaufenden Bewegungsmustern taucht die doppelte Schaukel unwillkürlich auf, im sexuellen Kontext muss sie meistens erst (wieder) erlernt werden.

Herr I.
Zur Selbstbefriedigung legt sich Herr I. in Rückenlage auf sein Bett, er räkelt sich genüsslich hin und her, streichelt seinen Penis mit der rechten Hand und Bauch und Brust mit der linken. Er umschließt seinen Penis mit allen Fingern der rechten Hand und macht mit seinem Becken stoßende Bewegungen, als penetriere er seine Hand. Sein Oberkörper folgt der Bewegung.
Sein Atem geht tief bis in den Bauch, sein Mund ist leicht geöffnet. Um die Erregung zu steigern und einen Orgasmus zu erleben, beschleunigt er die Intensität auf allen Ebenen. Er bewegt seinen Körper und seine Hand schneller, der Druck seiner Hand erhöht sich, sein Atem geht schneller, und er kommt, je nachdem, wie lange er mit sich spielen möchte, zum Höhepunkt.

Frau J.
Frau J. stimuliert sich auf ihrer Couch. Ihr Kopf liegt auf der Armlehne, sie sieht ihre Brüste und ihren Venushügel und massiert mit ihrer rechten Hand ihre Vulva. Mit ihrer linken Hand streichelt sie ihre Brustwarzen. Wenn sie so erregt ist, dass sie die Feuchtigkeit ihrer Vagina spüren kann, legt sie ihren Zeigefinger an den Scheideneingang und macht mit

dem Becken stoßende Bewegungen, als wolle sie sich »den Finger reinziehen«. Ihr gesamter Körper wird durch diese Bewegung in Schwingung gebracht und folgt der Beckenbewegung.
Frau J. verteilt ihre Scheidenflüssigkeit um den Eingang ihrer Vagina herum und auf ihrer Klitoris. Um zum Höhepunkt zu kommen, stimuliert sie mit pulsierenden Bewegungen von Zeige- und Mittelfinger ihre Klitoris.

Der wellenförmige Erregungsmodus verbindet sexuelle, genitale Erregung mit lustvollem Erleben und sexueller Lust. Untere und obere Schaukel sind durch tiefe Bauchatmung und dynamische Bewegungen des ganzen Körpers verbunden. Die dynamischen Bewegungen setzen die Fähigkeit voraus, körperlich kraftvolle, mit hohem Tonus einhergehende Bewegungen zu machen, wie auch zarte, sanfte Bewegungen, mit wenig Muskelspannung.

Der wellenförmige Modus beinhaltet die Stärken vom Druckmodus, Reibemodus und ondulierenden Modus, er bezieht die Tiefen- wie auch die Oberflächenrezeptoren mit ein. Er erlaubt sowohl ein Steigern der sexuellen Erregung mit fließenden, geschmeidigen Bewegungen zur Erregungssteigerung wie auch ein Absenken/Verteilen der sexuellen Erregung im ganzen Körper durch weiche, ondulierende Bewegungen. Der wellenförmige Erregungsmodus lässt die Aufmerksamkeit flexibel zwischen einem Fokussieren auf das eigene Erleben – körperlich-physisch und körperlich-emotional – und einem Fokussieren auf die Sexualpartnerin oder -partner.

Der wellenförmige Erregungsmodus kann mit den drei Dimensionen von Bewegung wie folgt beschrieben werden:

- Tonus: Die muskuläre Spannung variiert und ermöglicht sowohl sanfte, weiche Bewegungen als auch kraftvolle.
- Rhythmus: Die Bewegungsrhythmen und Tempi variieren von langsam bis rasch.
- Äußerer Raum: Die Amplituden der Bewegungen sind flexibel von kleinen und körpernahen Bewegungen bis hin zu großen, weiten und ausladenden Bewegungen.
- Innerer Raum: Die Atmung geht tief und ist fließend von ruhig und gleichmäßig bis hin zu schnell und intensiv während der Erregungssteigerung.

Ein Beispiel für eine Erregungskurve im wellenförmigen Erregungsmodus zeigt ► Abbildung 5-5.

Die Stärke des wellenförmigen Erregungsmodus besteht in seiner Vielfalt und Bandbreite an Verhaltensmöglichkeiten und dem entsprechenden Erleben. Von zart bis hart, von sanft und weich bis fest und kräftig eröffnet dieser Modus eine Vielzahl an Spielvarianten für die sexuelle Interaktion. Das macht es möglich, mit der Aufmerksamkeit den erregungssteigernden wie erregungshemmenden Handlungen zu folgen und somit die Erregung zu steuern. Ein flexibles Oszillieren zwischen genitalem und emotionalem Erleben ermöglicht das Gefühl tiefster Befriedung auf beiden Ebenen. Die einzige Schwäche dieses Erregungsmodus besteht darin, dass er (wieder-)erlernt werden muss.

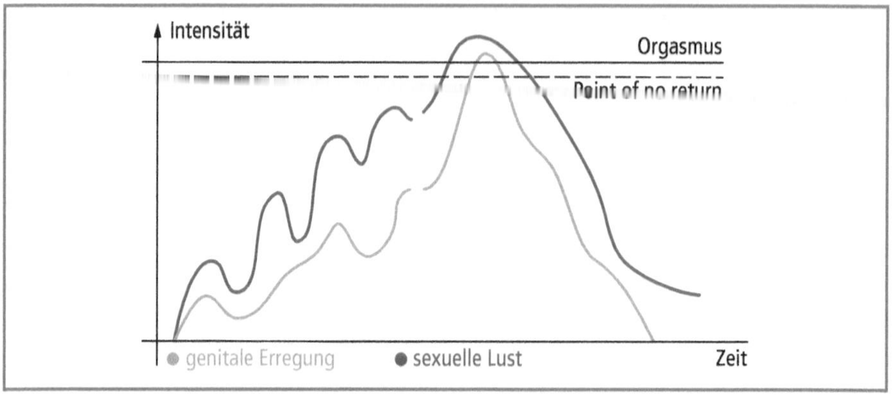

Abb. 5-5 Beispiel einer Erregungskurve im wellenförmigen Erregungsmodus.

Die Nutzung der doppelten Schaukel hat dem Sexocorporel viel Kritik eingebracht: Es gehe um eine optimierte Kopulationstechnik, die die Lösung aller sexuellen Funktionsstörungen darstellt. Dem ist nicht so. In der praktischen Arbeit besteht tatsächlich das Risiko, dass Klient*innen die Arbeit mit und an der doppelten Schaukel als »Sextechnik« oder Turnübung (miss-)verstehen und unter Druck kommen, »es richtig zu machen«. Es ist Aufgabe der Therapierenden, dieses Risiko im Blick zu behalten. Ziel der doppelten Schaukel im Sinne des Embodiment ist nicht eine Steigerung der sexuellen Performance (besserer Sex), sondern die Entwicklung der Fähigkeit, über Veränderungen des Bewegungsmusters auf das subjektive Erleben einzuwirken. Es geht ebenfalls um eine emotionale Steuerungsfähigkeit im Allgemeinen (▸ Kap. 6.3.1). Des Weiteren werden Übungen mit der doppelten Schaukel zum Experiment, um Zusammenhänge zwischen Bewegungsart und Erlebnisform erfahrbar zu machen.

▸ Tabelle 5-2 zeigt die Erregungsmodi im Überblick:

Tab. 5-2 Die Erregungsmodi im Überblick

	Druck	**Reibung**	**Ondulierend**	**Wellenförmig**
Sexuelle Erregung durch Stimulation von/durch	• Tiefenrezeptoren vorwiegend im Beckenbereich • lokalen Druck und/oder sehr hohe Muskelspannung	• genitalen Oberflächenrezeptoren; • lokales Reiben und hohe Muskelspannung	• Tiefen- und Oberflächenrezeptoren im ganzen Körper • lokale Stimulation und generalisierte Bewegung im ganzen Körper	• Tiefen- und Oberflächenrezeptoren im ganzen Körper • lokale Stimulation und generalisierte Bewegung im ganzen Körper

	Druck	Reibung	Ondulierend	Wellenförmig
Bewegungen	minimal, rhythmisches Pressen oder Verstärken von Muskelspannung	lokal, eingeschränkt, automatisiert	groß, fließend, variabel, um Körperachse ondulierend	groß, fließend, variabel, in der Körperachse (doppelte Schaukel)
Rhythmus	langsam oder mittel	rasch	variabel	variabel
Muskeltonus	sehr hoch	hoch	variabel tief – mittel	variabel tief – hoch
Atmung	flache Brustatmung, oft angehalten, wenig Volumen	flache Brustatmung, teils beim Orgasmus angehalten	tiefe Bauchatmung, variabel	tiefe Bauchatmung, variabel
Körperlicher Raum	sehr eng	eng	weit	weit
Wahrnehmungsfokus	begrenzt, lokal	begrenzt, lokal	global, auf vielen Ebenen	global, auf vielen Ebenen
Genuss der Erregungssteigerung	beschränkt, Ziel ist rasche Entladung und nachfolgende Entspannung	beschränkt, Ziel ist Entladung und nachfolgende Entspannung	sinnlich-lustvolles Genießen dank Diffusion der Erregung	lustvolles Genießen in hoher Intensität dank Diffusion der Erregung
Entladung	orgastisch, Erregungssteigerung durch lokales Pressen	orgastisch, Erregungssteigerung durch lokales Pressen	Orgasmus z. T. fehlend	Orgasmus durch Erregungssteigerung in doppelter Schaukel
Beispiele von Erregungskurven	Vergl. Abb. 5-2 auf S. 68	Vergl. Abb. 5-3 auf S. 70	Vergl. Abb. 5-4 auf S. 73	Verg. Abb. 5-5 auf S. 76

In der klinischen Praxis haben die Klient*innen selten einen Modus in Reinform. Die meisten Menschen benutzen eine Mischung der verschiedenen Erregungsmodi. Deren Unterscheidung zu diagnostischen Zwecken bietet eine sehr präzise und hilfreiche Beschreibungsmöglichkeit des konkreten sexuellen Verhaltens. Die therapeutische Kunst besteht darin, die Modi als gleichwertig zu betrachten und den wellenförmigen Modus nicht als Allround-Methode zu vermitteln.

Jeder Modus hat seine Vor- und Nachteile. Eine systemische Grundhaltung der »Allparteilichkeit« ist auch bei der Beurteilung der Erregungsmuster wichtig, damit die Methode nicht zum Sex-Workout verkommt. Es wäre ein leichtes, aus dem Konzept der Erregungsmodi eine Sex-Gymnastik zu entwickeln, aber das hätte mit Sexocorporel nichts zu tun. Im Verständnis des Embodiment geht es vielmehr um Regulationsmöglichkeiten des Erlebens über körperliches Verhalten.

Fähigkeiten, den organismischen Zustand zu regulieren und zu steuern

Allgemein gesagt kreiert ein Organismus in seiner Umwelt dadurch Sinn, dass er für sich relevante Aktionsmuster in seiner Umwelt enagiert – in Szene setzt. Beispielsweise erlebt ein Paar ein Wiedersehen in völlig verschiedenen Zuständen: Sie kommt von einer anstrengenden Geschäftsreise zurück, hat Flug, Bahn- und Taxifahrt hinter sich und ist sehr müde. Ihre Partnerin hatte den Tag frei, hat die Ankunft vorbereitet und freut sich auf das Wiedersehen. Das Treffen gelingt, wenn beide ihre unterschiedlichen Gestimmtheiten regulieren und eine gemeinsame Situation schaffen.

Der organismische Zustand ist der Hintergrund, vor dem die Handlung stattfindet; die Wechselwirkungen mit der Umwelt beeinflussen den organismischen Zustand, der sich dementsprechend anpasst, und dieser Prozess wiederholt sich in Schleifen. Daraus folgt, dass der organismischen – im Sinne des Embodiment – verkörperten Bewertung steuernde Funktion zukommt.

Für eine enaktive Sexualtherapie wird an dieser Stelle der Sexocorporel durch das System des Alba Emoting™ ergänzt. Dadurch, dass Alba Emoting™ die Basis-Emotionen erotischer und zärtlicher Liebe einschließt, eignet es sich hervorragend, den Einfluss des Körpers auf Emotionen und Kognitionen erfahrbar zu machen (Sztenc, 2016) und regulativ zu nutzen.

In ▶ Kapitel 3.2 wurde dargestellt, welches Embodiment den jeweiligen Basisemotionen zugeordnet wird. Werden die Basisemotionen entlang der drei Dimensionen von Bewegung dargestellt, ergeben sich hilfreiche Interventionsmöglichkeiten zur emotionalen Steuerung in sexuellen Kontexten.

Basisemotion Verbundenheit. Der Basisemotion Verbundenheit[6] sind alle Gefühle zugeordnet, in denen es um Gefühle der Zuwendung geht, wie z. B. Sympathie, Freundschaft, Fürsorglichkeit, Geborgenheit, Sicherheit, Liebe, Verliebt-Sein. Diese Kategorie hat, wie alle anderen, keine starre Grenze. Organismisch gehen damit Zustände einher, die einer parasympathischen Aktivierung entsprechen (was mit zunehmender Vasokongestion einhergehen kann.) Im Rahmen der drei Dimensionen von Bewegung lassen sich folgende somatische Marker gut beobachten:

- Tonus: Der Muskeltonus ist eher niedrig bis mittel, der Mensch wirkt entspannt oder locker. Oft ist der Kopf oder der ganze Körper zur Seite geneigt.

6 In der Originalliteratur als »zärtliche Liebe« oder auch Zärtlichkeit (tenderness) benannt.

Bewegungen der Gliedmaßen sind eher ruhig. Die Mimik ist entspannt, der Blick ist weich, die Muskeln um die Augen sind locker und entspannt.
- Rhythmus: Auch das Tempo der Bewegungen ist eher mittel bis langsam.
- Äußerer Raum: Die Amplituden der Bewegungen variieren von groß bis klein.
- Innerer Raum: Der Atemraum ist groß. Es wird tief (mit viel Volumen) ein- und ausgeatmet, wobei das Ausatmen etwas mehr Betonung hat und (bevorzugt) durch die Nase geschieht. Der Atem fließt bis in den Bauch, was in der Regel auch durch Heben und Senken des Bauches sichtbar ist. Zum Atmen wird die komplette Rumpfmuskulatur, mit leichter Betonung der Bauchmuskeln, in eher langsamen und regelmäßigen Rhythmen genutzt.

Tiefe und regelmäßige Atmung in Kombination mit ruhigen, gleichmäßigen Bewegungen mit mittlerem bis wenig Tonus entspricht den langsamen und ruhigeren Varianten der Bewegungsmodi (ondulierend und wellenförmig) des Sexocorporel.

Basisemotion Aggression. Zum Bedeutungshof der Grundemotion Wut gehören alle Gefühle, die mit Aggression[7] im weitesten Sinne zu tun haben. Aggression bedeutet im Wortsinn »auf etwas zugehen«, etwas angreifen, nicht unbedingt im Sinne von attackieren, aber auch das. So reicht das Spektrum an Gefühlen von gewaltigem Zorn und Wut, über Groll und Ärger bis hin zu Entschlossenheit, Präsenz und Kraft. Im sexuellen Kontext braucht es sowohl zum Auf-jemanden-Zugehen als auch zum aktiven Aufnehmen/Umschließen und Eindringen ein gewisses Maß an »Eindringlichkeit«. Diese Eindringlichkeit im Sinne von Intensität hat nichts mit der Form des Genitals zu tun und steht potenziell allen Geschlechtern zur Verfügung. Organismisch gesehen handelt es sich um eine sympathische Aktivierung. Der Organismus macht sich bereit zum Kampf (Porges, 2010). Als somatische Marker lassen sich beobachten:
- Tonus: Der Muskeltonus ist mittel bis hoch, der Mensch wirkt gespannt oder gar angespannt. Bewegungen sind kraftvoll und fest. Die Mimik hat Tonus, die Kiefer sind aufeinandergepresst, die Lippen sind fest. Der Muskelring um die Augen hat Spannung, der Blick wird fest und gerichtet bis hin zu starr.
- Rhythmus: Das Tempo der Bewegungen ist mittel bis schnell.
- Äußerer Raum: Die Amplituden der Bewegungen variieren von groß bis klein. Im angespannten Zittern sind sie klein, in festen, stoßartigen Bewegungen auch groß. Der Bewegungsimpuls geht nach vorne.
- Innerer Raum: Das Atemvolumen ist gering, es wird schnell geatmet, um genügend Sauerstoff zu haben. Der Atemraum ist eher die Brust. Das »Sägezahnmuster« der Atemkurve entsteht durch aktives Anspannen der Bauchmuskulatur bei der Ausatmung. Die Einatmung geschieht quasi passiv, durch das Lösen der Bauchspannung. Geatmet wird überwiegend durch die Nase.

---

7 In der Originalliteratur als »Wut« bezeichnet. Hier wird Aggression bevorzugt, weil es das Spektrum von Präsenz bis Gewalt impliziert.

Die typischen Merkmale des hohen Muskeltonus, schnelle Bewegungen und eine Atmung, wie die Klient*innen sie von körperlichen Anstrengungen her kennen, ähneln den Druckmodi (Spannungs- und Reibemodus), die ebenfalls diese Qualitäten vorweisen. Das Effektorpattern von Aggression findet sich aber auch in den aktiveren, kraftvollen Varianten der Bewegungsmodi.

Basisemotion »erotische Liebe«. Menschen, die das zugehörige Körpermuster üben, nennen Gefühle und Eindrücke wie rauschhaft, verschmelzend, ozeanisch, erregend, tranceartig, hingebend, im Flow sein, ekstatisch. In den drei Dimensionen der Bewegung lässt sich der körperliche Ausdruck der Basisemotion folgendermaßen beschreiben:

- Tonus: Der Tonus im Körper bleibt eher im mittleren Spektrum. Bewegungen geschehen ohne Anstrengung, weich, aber nicht schlaff. Die Mimik ist weich, der Blick ist defokussiert, der Mund ist geöffnet. Der Körper bewegt sich durchlässig, d. h. Körperteile kommen in Resonanz und die Bewegungen eines Körperteils setzen sich in den restlichen Körper fort.
- Rhythmus: Das Tempo kann variieren von langsam bis schnell, bleibt meistens in einem mittleren Tempo. Die Übergänge sind fließend.
- Äußerer Raum: Die Amplituden der Bewegungen variieren von groß bis klein, auch hier mit fließenden Übergängen.
- Innerer Raum: Das Atemvolumen ist groß, die Atembewegung folgt dem fließenden Grundprinzip des Patterns. Die gesamte Rumpfmuskulatur wird zum Atmen genutzt und der Atem fließt durch den geöffneten Mund.

Das Pattern der Basisemotion »erotische Liebe« entspricht ziemlich exakt den Beschreibungen der sexuellen Bewegungsmodi. Das heißt, sowohl Bloch wie auch Desjardins kamen zur gleichen Beschreibung eines Bewegungsmusters, das mit sexueller Erregung einhergeht. Beide kannten sich und ihre Ansätze nicht. Jetzt waren beide Autor*innen Kinder ihrer Zeit und beide Konzepte zeichnen ein eher heteronormatives, penetrationsorientiertes und romantisches Bild. Zu überprüfen wäre also, ob die körperlichen Qualitäten der Bewegungsmodi des Sexocorporel bzw. der Basisemotionen der zärtlichen und erotischen Liebe des Alba Emoting™ auch in anderen sexuellen Kontexten von Bedeutung sein können. Die Anwendung in der klinischen Praxis liefert diesbezüglich eindeutige Hinweise, dass dem so ist.

Basisemotion Angst. Der Bedeutungsrahmen der Basisemotion Angst reicht von Misstrauen, Vorsicht und Unbehagen über Schreck, Angst und Furcht bis hin zur Panik und Ohnmacht. Körperlich gesehen entsprechen die Reaktionen des Körpers der Stresskaskade der Polyvagaltheorie[8] (Porges, 2010). Als somatische Marker im Sinne der drei Dimensionen von Bewegung zeigt sich:

---

8 Porges beschreibt die Rolle des vegetativen Nervensystems bei der Regulation des organismischen Zustandes und die Umsetzung im therapeutischen Bereich.

- Tonus: Der Muskeltonus ist hoch bis sehr hoch. Der Mund ist geöffnet, die Mimik starr, die Augen sind weit geöffnet. Der Blick kann, je nach Intensität, gerichtet sein, oder auch suchend umherirren.
- Rhythmus: Das Tempo ist eher hoch, in Kombination mit dem hohen Tonus sind Bewegungen oft stakkatoartig.
- Äußerer Raum: Die Bewegungen sind eher klein, die Richtung der Bewegung ist rückwärtsgerichtet, weg von der Bedrohung.
- Innerer Raum: Das Atemvolumen ist klein. Mit der hohen Muskelspannung kann nur wenig, aber dafür schnell geatmet werden. Die Atmung bleibt oben, im Brustraum. Geatmet wird überwiegend durch den geöffneten Mund mit einer Betonung der Einatmung.

Auch dieses Effektorpattern hat große Ähnlichkeit mit den Anspannungsmodi des Sexocorporel. Wenn dieser Zusammenhang bestünde, wäre es wahrscheinlich, dass sexuelle Funktionsstörungen häufig mit hohem Muskeltonus, kleinen, engen Bewegungen und blockierter Atmung einhergehen.

Bond (2018) ordnet in ihrer Didaktik des Alba Emoting™ die Basisemotionen Wut und Zärtlichkeit / zärtliche Liebe den Nasenatmungen zu und die Basisemotionen Angst und erotische Liebe den Mundatmungen. In der Arbeit mit Einzelnen und Gruppen ist es hochgradig evident, wie eindrücklich die Wechsel der emotionalen Stimmungen durch Veränderungen der Effektorpatterns erlebt werden. Natürlich sind die Zusammenhänge noch empirisch zu validieren, in der praktischen Anwendung sind sie sehr hilfreich.

> **Frau L.**
> Frau L. (32) ist in der Praxis wegen Vaginismus. Als Physiotherapeutin hätte sie das Vokabular und das Fachwissen, um ihr Verhalten exakt zu beschreiben. Sie hat es tatsächlich aber bis zum Zeitpunkt der Therapie noch nicht getan und nur nach biografischen Erlebnissen gesucht, ohne erklärend fündig zu werden. (Es gab keine sexuellen Übergriffe. Ob ein sehr schmerzhafter Fahrradunfall, bei dem sie als Grundschülerin mit ihrer Vulva auf die Fahrradstange fiel, als Ursache herangezogen werden kann, ist nicht beantwortbar.) Wir nutzen ihre professionellen Kompetenzen, um einen Blick auf das körperliche Geschehen in der konkreten sexuellen Situation mit ihrem Partner zu werfen. Sie schildert, wie sich »alles zusammenzieht, es eng wird« und sie die Luft anhält. Im Therapieraum – ohne das Setting »sitzend im Sessel« zu ändern – wiederholen wir die Qualitäten hoher Körperspannung im Becken und gesamten Rumpf, beobachten die eingeschränkte Atmung mit der betonten Einatmung. Sie soll auf ihre Emotionen achten und benennt ihr Gefühl als Angst. Über die Veränderung der somatischen Marker (Vertiefung der Atmung, Lösung der Bauchdeckenspannung, bewegliches Zwerchfell zur tiefen Atmung, kleine, schaukelnde Bewegungen des Beckens) kommt sie aus der Angst heraus. Damit allein ist es natürlich nicht getan, aber dieses Aha-Erlebnis der Klientin ist für sie sehr aufschlussreich und gibt ihr die Erfahrung, dass sie aktiv ihren Zustand verändern kann.

Empirisch bleibt zu überprüfen, ob es Zusammenhänge gibt zwischen

- den Effektorpatterns der Emotionen Wut/Aggression und Angst,
- den Erregungsmodi, die auf Druck und Reibung basieren, und

- dem Vorkommen sexueller Funktionsstörungen.
  Die klinische Evidenz spricht dafür.

Um es deutlich zu sagen: Es geht bei der Anwendung des Alba Emoting™ (und der Erregungsmodi) nicht darum, Menschen den korrekten Ausdruck ihrer Gefühle oder eine »richtige Sextechnik« beizubringen. Es ist ein Werkzeug, um das körperliche Geschehen zu untersuchen, körperliche Anzeichen subjektiv spürbar zu machen und diese Fähigkeit in einem weiteren Schritt regulativ nutzen zu können. Sei es im eindeutig sexuellen Kontext oder in Situationen mit Menschen, zu denen wichtige Bindungen bestehen.

Frau und Herr W.

Frau W. (33) und Herr W. (34) suchen einen Sexualtherapeuten auf, weil Konfliktsituationen regelmäßig eskalieren und es zu körperlicher Gewalt kommt. Gewalt nutzen beide, aber Herrn W.'s Ausbrüche sind deutlich aggressiver. Beide haben in Einzeltherapien die intrapsychischen Themen bearbeitet, können die Eskalationen aber nicht vermeiden.
Das Effektorpattern der Basisemotion Wut wird psychoedukativ vermittelt. Erst einzeln, dann als Partnerübung, bei der sich die beiden Partner gegenüberstehen, mit ihren Handflächen gegeneinander Druck machen und »in die Emotion Wut gehen«. Frau W. hat »Spaß« an der Übung, Herr W. fühlt sich sichtlich unwohl. Er beschreibt ein inneres Verbot, seiner Frau gegenüber kraftvoll aufzutreten, auch in einem spielerisch-experimentellen Kontext. Er hat wenig Möglichkeiten, zwischen den Polen des verständnisvollen, einfühlsamen Ehemanns und der zerstörerischen Wut zu modulieren. Auch Frau W.'s »Spaß« – sie muss während der Übung immer wieder Lachen – wird genauer angeschaut. Es passiere auch in der Streitsituation, dass sie lachen muss, was entsprechend zur Eskalation beiträgt. Auch sie kennt den Zustand von Entschlossenheit, Präsenz, Eindeutigkeit nicht und weiß nicht, »wie sich das anfühlt«.

Es geht bei dieser Art Experimente nicht um kathartische Entladungen, es geht um die aufmerksame, achtsame Beobachtung dessen, was auf körperlicher Ebene geschieht und welche Auswirkungen auf emotionaler und kognitiver Ebene geschehen. Nur weil man das Effektorpattern einer Basisemotion macht, wie hier im Beispiel Wut, stellt sich noch lange nicht die Emotion dazu ein. So simpel funktioniert Embodiment nicht.

Durch die Arbeit mit den Effektorpatterns des Alba Emoting™ lässt sich das Prinzip der Emotionsregulation über den Körper sehr gut erfahrbar machen und sich auch auf andere Emotionen bzw. Situationen übertragen.

Die Kombination von Alba Emoting™ und Sexocorporel verdeutlicht noch einmal die Rolle einer »doppelten Schaukel«. Je höher das organismische Erregungsniveau einer Emotion ist, umso unwillkürlicher laufen Bewegungsmuster ab und umso häufiger ist eine doppelte Schaukel zu beobachten. Offensichtlich ist es bei den Emotionen Freude und Trauer. Hier ist gut zu beobachten, wenn sich ein Körper schüttelt vor Lachen oder Schluchzen. Die doppelte Schaukel ist eine Verkörperung von Schwingungsfähigkeit: körperlich, sinnlich-sensuell und emotional.

Zusammenfassung

Auf der körperlichen Ebene der Selbstregulation spielen folgende Faktoren eine Rolle:
- das Gefühl der Verbindung mit dem *sexuellen Körper*;
- sexuell relevante sensomotorische Kontingenzen: die Erregungsmodi
  - Anspannungsmodi (Druck-, Reibungs-, vibrationsinduzierter Modus) und
  - Bewegungsmodi (ondulierender, wellenförmiger Modus);
- Emotionsregulation durch Effektorpatterns (Atmung, Mimik, Tonus, räumliche Orientierung) und individuelle somatische Marker.

5.5.2 Der Körper auf der Ebene der strukturellen Kopplung

In diesem Abschnitt geht es um die Rolle des Körpers auf der Ebene der Mensch-Umwelt-Interaktion und die Umsetzung in eine embodimentorientierte Sexualtherapie.

Nach der Theorie des Embodiment bietet die Umwelt sogenannte Affordanzen (Gibson, 1977). Die Umwelt stellt Möglichkeiten zur Verfügung, die je nach Beschaffenheit eines Organismus für diesen sinnvolle Interaktionen ermöglichen (▶ Kap. 2.2.2). Systemtheoretisch gesprochen geht es um Attraktoren im Umweltsystem und aufseiten des Organismus um Attraktionskodes. Passen diese zusammen, entsteht eine sinnvolle Interaktion.

Ein embodimentorientiertes Modell sollte also Aussagen machen können über das Verhältnis zwischen Mensch und Umwelt bezüglich seiner Geschlechtlichkeit im Allgemeinen und seiner Sexualität im Speziellen. Der Sexocorporel formuliert dazu zwei Konzepte:
- Das Gefühl der Geschlechtszugehörigkeit beschreibt die (embodimental verstandene) Inszenierung der eigenen Geschlechtlichkeit in Bezug zur Gesellschaft.
- Die sexuellen Anziehungskodes beschreiben, welche Affordanzen für einen Menschen sexuell relevant sind – und welche nicht. Diese sind Teil der Struktur des Begehrens.

Das Gefühl der Geschlechtszugehörigkeit

Der Mensch verhält sich in seiner Umwelt vor dem Hintergrund eines subjektiv erlebten Gefühls seiner Geschlechtlichkeit, einer gefühlten sexuellen Identität. Er ordnet sich (mehr oder weniger eindeutig) einer Geschlechtsgruppe zu (oder auch mehreren), stellt sich dar und – ob er will oder nicht – inszeniert (im Begriff des Embodiment: en-agiert) sich, in dem er körperlich agiert. Er versucht, für sich Bedeutung herzustellen (Sense-Making). Das Konzept des Gefühls der Geschlechtszugehörigkeit beschreibt diese subjektiv erlebte Geschlechtlichkeit. Es unterscheidet dazu das Gefühl zum biologischen Geschlecht vom Gefühl des sozialen Geschlechts. Als dritten Aspekt der gefühlten sexuellen Identität benennt der Sexocorporel das Konzept der sexuellen Selbstsicherheit, was sich auf die

Gestaltungsfähigkeit in sexuellen Interaktionen mit sich und anderen bezieht. Das Gefühl der Geschlechtszugehörigkeit besteht demnach aus drei Komponenten:

- biologisches Geschlecht: das Gefühl der Verbindung mit dem und zum sexuellen Körper;
- soziales Geschlecht: das Gefühl der Zugehörigkeit zur Gendergruppe;
- sexuelle Selbstsicherheit.

Gefühl der Verbindung mit dem und zum sexuellen Körper. In ▸ Kapitel 5.5.1 wurde das Konzept des sexuellen Körpers schon im Kontext der Selbstregulation dargestellt. Zur Wiederholung: Ein Mensch ist in seinem sexuellen Körper maximal verankert (»embodied«), wenn

- das eigene Genital im Körperschema vorhanden ist, es als zugehörig erlebt wird,
- das eigene Genital als Quelle sensorischer Stimulation genutzt werden kann und eine prinzipielle sensomotorische Verbindung besteht,
- die sensorische Stimulation am und mit dem eigenen Genital als angenehm bis hin zu sexuell erregend erlebt werden kann und
- die sexuelle Erregung symbolisiert werden kann: sie kann mental erinnert und vorweggenommen werden und in Worten, Bildern, Träumen und Fantasien ausgedrückt werden.

Das Gefühl der Verbindung mit dem sexuellen Körper ist die subjektiv erlebte Seite der körperlichen Verankerung und ist ein konstituierendes Element des Gefühls der Geschlechtszugehörigkeit. Es ist die phänomenologische Seite der körperlich-organischen Gegebenheit.

Gefühl der Zugehörigkeit zur Gendergruppe. Das Gefühl der Zugehörigkeit zu einer Gendergruppe bezieht sich auf das soziale Geschlecht:

- Wie bringt ein Mensch seine Geschlechtlichkeit zum Ausdruck? Wie inszeniert er sich unter diesem Aspekt (Doing-Gender)?
- Wie und in welchem Maß erlebt sich ein Mensch der Geschlechtsgruppe zugehörig, der er sich zuordnet (bzw. den Geschlechtsgruppen), und wie passt seine biologische Grundausstattung dazu?
- Welche Resonanzen gibt es darauf in der Umwelt und wie wirken diese zurück auf das Selbsterleben?

Mit diesen Fragen öffnet sich das große Feld der Geschlechterstereotypen. In älteren Konzeptionen des Sexocorporel wurde das Konzept der Zugehörigkeit zur Gendergruppe als »sexueller Stereotyp« bezeichnet. Die neuere Variante von Kostenwein (2018) greift moderne gesellschaftliche Entwicklungen auf und bietet Anschlussmöglichkeiten an Gender- und Queer-Theorien.

Das Gefühl der Zugehörigkeit zu einer Gendergruppe beschreibt, ob und wie sich eine Person mit den bestehenden Geschlechterklischees auseinandergesetzt hat und wie sie sich selbst »sozial-geschlechtlich« inszeniert. Wo passt sie sich an, wo grenzt sie sich ab und das auf welche Art und mit welchen Konsequenzen? Die Beschreibungen sind auf einem Kontinuum von eindeutig kongruent bis eindeutig inkongruent angeordnet, dazwischen liegen Bereiche der Mehrdeutigkeit mit mehr oder weniger Verunsicherung. Ausdruck dieser Verunsicherung sind z. B. ausgeprägte Idealisierungen bzw. Abwertungen eines geschlechtlichen Stereotyps, wenn einzelne Persönlichkeitsaspekte nicht zur bevorzugten Geschlechtsgruppe passen oder wenn Klient*innen Aussagen machen wie »Ich bin keine richtige Frau/kein richtiger Mann.«

Basis aller Handlungen ist der Körper, der zum Ausdrucksmittel sozialer Geschlechtlichkeit wird. Da gibt es äußere Merkmale wie Kleidung, Schmuck, Frisur. Aber gerade Kleidung hat man nicht nur an, sie wird *getragen* – oder auch nicht. Und es gibt Qualitäten, die durch die Art und Weise des Tuns, des Handelns hergestellt, inszeniert werden, z. B. durch Gang, Körperhaltung, Gestik, Mimik oder Stimme, mit der eine Geschlechtszugehörigkeit zum Ausdruck gebracht wird oder werden soll. Dieses (körperliche) Verhalten führt wiederum zu Resonanz in der Umwelt, die auf die Person zurückwirken wird. Stehen die Rückmeldungen der Umwelt im Widerspruch zur selbst empfundenen Geschlechtsrolle, wird das als Geschlechtsdysphorie benannt.

Vergleich mit dem Konzept der Geschlechtsdysphorie

Geschlechtsinkongruenz bezeichnet die Diskrepanz zwischen der Geschlechtsidentität bzw. dem (empfundenen) Geschlecht bzw. der (empfundenen) Geschlechtszugehörigkeit einerseits und den körperlichen Geschlechtsmerkmalen andererseits. Leidet eine Person fortdauernd unter dieser Diskrepanz und/oder unter der häufig als falsch empfundenen Wahrnehmung des eigenen Geschlechts durch andere, kann von Geschlechtsdysphorie gesprochen werden (Klein et al., 2015).

Das Gegenteil einer Geschlechtsdysphorie wäre die Geschlechtseuphorie[9]. Diese wäre im Sinne des Sexocorporel gekennzeichnet durch:

- Das eigene Genital ist im Körperschema vorhanden, es wird als zugehörig erlebt.
- Das eigene Genital kann als Quelle sensorischer Stimulation genutzt werden, es besteht eine prinzipielle Wahrnehmungsfähigkeit.
- Die sensorische Stimulation am und mit dem eigenen Genital kann als angenehm bis hin zu sexuell erregend erlebt werden.
- Die sexuelle Erregung kann symbolisiert werden, sie kann mental vorgestellt werden und in Worten, Bildern, Träumen und Fantasien zum Ausdruck kommen.
- Das biologische Geschlecht und die Handlungen damit werden als stimmig, als kongruent mit der Zuordnung zur eigenen Gendergruppe erlebt.
- Das eigene Erleben wird von der Umwelt bestätigt (Gendereuphorie).

Die ersten vier Aspekte werden mit dem Gefühl der Verbindung mit dem sexuellen Körper beschrieben. Hier geht es um den Aspekt des biologischen Geschlechts. Die letzten beiden Aspekte sind

---

9 Gendereuphorie: Das Gefühl, das nichtbinäre und trans* Personen empfinden, wenn ihre Geschlechtsidentität durch Außenwahrnehmung bestätigt wird, beispielsweise, wenn die richtigen Pronomen verwendet werden. Gendereuphorie kann als Gegenkonzept zu Genderdysphorie gesehen werden. Queer-Lexikon (https://queer-lexikon.net/2017/06/15/gender-euphorie/).

dem Gefühl der Zugehörigkeit zur Gendergruppe zugeordnet. Hier geht es um das Erleben der sozialen Geschlechtlichkeit.
Die ersten vier definierten Aspekte der Geschlechtseuphorie werden im Sexocorporel als gute Verankerung im Körper bezeichnet oder auch als entwickelte Erotisierung des sexuellen Körpers (s. auch ▸ Kap. 5.5.1). Die letzten beiden Aspekte werden im Konzept der Geschlechts- bzw. Genderdysphorie betont, wobei oft die sensomotorischen Aspekte geschlechtlicher Identität vernachlässigt werden.
An dieser Stelle kam es zu heftiger Kritik am Sexocorporel, da in älteren Konzeptionen an der Binarität festgehalten wurde und die Ebenen des biologischen und sozialen Geschlechts nicht angemessen in ihren Wechselwirkungen betrachtet wurden. Neuere Entwicklungen lassen dafür Raum und berücksichtigen die Ergebnisse der Genderforschung.

Das Gefühl der Zugehörigkeit zur Geschlechtsgruppe eröffnet einen Raum an Selbstzuordnungen von eindeutig kongruent bis eindeutig inkongruent mit den Möglichkeiten aller nonbinären Konzepten, wie z. B. negativ erlebte Ambivalenz oder positiv erlebte Genderfluidität.

Sexuelle Selbstsicherheit. Das dritte Element des Gefühls der Geschlechtszugehörigkeit ist das Konzept der sexuellen Selbstsicherheit. Damit ist die subjektiv erlebte Gewissheit gemeint, sexuell begehrend und begehrenswert zu sein. Hier geht es nicht um erotische Fähigkeiten in einer sexuellen Interaktion (▸ Kap. 5.5.3 und 6.3.3), sondern um eine intrasubjektive Ebene. In der Sprache des Sexocorporel besteht sexuelle Selbstsicherheit aus den Komponenten des sexuellen Narzissmus und des sexuellen Exhibitionismus. Sexueller Narzissmus meint in der positiven Form eine erlebte Freude an der eigenen Geschlechtlichkeit und Sexualität. Dazu gehört eine gute körperliche Verankerung, also eine positiv erlebte Verbindung mit dem eigenen Genitale und allen Handlungen, die damit verknüpft sind. Der sexuelle Exhibitionismus bezeichnet die Fähigkeit, mit der eigenen sexuellen Lust und Erregung mit anderen Menschen in Kontakt zu gehen und zu interagieren. Der Begriff ist nicht besonders glücklich gewählt, weil diese Beschreibung natürlich das Klischee des »Exhibitionisten im Park« aufruft – aber es wurde noch kein besserer gefunden.

Zusammenfassung. Das Gefühl der Geschlechtszugehörigkeit beschreibt zum einen die Beziehung zum eigenen biologischen Geschlecht, zur körperlichen Beschaffenheit als solcher und zum anderen die subjektiv erlebte Beziehung zur eigenen Gendergruppe (der eindeutigen Männer oder Frauen, der Intersexuellen, der Transsexuellen, der LGBTQ*). Als drittes Element des Gefühls der Geschlechtszugehörigkeit benennt der Sexocorporel das Konzept der sexuellen Selbstsicherheit.

Mit dem Gefühl der Geschlechtszugehörigkeit lässt sich in der praktischen Arbeit das Erleben eines Menschen gut abbilden. Viele Klient*innen sagen in der Therapie von sich »Ich bin kein richtiger Mann/keine richtige Frau«, ohne es genauer in Sprache bringen zu können. Es bleibt oft bei einem dubiosen Gefühl der Unzulänglichkeit. Dabei geht es in der praktischen Arbeit nicht darum, in der

Geschlechterdichotomie zu bleiben und um jeden Preis eine Eindeutigkeit herzustellen, sondern darum, ein geschlechtliches Selbsterleben beschreibbar zu machen, welches das soziale und das biologische Geschlecht berücksichtigt und die Person in die Lage versetzt, ihr körperliches Erleben für sich zu klären und regulieren zu können.

Herr L.
Herr L. (33) sucht die Therapie auf wegen Erektionsstörungen in der Partnersexualität. Selbstbefriedigung sei kein Problem, er habe Lust dabei und genieße das Spiel mit der Erregung. Herr L. ist sehr emotional, er weint, wenn er von seiner Not erzählt. Er berichtet, dass er im Freundeskreis der »Kummerkasten« sei und man zu ihm käme, um sich Beistand zu holen. Herr L. ist ein gut trainierter Bodybuilder, sein äußeres Erscheinungsbild entspricht dem klischeehaften Männerbild des starken, unbezwingbaren Helden. In seinem Selbstbild sei er aber »irgendwie kein richtiger Mann, weil er doch immer so emotional sei.«
Herr L. ist körperlich gut in seiner Männlichkeit verankert. Er erotisiert seinen sexuellen Körper, seinen Penis, seine Erregung. Hier ordnet er sich eindeutig den Männern zu. Auf Ebene des sozialen Geschlechts ist er stark verunsichert und weiß nicht, ob er wirklich dazugehört. Kann er ein »richtiger Mann« sein, obwohl er so emotional ist? In sexuellen Situationen mit seiner Partnerin ist er sehr unsicher.
Die Frage, ob die Erektionsstörungen Symptom oder Ursache sind, lässt sich in einem systemischen Konzept wie dem Embodiment nicht eindeutig beantworten. In einem Kreislauf aus Wechselwirkungen gibt es keine eindeutigen Ursachen, weil immer etwas vorausgeht, dem etwas vorausgeht usw.

Herr S.
Herr S. (28) ist biologisch eine Frau, das äußere Erscheinungsbild ist eindeutig männlich. Er kommt in die Therapie, weil sich seine Partnerin nach 5 Jahren Beziehung getrennt hat und er damit nicht klarkommt. Im Laufe der Arbeit zeigt sich, wie diese Beziehung den Alltag stabilisiert hat und welche Entwicklungsaufgaben jetzt anstehen.
Herr S. ordnet sich eindeutig den Männern zu, schon seit seiner Kindergartenzeit, d. h. auf Ebene der sozialen Geschlechtlichkeit besteht eine klare Eindeutigkeit. Auf Ebene der Verbindung zum sexuellen Körper besteht eine Ablehnung der eigenen biologischen Geschlechtlichkeit. Vulva und Vagina gehörten zwar prinzipiell zum Körperschema, wurden aber so wenig wie möglich berührt, sowohl bei der Körperhygiene als auch in der Sexualität. Bezüglich der sexuellen Selbstsicherheit fühlt er sich in aktiven Rollen, wenn er der Gebende ist, sehr sicher. In der wahrnehmenden Rolle, wenn es um seinen Körper und seine Lust geht, ist er unsicher und vermeidend.

Frau S.
Frau S. (46) kommt in die Therapie, weil sie beim Geschlechtsverkehr keinen Orgasmus bekommen kann. Sie hat selbst kein Problem damit, weil ihr Sex nichts gibt. Aber sie würde, so Frau S., ihren Partner verlieren, wenn sie beim Verkehr keinen echten Orgasmus haben kann. Männer bräuchten das doch. Sie will ihm auch nichts vorspielen, denn irgendwann bekäme er es heraus und dann wäre die Enttäuschung umso größer. Ihren Körper findet sie unattraktiv, ihre Brüste nicht schön und ihre Vulva sehe komisch aus. Sexuell kann sie einen Mann aber befriedigen, weil sie einiges draufhabe und wisse, was Männer wollen.

> Frau S.' Gefühl der Verbindung zu ihrem sexuellen Körper ist sehr ich-dyston. Sie beschreibt keine Wahrnehmungen sexueller Erregung, lehnt ihr Genital ab und Sex dient für sie ausschließlich der Beziehungserhaltung. Sie kompensiert ihre sexuelle Unsicherheit über ihr Gefühl der Zugehörigkeit zur Geschlechtsgruppe. Sie erfüllt alle klassischen Stereotypen der attraktiven Frau in Kleidung, Make-Up, Gestik und Haltung. Im sexuellen Kontakt ist sie die Gebende und präsentiert sich als sexuell erfahrene und kompetente Liebhaberin, indem sie Dinge tut, von denen sie denkt, dass das die Männer wollen.

Kommen wir zum zweiten Element der strukturellen Kopplung des Organismus mit der Umwelt.

Attraktionskodes und die Struktur des Begehrens

In der Sicht des Enaktivismus interagieren Affordanzen der Umwelt mit den Verhaltensbereitschaften des Organismus (▶ Kap. 2.2.2). Übertragen auf den Kontext Sexualität geht es dabei um die folgenden Themen:

- Welche Merkmale machen eine Umwelt für eine Person zu einer sexuell relevanten?
- Welche Merkmale einer anderen Person führen zu sexueller Attraktion?
- Welche Interaktionen sind sexuell stimulierend?
- Welche Angebote macht eine Person ihrer Umwelt, was bringt sie zum Ausdruck?
- Wie ist die Resonanz der Umwelt auf die eigenen Angebote?

In anderen Worten geht es um das, was ein Mensch will, was er begehrt, worauf er Lust hat – das Wollen.

Der Sexocorporel unterscheidet Begehren in sexuelles Begehren und Liebesbegehren, also einerseits die Bedürfnisse nach genitaler Erregung und andererseits die Bedürfnisse nach Bindung, Sicherheit und Romantik. Der Begriff des Liebesbegehren ist missverständlich, da umgangssprachlich ein Begehren immer sexuell konnotiert ist. Hinzu kommt, dass der Begriff der Liebe in therapeutischen Gesprächen zwar sehr ergiebig, aber inhaltlich nicht wirklich zu fassen ist.

Liebesbegehren bedeutet ein auf andere Personen gerichtetes emotionales Verlangen. Dazu gehört ein Bedürfnis nach Bindung und Nähe ebenso wie das Bedürfnis nach Autonomie und Distanz. Das Liebesbegehren findet körperlichen Ausdruck in Form von Zärtlichkeiten und körperlichem Kontakt, aber ohne jede genitale Konnotation im Sinne sexueller Erregung.

Das sexuelle Begehren ist definiert durch die »mentale Vorwegnahme einer sexuellen Begegnung mit sich selbst oder mit jemand anderem, mit sexuell erregender Wirkung und dem Ziel, den genitalen Erregungsreflex auszulösen« (Académie du Sexocorporel Desjardins Inc., 2008). Das sexuelle Begehren wird konkreter mit den Attraktionskodes (Anziehungskodes) beschrieben, womit subjektive Reaktionsbereitschaften gemeint sind: Auf welche Umweltreize (Affordanzen) reagiert ein Mensch mit sexueller Erregung? Das können Gesten, Handlungen, Worte, Rituale, Eigenschaften, körperliche Merkmale oder Charaktereigenschaften einer Person, Objekte jeder Art, spezifische Situationen und vieles mehr sein.

Die Attraktionskodes werden unterschieden in genitale und emotionale Attraktionskodes:

- Genitale Attraktionskodes: Diese gehen von genitalen und sinnlichen Bedürfnissen aus, z. B. Geschlechtsorgane, genitale Stimulation, sensitive Reize.
- Emotionale Attraktionskodes: Hier stehen psychoaffektive Bedürfnisse im Vordergrund, die eine Anziehung auslösen, z. B. begehrt sein, bestätigt werden, die Lust der Partner*in.

Die Unterscheidung in genitale und emotionale Attraktionskodes ist keine eindeutig trennscharfe. Manche Umweltreize, z. B. Brüste, wären beiden Anziehungsarten zuzuordnen. Aus phänomenologischer Sicht wird der genitale Erlebensbereich eher in den Genitalien und der unteren Körper- bzw. Rumpfhälfte verortet. Emotionales Geschehen wird subjektiv bevorzugt in der oberen Körperhälfte erlebt (z. B. Nummenmaa, 2014, 2016, 2018, ▸ Kap. 3.2). Dadurch lassen sich die Anziehungskodes in der praktischen Arbeit am einfachsten unterscheiden.

Die Zuordnung »oben emotional« und »unten genital« bringt die phänomenale Betrachtungsweise des Embodiment zum Ausdruck. Physiologisch betrachtet ist der Körper als Ganzes sowohl durch emotionale wie genitale Attraktionskodes innerviert. Auf der subjektiv erlebten Ebene ist diese Unterscheidung allerdings hilfreich, weil sie sehr anschlussfähig an das Erleben der Klient*innen ist.

Die Unterscheidung in Sex und Liebe und die daraus folgende Zuordnung »unten Sex« und »oben Liebe« ist wenig sinnvoll und sollte nicht in die Unterscheidung genitaler und emotionaler Anziehungskodes eingehen. Die erlebnismäßige Zuordnung der Attraktionskodes zur oberen bzw. unteren Rumpfhälfte ist nicht zu verwechseln mit den gesellschaftlichen Assoziationen von »Sex = unten = animalisch = böse = schmutzig« und »Liebe = oben = göttlich = heilig = rein«.

Attraktionskodes sind Ausdruck der gesamten Erfahrungen, die ein Mensch im Laufe seines Lebens gemacht hat. Der Lernprozess beginnt intrauterin und hält die gesamte Lebensspanne an. Sie sind – in gewissem Rahmen – veränderbar. Attraktionskodes bilden sozusagen das Suchmuster, mit dem in der Umwelt (im Sinne des sense-making) nach sich lohnenden Affordanzen gesucht wird.

Ein Attraktionskode gilt als eng, wenn sexuelle Erregung nur unter sehr genau definierten Bedingungen erreichbar ist, z. B. nur in Phasen starker Verliebtheit, nur wenn rote High-Heels eine Rolle spielen, nur mit betrunkenen Partner*innen oder unbekannten Personen. Weite Attraktionskodes lassen eine Vielfalt an erregenden Szenarien zu, und unbestimmte Attraktionskodes entsprächen dem, was als Pansexualität bezeichnet wird: Alles kann zur sexuellen Erregung genutzt werden.

Sexuelle Orientierung als Attraktionskode

Der Sexocorporel beschreibt auch Homo-, Hetero- und Bisexualität unter dem Aspekt der Attraktionskodes und nicht unter dem Begriff der sexuellen Orientierung oder sexuellen Identität. Wer oder was einen Menschen anzieht, ist nicht an seine sexuelle Identität gekoppelt. Allerdings wird sexuelle Orientierung in der Queer-Community sehr wohl als identitätsstiftender Faktor gesehen. Deshalb gab es hier immer wieder Kritik, der Sexocorporel sei heteronormativ.
Das Attraktionsmodell des Sexocorporel ist in der Praxis enorm entlastend, weil Menschen sich nicht eine spezielle Identität zulegen müssen, nur weil sie außerhalb gesellschaftlicher Normvorstellungen begehren.

Die sexuellen Attraktionskodes stehen in enger Verbindung zu den Erregungsmodi. Zum Beispiel wird ein Mensch, der im Druckmodus funktioniert und sexuelle Erregung ausschließlich über tiefliegende Rezeptoren herstellt, durch sanfte, zarte Berührungen nicht so weit in Erregung kommen, dass es zu einem Höhepunkt kommt. Mit dieser Disposition ist es wahrscheinlicher, auf der Suche nach sexueller Befriedigung eine Bondagesituation (Fesselungspraktiken) aufzusuchen als eine Erotikmassage, weil sie dem Muster der Erregungssteuerung mehr entspricht. Mit diesem Menschen eine Streichelübung aus dem Sensate Focus zu machen, kann schwierig werden: Viele Menschen, die einen hohen muskulären Grundtonus haben und zusätzlich den Druckmodus bevorzugen, erleben Streicheln als unangenehm und/oder kitzlig.

Frau K.

Frau K. (45) hat dann Lust auf Sexualität, wenn sie verliebt ist. Wird aus der Verliebtheit eine dauerhafte Bindung, verliert sie die Lust auf Sex. Sie hat keine bevorzugten sexuellen Handlungen, es sollte aber »zärtlich« sein. Frau K. hat, in der Sprache des Sexocorporel, eher emotionale Anziehungskodes, das Spiel mit der sexuellen Erregung kann sie genießen, es hat aber keinen Zweck als solchen, und nur in Verbindung mit einem Verliebtheitsgefühl kommt sie überhaupt in sexuelle Erregung.

Herr B.

Herr B. (53) geht regelmäßig zu einer sexuellen Dienstleisterin, um sich dort fest auf einen Bock fesseln und schlagen zu lassen. Die Hiebe mit einem Paddel auf den Po bringen ihn bis kurz vor den Höhepunkt, dann stimuliert er sich mit der Hand bis zum Orgasmus. Das für ihn sexuell Erregende ist die Situation des Ausgeliefert- und Wehrlosseins. Auf der Ebene der Anziehungskodes ist auch bei Herrn B. die hohe emotionale Erregung der Situation vordergründig, nicht die sexuelle.

Sexuelle Erregung kann durch unterschiedlichste Emotionen ausgelöst und eingefärbt sein und umgekehrt können verschiedene Emotionen mit sexueller Erregung einhergehen. Zur genauen Beschreibung dient das Konzept der Struktur des Begehrens und der sexuellen Attraktionskodes. ► Abbildung 5-6 gibt einen Überblick.

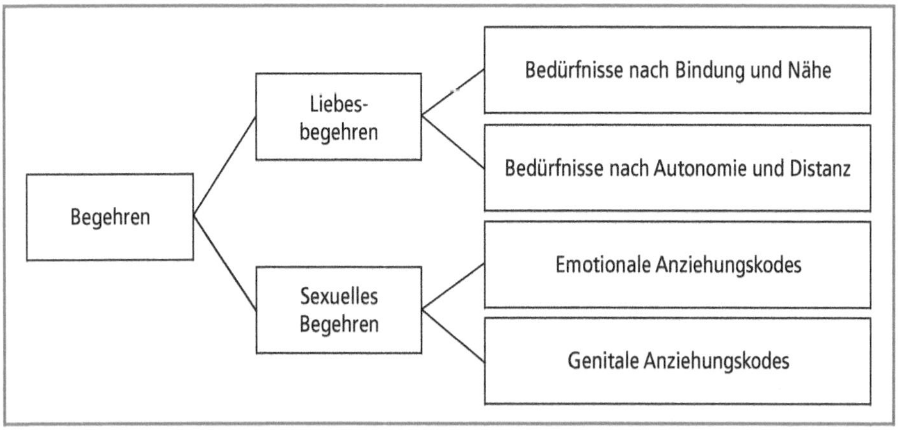

Abb. 5-6 Struktur des Begehrens.

Sexualität kann noch durch viele andere Faktoren motiviert sein, wie z. B. aufgrund eines Kinderwunsches, als Dienstleistung oder gar Rache. Eine Studie von Meston und Buss (2007) benennt 237 Gründe, warum Menschen[10] Sex haben.

Zusammenfassend kann gesagt werden, dass mit dem Gefühl der Geschlechtszugehörigkeit und dem Konzept der Attraktionskodes die Rolle des Körpers auf Ebene der Mensch-Umwelt-Interaktion beschrieben wird. Die Umwelt wirkt auf den Organismus ein durch die kulturell geltenden Geschlechterrollen, die zugehörigen Beziehungsmodelle und entsprechende Sexualmoral. Der Mensch verhält sich zur Umwelt vor dem Hintergrund seiner eigenen Dispositionen: der Struktur seines Begehrens und seiner Attraktionskodes.

5.5.3 Der Körper auf der Ebene der sexuellen Interaktion mit anderen (Participatory-Sense-Making)

De Jaegher und Di Paolo definieren Participatory-Sense-Making (gemeinsame Sinngebung) folgendermaßen: »Die Koordination absichtsvoller Handlungen in Interaktion, wobei die individuellen Prozesse des Sense-Making beeinflusst werden und neue Bereiche des sozialen sense-making generiert werden, die den einzelnen Individuen nicht zur Verfügung stehen.« (De Jaegher& Di Paolo, 2007, S. 497, Übersetzung des Autors.)

Die Kokreation von Sinn eröffnet ein Spektrum an Teilnahme-Intensität (▸ Abb. 5-7)

10 Genauer müsste man sagen: Menschen, die im Umfeld der University of Texas/Austin arbeiten oder leben.

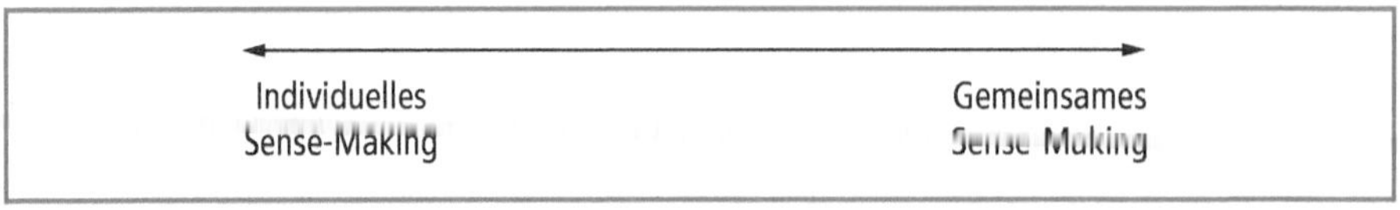

Abb. 5-7 Spektrum vom Ausmaß der Teilnahme am gemeinsamen Sense-Making (nach De Jaegher & Di Paolo, 2007).

Am einen Ende des Spektrums besteht das Sense-Making hauptsächlich in der Koordination der individuellen Handlungen im Beisein einer anderen Person und am anderen Ende des Spektrums hat der gemeinsame Prozess seinen Höhepunkt. Es entsteht eine Dynamik, die den einzelnen nicht zur Verfügung steht und die erst durch die gelungene Interaktion emergiert (auftritt).

Fuchs und De Jaegher (2009, S. 470) führen das Konzept weiter aus. Für sie »emergieren soziale Kognitionen aus verkörperter sozialer Interaktion, oder, in Merleau-Pontys Worten, aus Zwischenleiblichkeit«. Der Prozess der gemeinsamen Bedeutungsschaffung wird unter dem personalen Doppelaspekt betrachtet: Einerseits wird der Prozess als dynamische Kopplung zweier verkörperter »Akteure« gesehen, andererseits unter der phänomenologischen Perspektive des subjektiven Erlebens.

Aus der Perspektive der Theorie dynamischer Systeme auf Interaktionen geschaut, verflechten sich die individuellen Handlung-Wahrnehmungs-Prozesse miteinander, es entsteht Resonanz, sie regulieren sich in aufeinander bezogenen und gemeinsamen Handlungsschleifen, die mehr oder weniger synchron verlaufen – zeitgleich oder auch zeitlich verschoben (Fuchs & De Jaegher, 2009). In diesem Prozess der Koordinationen gibt es verschiedene Aspekte: Einerseits gibt es die individuellen Prozesse, bei denen jeder oder jede der beteiligten Interagierenden sich zu koordinieren hat, also Selbstregulation im Verhältnis *zu* der anderen Person; und andererseits gibt es Koordinationen im Verhältnis *mit* der anderen Person, also die gemeinsame Kreation von sinnvollem Verhalten.

Geht die Resonanz in Richtung eines gemeinsamen Einschwingens, entwickelt dieser Prozess eine Eigendynamik, ein Eigenleben. Je mehr an Gemeinsamkeit und »Wir« erlebt wird, umso mehr tritt ein erlebtes »Ich« in den Hintergrund. Beide Richtungen des Prozesses braucht es: Störungen und Unterbrechungen im gemeinsamen Rhythmus führen zu verstärktem Selbsterleben, perfekte Synchronisation führt zur Verschmelzung. Das entspricht dem Entwicklungsprinzip der *Äquilibrationstheorie* (▸ Kap. 2.2.4): Auch dort gelten Störungen im Abstimmungsprozess als Motor von Entwicklung.

Mit zunehmender Erfahrung werden auch die Kompetenzen der Beteiligten höher, diesen Prozess zu gestalten. Je größer die Durchlässigkeit und Flexibilität der Beteiligten ist, umso höher sind die Kompetenzen, den Prozess zu gestalten (Fuchs & De Jaegher, 2009).

Auf phänomenologischer Ebene beschreiben Fuchs und De Jaegher den gemeinsamen Prozess als gegenseitige Einkörperung. Der eigene Körper, das eigene Körperschema wird erweitert, sodass die andere verkörperte Person darin einen

Platz bekommt. Einseitige Verkörperung lässt sich einfach nachvollziehen durch die kompetente Benutzung eines Instrumentes oder Werkzeugs. Der Gegenstand wird zum Teil des eigenen Körpers: Der Blinde »fühlt« die Beschaffenheit des Weges, der Autofahrer »fühlt« den Straßenbelag, der Paddler »erkennt« die Strömung des Wassers mit dem Paddel usw. Bestandteil der Einkörperung ist immer eine Bewegung: Ohne Bewegung gibt es keine Wahrnehmung und ohne Wahrnehmung gibt es keine Bewegung. Für diese Art der Einkörperung braucht es nicht zwingend Körperkontakt. Wer schon mal eine Trampolin-Show im Fernsehen oder im Zirkus gesehen hat, kennt wahrscheinlich das Phänomen, mitzuhüpfen.

Das Maximum an einseitiger Verkörperung ist mit dem Phänomen der Faszination erreicht (Fuchs & De Jaegher, 2009). In diesem Zustand wird das eigene Zentrum aufgegeben, und die komplette Aufmerksamkeit liegt beim Gegenüber, sei es ein Mensch, »an dessen Lippen man hängt«, oder ein Film, den man schaut. Es kommt sozusagen zur Verschmelzung.

Bei der einseitigen Einkörperung geht es um das Verhältnis eines Organismus *zu* einem Gegenstand oder auch zu einer anderen Person. Bei der gegenseitigen Einkörperung kommt das Phänomen des Verhältnisses eines Organismus *mit* einem anderen hinzu: Der andere Organismus reagiert, was wiederum zu Reaktionen führt, und es entsteht ein Kreis aus Wechselwirkungen mit dem Potenzial neuer, emergenter Phänomene, die erst durch die Wechselwirkung der beiden Beteiligten entstehen können.

Das Konzept des Participatory-Sense-Making und der Intersubjektivität wurde schon auf die Musik (Schiavio & De Jaegher, 2017) und Musikpädagogik (van der Schyff et al., 2016) übertragen. In Bezug auf Sexualität fand es bisher nur in philosophischen Diskursen (z. B. Mühleis, 2011; Zeiler, 2013) Beachtung. Im Folgenden wird es auf Sexualität als speziellen Sonderfall sozialer Interaktion übertragen und sexualtherapeutisch entwickelt.

Abgesehen von Kampfsport und Tanzen, besteht die größte körperliche Nähe in sexuellen Interaktionen. Das ist nicht zwangsläufig mit emotionaler Nähe verbunden, aber in den Körper eines anderen Menschen einzudringen, Teile einer anderen Person in den eigenen Körper aufzunehmen, ist das Maximum an räumlicher Nähe. Auch hier gibt es verschiedene Attraktoren der Aufmerksamkeit. Zur Komplexitätsreduktion wird von zwei Sexualpartnern ausgegangen: Partner A und B (das Konzept lässt sich natürlich erweitern). Partner A hat sich so zu regulieren, dass seine Handlung-Wahrnehmung für ihn Sinn macht und B ebenso. Sie sind füreinander Umwelt. Das ist ihr Verhältnis zueinander.

Beispiel: Partner A macht sich Sorgen um die Standfestigkeit seiner Erektion, während Partner B hofft, dass es diesmal nicht weh tut. Beide haben »Lust auf Sex«. Im Prozess des Miteinanders stimmen sie sich miteinander ab und aufeinander ein. Partner A geht optimistisch in die Begegnung, er spürt seine Haut an der Haut von Partner B, fühlt seine Erregung und bringt sie durch tiefes Atmen und wohliges Sich-Anschmiegen zum Ausdruck. Partner B spürt die entspannte Haltung von A. Er erlaubt sich, sich die Zeit zu lassen, die er braucht, um sich selbst zu spüren und seine Atmung wahrzunehmen. A wiederum merkt, dass auch B die Begegnung zu genießen scheint und agiert intensiver: Er berührt B an Stellen, die A gerne berührt und A helfen, die eigene Erregung zu steigern. Seine Berührungen werden etwas fester, der Atem wird etwas schneller, die Durchblutung, auch im Penis, nimmt zu. B spürt die zunehmende Erregung von A. Seine eigene Erregung ist noch nicht so hoch, aber er lässt sich von A's Erregung anstecken. Er nimmt sich die Zeit, um selbst in Erregung zu kommen, und steuert A's Berührungen dahin, wo es für ihn selbst erregend ist. Die zunehmende Erregung drückt B durch entgegenkommende Bewegungen aus, er berührt sich an und mit A's Körper. Beider Erregung steigt jetzt, sie umarmen sich und beginnen, sich heftig zu küssen. Die Umarmung wird fester, A liegt auf B, B schnappt A und gibt einen Impuls zum Umdrehen. A nimmt den Impuls auf und lässt den Schwung der Bewegung zu, sodass A unten zu liegen kommt. Er spürt das Gewicht von B auf sich, was ihn sehr erregt. Und so weiter.

Diese tanzähnliche Begegnung lässt sich nicht reduzieren auf die physischen Körper und ihre Erregungskurven. Es geht um Resonanz und Synchronisation. Beide Partner generieren miteinander (mehr oder weniger) erlebbaren, verkörperten Sinn. Das geschieht über Ausdrucksbewegungen körperlicher und emotionaler Art (Mimik, Atmung, Gestik, Haltung, Tonus), die als Eindruck auf den anderen wirkt, der darauf wiederum mit einem Ausdruck reagiert, der den anderen beeindrucken wird. Der Verlauf dieser Interaktion ist offen.

Verläufe im Sinne von Resonanz und Synchronizität wären z. B. in der folgenden Form vorstellbar:

- Beide kommen in Lust und gemeinsame Erregung.
- Nur einer von beiden Partnern kommt in Lust, der andere nimmt wohlwollend daran teil.
- Einer verliert beim Tun die Lust, die sexuelle Interaktion entwickelt sich nichtsexuell, beide Partner bleiben in emotionaler Verbundenheit, auch ohne dass es zu sexuellen Handlungen im engeren Sinn (mit sexueller Erregung) kommt.

Abläufe, in denen die Synchronisation komplett abbricht und zu Verunsicherung oder Konflikten führt, können z. B. so aussehen:

- Partner A merkt, dass B überhaupt nicht in Lust kommt und bricht gekränkt ab.
- Partner B kommt nicht in seine Lust, macht aber mit. A merkt die emotionale Art der Beteiligung und konfrontiert B mit dessen Verhalten. Dieser zieht sich gekränkt zurück.
- Partner A merkt aufgrund der eigenen Erregung überhaupt nicht, dass Partner B schon lange ausgestiegen ist.

Dem Körper kommen auf der Ebene der sexuellen Interaktion unterschiedliche Rollen zu:

- Allgemein gesagt ist er das Instrument des Ausdrucks der Befindlichkeit.
- Gleichzeitig ist er »Resonanzkörper«, also der Ausdruck der anderen Person wirkt über den Körper ein. Hier geht es um Schwingungsfähigkeit: emotionales Mitschwingen ebenso wie körperliches.

Es gibt in diesem Wechselspiel verschiedene Zentren der Aufmerksamkeit:

- Selbstwahrnehmung: Der eigene Körper mit der eigenen Gestimmtheit und Erregung
- Fremdwahrnehmung: Der Körper des anderen, mit dessen Stimmung und Erregung
- Prozesswahrnehmung: Der gemeinsame Prozess, das Miteinander-Schwingen (oder auch -Nichtschwingen)

Jeder Bereich bedarf spezieller Fähigkeiten der Regulierung und Steuerung (▸ Tab. 5-3):

Tab. 5-3 Zentren der Aufmerksamkeit und Steuerungskompetenzen

Zentrum der Aufmerksamkeit	Steuerungskompetenzen
Selbstwahrnehmung	Selbstregulierung der körperlichen Befindlichkeit (der sexuellen und emotionalen Erregung)
Fremdwahrnehmung	Kommunikations- und Verführungsfähigkeit verbaler und nonverbaler Art
Prozesswahrnehmung	Schwingungsfähigkeit auf sensomotorischer und emotionaler Ebene

Selbstregulation auf individueller Ebene. Auf der individuellen Ebene geht es darum, die eigene Befindlichkeit wahrzunehmen und steuern zu können. Das beinhaltet zum einen die Fähigkeit, zwischen den Ebenen der körperlich-sinnlichen, emotionalen und kognitiven Prozessen beweglich zu bleiben. Zum anderen besteht Selbstregulation in der Fähigkeit, die eigene körperliche Befindlichkeit so zu steuern, dass eine Abstimmung mit der anderen Person gelingt. Das betrifft den emotionalen Zustand und den Grad der sexuellen Erregung, die natürlich eng miteinander verbunden, aber unabhängig voneinander sind (z. B. kennt ein Mann in der Angstspirale die Kombination von Angst einerseits und sexueller Erregung andererseits). Hier ist wieder das Gefühl der Geschlechtszugehörigkeit das tragende Element.

Fremdwahrnehmung. Die Ebene der Fremdwahrnehmung beschreibt die Fähigkeit, den Zustand der anderen Person zu erkennen. Dies geschieht einerseits über die Nutzung aller Sinneskanäle und andererseits über die Wahrnehmung der eigenen Reaktionen auf die anderen, die Neurozeption. Die Möglichkeit und Fähigkeit, die andere Person zu steuern, bedarf der Verführungsfähigkeiten verbaler und nonverbaler Art. Die Grenzen zwischen Manipulation und Verführung sind fließend.

Prozesswahrnehmung. Auf der Prozessebene geht es um die Fähigkeit, den gemeinsamen Prozess verfolgen und erkennen zu können. Eine Steuerungsfähigkeit besteht darin, am gemeinsamen Prozess teilzunehmen und sowohl führen als auch folgen zu können. Je höher die eigene Steuerungskompetenz ist, umso besser gelingt es, sich in einem gemeinsamen Prozess adaptiv-gestaltend zu verhalten. Dazu braucht es eine Schwingungsfähigkeit auf körperlicher (sensomotorischer) und emotionaler Ebene. Es braucht des Weiteren die Fähigkeit, Einschränkungen der eigenen Autonomie hinzunehmen bzw. sogar lustvoll zu erleben.

Die Fähigkeit zur gegenseitigen Abstimmung ist wesentlich durch die Erfahrungen im ersten Lebensjahr beeinflusst. Zahlreiche Studien belegen den Einfluss der affektiven Intersubjektivität zwischen Kleinkind und Bindungsperson in der frühen Kindheit (Demos, 1991; Stern, 1996; Tronick, 1989). Für die sexuelle Interaktion braucht es aber mehr als »nur« Affektabstimmung: Es braucht eine gute Verbindung zum sexuellen Körper. Die eigenen Geschlechtsorgane mit ihrer Lustfunktion müssen erotisiert sein (▸ Kap. 5.5.1), damit sexuelle Erregung in einer sozialen Interaktion eine Rolle spielen kann.

Im Sexocorporel steht für die Beschreibung der Aufmerksamkeitssteuerung eines Menschen das Konzept der Zentrierung zur Verfügung:

- Egozentrierung: Die Aufmerksamkeit liegt nur bei der Wahrnehmung des eigenen Zustands, der eigenen Emotionalität und Erregung. Das Gegenüber wird praktisch nicht wahrgenommen oder nur als Hintergrund.
- Heterozentrierung: Die Aufmerksamkeit liegt komplett beim Gegenüber. Das eigene Befinden, die Wahrnehmung der eigenen körperlich-sinnlichen Prozesse ist ausgeblendet, die Handlungen erfolgen sozusagen im »Autopilot«.
- Autozentrierung: Es besteht die Möglichkeit, zwischen den Zentren Ich, Du und Wir flexibel hin- und herzuoszillieren und mit der individuellen Aufmerksamkeit zwischen körperlichen Wahrnehmungen, Emotionen/Gefühlen, Kognitionen/Gedanken flexibel zu bleiben.

Gewinnt ein gemeinsamer Prozess eine Eigendynamik, können Phänomene entstehen, die über die bisherigen Erfahrungen der Einzelnen hinausgehen. Beispiele für dieses Phänomen sind z. B. Sportler, die im gemeinsamen Spiel oder auch Wettkampf neue Fähigkeiten entwickeln, oder Musiker*innen, die gemeinsam musizieren und plötzlich »drin« sind in der Musik, zu der alle einen Teil dazugeben.

Im sexuellen Kontext finden sich Beschreibungen wie »Das ging wie von selbst«, »Es hat sich einfach entwickelt«. In der Regel werden diese Situationen als besondere Momente der emotionalen Verbundenheit beschrieben, oft in Verbindung mit sexueller Erregung. Diese Momente sind gute Beispiele für den Doppelaspekt des gelebten Körpers (lived body, Leib) und des erlebenden Körpers (felt body, Körper). Der Moment des Gewahrseins der neuen Qualität ist eine Form der Distanzierung, der Selbstbeobachtung. Der Zustand des nichtreflektierenden Seins wird unterbrochen und wird selbst zum Gegenstand der Beobachtung. Manchmal fällt man dann sogar aus dem Geschehen heraus. Die Kunst besteht darin, sich selbst zuzuschauen: erlebend *und* beobachtend. Das ist eine Fähigkeit, die sich durch Aufmerksamkeitssteuerung lernen und verändern lässt. Die Meisterschaft der Aufmerksamkeitssteuerung besteht im spielerischen Umgang mit den Unterschieden zwischen etwas tun, etwas geschehen lassen und beobachten, wie etwas geschieht.

5.6 Zusammenfassung: das sexuelle Selbst

▸ Tabelle 5-4 gibt einen Überblick über die grundlegenden Aspekte des Enaktivismus, die Ableitungen daraus für eine embodimentorientierte Sexualtherapie und die praktische Umsetzung im Sexocorporel.

Tab. 5-4 Umsetzung der enaktivistischen Theorie in eine embodimentorientierte Sexualtherapie durch den Sexocorporel

<table>
<tr><th>Enaktivismus</th><th>Embodimentorientierte Sexualtherapie</th><th>Umsetzung im Sexocorporel</th></tr>
<tr><td>Autonomie</td><td rowspan="3">1. Ebene des Körperlichen: Selbststeuerung sexueller Erregung und emotionaler Gestimmtheit</td><td rowspan="3">• Gefühl der Verbindung zum sexuellen Körper
• Konzept der Erregungsmodi
• Emotionssteuerung über Effektorpatterns</td></tr>
<tr><td>Sense-Making</td></tr>
<tr><td>Sensomotorische Kontingenzen</td></tr>
<tr><td>Sensomotorische Kontingenzen</td><td rowspan="2">2. Ebene des Körperlichen: strukturelle Koppelung mit der Umwelt durch sensomotorische Kontingenzen.</td><td rowspan="2">• Gefühl der Geschlechtszugehörigkeit
• Struktur des Begehrens/ Attraktionskodes</td></tr>
<tr><td>Verkörperte Affektivität</td></tr>
<tr><td>Participatory-Sense-Making</td><td>3. Ebene des Körperlichen: soziale Interaktion, also sexuelle Begegnung mit anderen</td><td>• Konzept der Zentrierung und Aufmerksamkeitssteuerung
• Verführungskompetenzen</td></tr>
<tr><td>Biopsychosoziales Modell</td><td colspan="2">Modell sexueller Gesundheit</td></tr>
</table>

Der Begriff des *sexuellen Selbst* benennt die drei Ebenen des Körperlichen in ihrer Gesamtheit.

II Praxis

6 Umsetzung des embodimentorientierten Sexualtherapie-Ansatzes

Nichts ist im Verstand, was nicht vorher in den Sinnen wäre.
(Thomas von Aquin, 13. Jh.)

Die vorigen Kapitel haben aus der Theorie des Embodiment einen sexualtherapeutischen Ansatz entwickelt. Im Folgenden wird die praktische Umsetzung dieses Ansatzes dargestellt. Allgemein gesagt, kann es in einem Konzept, das von zirkulären Wechselwirkungen ausgeht, keinen linearen Therapieablauf geben. Jede Therapeut*in-Klient*in-Kombination ist so individuell, dass kein Therapiemanual einem embodimentorientierten Verständnis gerecht werden kann. Dennoch gibt es Elemente, mit denen sich die therapeutischen Prozesse beschreiben und steuern lassen.

6.1 Allgemeine Leitlinien

Zuerst seien einige grundlegende Leitlinien benannt, bei denen es weniger um technische Aspekte der Therapie geht, sondern mehr um Grundhaltungen zur Gestaltung des therapeutischen Prozesses.

6.1.1 Die Settingfrage: Einzel, Paar, Gruppe?

Dadurch, dass der Sexocorporel seinen Schwerpunkt auf die sensomotorische Basis des sexuellen Erlebens legt, liegt seine Stärke bei der Arbeit mit Einzelnen. Außer der Systemischen Sexualtherapie sind sowohl das Hamburger Modell mit dem Sensate Focus als auch das Berliner Modell der Syndyastischen Sexualtherapie paarorientiert. Der Sexocorporel hat hier ein Alleinstellungsmerkmal und könnte mit anderen Schulen zur gegenseitigen Ergänzung kooperieren.

Da es in der Sexualtherapie eben nicht um »besseren Sex« geht, sondern um Sexualität als ein Element der eigenen Identität, ist es notwendig, auch Einzelklient*innen ein therapeutisches Angebot zu machen, das nicht vom Vorhandensein einer Partnerschaft oder bestehenden Sexualkontakten ausgeht. Darin liegt die besondere Stärke des Sexocorporel. Dieser Ansatz bietet pragmatische Möglichkeiten, das eigene Verhalten und Erleben nicht nur zu verstehen, sondern auch modulieren zu können. Die Theorie des Embodiment liefert dazu die theoretische Basis.

Herr F.
Herr F. (24) sucht die Therapie auf, weil er »wegen des Zu-früh-Kommens« seine Partnerschaft verloren habe. Ihn jetzt klassisch-hypnosystemisch zu fragen: »Wie möchten Sie ihre Sexualität mit Ihrem Thema gestalten?«, ist zwar sehr ressourcen- und lösungsorientiert, trifft aber nicht das Anliegen des Klienten: Er will sein Problem »weghaben«. Zu warten, bis er wieder in Partnerschaft ist, trifft ebenfalls nicht sein Anliegen: Er traut sich nicht mehr, auf andere zuzugehen. Hier ist die Option, mit ihm an seiner emotionalen und genitalen Steuerungsfähigkeit zu arbeiten, ein hilfreiches Angebot.

Eine embodimentorientierte Perspektive macht auch im Paarsetting Sinn:

Herr L. und Frau W.
Herr L. (43) und Frau W. (36) haben sich über eine Sexplattform im Internet kennengelernt. Beide suchten eine rein sexuelle Beziehung, sie hatten keine Bindungsabsichten. Jetzt haben sie sich verliebt, eine Beziehung gegründet, und »das Einzige, was nicht klappt, ist der Sex, und zwar von Anfang an.« Auf paardynamischer Ebene sind beide hochkompetent: Sie waren und sind differenziert, sicher gebunden, wertschätzend, empathisch und im Grunde alles, was sich Paartherapeut*innen wünschen. Auf sexueller Ebene gibt es große Unterschiede in den Erregungsmodi: Sie kann Anspannungs- und Bewegungsmodi nutzen, er ist auf die Anspannungsmodi festgelegt. Ihre Aufmerksamkeit kann zwischen ihm, ihr und dem gemeinsamen Geschehen variieren. Er ist mit seiner Aufmerksamkeit sehr bei ihrer Lust, und sobald etwas nicht in seinen bekannten Ablauf passt (Zitat: »Sie schmatzt bei der Fellatio!«), verliert er seine Erregung. Hier ist das Angebot, an der gemeinsamen Abstimmung zu arbeiten, Erregungsmodi zu erweitern, erotische Fähigkeiten zu entwickeln und gemeinsame lustvolle Möglichkeiten der Begegnung zu entdecken.

Eine explizit embodimentorientierte Sexualtherapie für Paare steht noch aus, die vorliegende Arbeit fokussiert sich auf die Arbeit mit Einzelnen.

Für das Setting Gruppentherapie (für Einzelne und Paare) und sexuelle Bildungsarbeit mit Kindern, Jugendlichen und Erwachsenen bietet der Sexocorporel ein großes Repertoire an Konzepten und Methoden (s. z. B. die Arbeiten von Sparmann, 2015, 2018).

6.1.2 Können oder Wollen?

Die Unterscheidung in Können oder Wollen stammt von Ulrich Clement (2004) und leitet sozusagen die Grundhaltung der Systemischen Sexualtherapie ein: die Unterscheidung in Können und Wollen und der explizite Bezug auf das Wollen. Diese Unterscheidung ist fundamental wichtig, gerade für einen embodimentorientierten Ansatz, wie er hier entwickelt werden soll.

»Können« bezieht sich bei Clement genau genommen auf die Logik einer funktionsorientierten Leistungssexualität. Hauptverantwortung an diesem Leistungsparadigma tragen historisch gesehen Masters und Johnson (1966), die mit ihren bahnbrechenden Forschungen zwar einerseits das Thema Sexualität aus der Tabuzone geholt haben, andererseits mit ihrer Phasenlehre auch ein sexuelles Standardskript entwickelt haben, wie »natürliche« Sexualität auszusehen habe. Da eine Leistungsgesellschaft ihr Paradigma des Funktionierens und Leistens auch auf Sexualität überträgt, entwickelten sich daraus Normen, wie Sex »eigentlich« ist und zu sein hat. Sexuelle Probleme zeigen sich in dieser Logik dann in Form von Störungen des Funktionierens und auch heute noch sind sie als sexuelle Funktionsstörungen benannt und beschrieben. Sexuelle Störungen werden damit zum Ausdruck eines Defizits: Etwas, das natürlicherweise da ist, fehlt oder kann nicht vollzogen werden. Die therapeutische Aufgabe ist es, das wiederherzustellen.

Clement entwickelt die Logik des Defizitmodells am Beispiel der Versagensangst bei Erektionsstörungen: »Im Ich-will-aber-kann-nicht wird Wollen und Können in einer spezifischen Weise getrennt. Das Versagensangst-Konzept beschreibt eine Kopf-Penis-Dissoziation, in der der Penis nicht vollzieht, was der Kopf wünscht.« (Clement, 2004, S. 43)

Aus der Embodiment-Perspektive ist dem zuzustimmen. Dem Defizitmodell unterliegt die leistungsorientierte und funktionale Grundannahme »Sex hat so und so zu sein«, und wer es nicht »so und so« macht, kann es nicht. Clements Alternative ist die Logik des Wollens: Das Nicht-Können wird damit zu einer Kompetenz, weil es als Ausdruck des Wollens gesehen werden kann: Wer nicht kann, will nicht.

Clement glaubt, damit die Kopf-Penis-Dissoziation aufgehoben zu haben. Aus Embodiment-Perspektive betrachtet hält er sie allerdings bei und steigt von der anderen Seite aufs Pferd: Statt der Logik des Könnens kommt die Logik des Wollens. Er bestreitet keinesfalls die wechselseitigen Beeinflussungen, aber er geht nicht weit genug in ihrer konstitutionellen gegenseitigen Abhängigkeit: Ohne Können, ohne körperliche Basis, gibt es kein Wollen. Und ohne Wollen, ohne Intentionalität als Ausdruck von Lebendigkeit, gibt es kein Können. Allerdings ist »Können« im embodimentorientierten Kontext anders konnotiert als im systemischen Verständnis. Das Können im Sinne des Embodiment besteht in der sensomotorischen Interaktion mit der Umwelt.

Clement konstruiert eine Therapie des Begehrens, und genau da kommt das Modell an seine Grenzen: beim Begehren. Aus der Logik des Wollens heraus stellt sich als entscheidende Frage: »Was wollen Sie?« Und von vielen Klienten und Klientinnen kommt die Antwort: »Das kann ich nicht sagen!«

Eck beschreibt die »Paradoxie des Wollenwollens« (2016, S. 24): »Die Symptomträgerin sagt entweder: ›Ich will ja, aber ich kann nicht‹ oder ›Ich will nicht, aber ich will wollen‹ oder ›Ich will wollen, aber ich weiß nicht, was ich will‹. Für sie verstärken alle Interventionen, die auf ein rasches Bekenntnis ihres Wollens zielen, das Unzulänglichkeits-, Inkompetenz- und Druckerleben.«

Die embodimentorientierte Variante lautet, die Kopf-Genital-Dissoziation als Ausdruck der Körper-Geist-Spaltung aufzuheben und Wollen und Können als untrennbar miteinander verbunden zu betrachten. Daraus ergeben sich neue Perspektiven auf das intra- und interpersonale Geschehen. Die Frage »Geht es primär darum, die Kooperation mit dem eigenen Körper zu verbessern oder die mit dem Partner?« (Eck, 2016, S. 25) ist keine Entweder-oder-Frage, sondern eine Sowohl-als-auch-Frage bzw. klient*innenorientiert: Für wen was zuerst?

Clement hält »die Körpererfahrungen *an sich* für relativ irrelevant. Ob ein Klient sich eher am Rücken oder am Bauch streicheln lässt, ob eine Klientin ihre Brust lieber kräftig oder zart angefasst haben möchte, wird erst in dem Moment interessant, wenn der Partner darauf auf eine bestimmte Weise reagiert.« (Clement, 2005, S. 259). An dieser Stelle ist aus einer embodimentorientierten Sicht aus zwei Gründen zu widersprechen:

- Clement geht es um die Bedeutung, die Berührung für die Beteiligten hat. Aber diese Bedeutung entsteht nicht aus dem Nichts, sie entsteht auch nicht aus dem reinen Verhalten. Sie ist im Sinne des (Participatory-) Sense-Making eine durch die Körperlichkeit der Beteiligten geschaffene ko-kreierte Bedeutung, sie ist »verkörpert« oder auch »enagiert«.
- Es macht sehr wohl einen Unterschied, wo man wie angefasst wird, denn es betrifft nicht nur die interpersonale Kommunikation, sondern auch die intrapersonale Selbstregulation. Und beide Ebenen gilt es zu berücksichtigen. Der Körper ist kommunizierend, aber auch selbstregulierend. Es geht darum, das Können wieder ins Boot zu holen, nicht in der Form von neuen Leistungsansprüchen und Funktionsnormen, sondern von Körperlichkeit als Basis des Welterlebens: »Etwas wollen« hat ebenso wie »etwas können« eine sensomotorische Basis, es hat eine organismische Lerngeschichte, die den Menschen mit seinen körperlichen Lebenserfahrungen in seiner Umwelt untrennbar verbindet. Um in der Wortlogik des Könnens und Wollens zu bleiben: Beides gründet auf dem Sein, und das ist ein verkörpertes.

Die Unterscheidung in Können und Wollen ist deshalb so wichtig, weil im Sexocorporel sehr viel von den Grundannahmen von Masters und Johnson steckt: Der Fokus auf sexueller Erregung entlang des Zyklus der sexuellen Reaktion und die Arbeit mit den Erregungskurven ist eine der Säulen des Sexocorporel. Gleichzeitig hat der Enaktivismus dieselben theoretischen Wurzeln wie die Systemische Therapie. Damit bietet eine embodimentorientierte Sexualtherapie die Chance, einen Nutzen aus den (scheinbaren) Widersprüchen zwischen den Konzepten des Sensate Focus, der Systemischen Sexualtherapie und des Sexocorporel zu ziehen.

Der Sexocorporel stellt innerhalb der Funktionslogik starke Methoden zur Verfügung, um das »sexuelle Funktionieren« herzustellen. Aus dem Verständnis des Embodiment heraus geht es allerdings nicht darum, allen Menschen Geschlechtsverkehr mit Orgasmus zu ermöglichen, sondern eine Perspektive einzunehmen, die die körperliche Basis menschlichen Erlebens, auch des sexuellen Erlebens, in seiner Vielfalt in den Vordergrund stellt. Es wäre ein Leichtes, den Sexocorporel dahin zu verdrehen, aus ihm in manualisierter Form eine Anleitung zu funktionalem und funktionierendem Sex zu machen (welche dann in und an der Realität scheitert). Das hätte allerdings mit Sexocorporel im eigentlichen Sinne überhaupt nichts zu tun. Es geht vielmehr darum, die Aufmerksamkeit auf das »organismische Geschehen« (im Sinne von Körper-Geist-Einheit) zu richten und zu erspüren, was in der sexuellen Interaktion körperlich geschieht. Das beinhaltet auch die begleitenden Gefühle und Gedanken. Die führende Rolle in diesem Tanz aus Körper, Emotion und Kognition kommt dabei dem Körper als Basis des Selbsterlebens zu. Dieser Körper generiert die Bedeutung (systemischer Ansatz) und ist das Medium eines übungsorientierten Ansatzes (Sensate Focus). An dieser Stelle zeigt es sich, ob aus dem Sexocorporel eine Sexschule wird, die »besseren Sex« unterrichtet, oder ob sich daraus ein Ansatz entwickelt, der neue Perspektiven auf alte Themen zu bieten hat.

6.1.3 Enactments: das Übungsdilemma

Im Klientengespräch braucht es eine Bezeichnung für die körperbezogenen Interventionen. Der Überbegriff im Sinne des Enaktivismus wäre »Enactments«, also Mini-Inszenierungen von Handlungen, die ein Mensch in einer Situation machen kann. In der Therapie ist ein Enactment z. B. eine Übung.

Von den Bezeichnungen her gilt es, die für die Klient*innen passenden Enactments zu wählen. Jede hat ihre Vor- und Nachteile. Entscheidend ist die Haltung, mit der ein Enactment vorgeschlagen, gemacht und reflektiert wird. Enactment als Begriff hätte den Vorteil, dass es noch keinen bekannten Bedeutungshof hat, darin besteht aber auch sein Nachteil: Er ist wenig anschlussfähig.

Das Übungsdilemma besteht in Folgendem: Der Begriff Übung wird häufig mit Training assoziiert und mit der Idee in Verbindung gebracht, es gäbe ein klares Ziel, und je mehr man übe, umso eher und besser könne man es – Übung macht den Meister. Auch unser Nervensystem funktioniert nach dem Prinzip des »Use it or loose it«. Für viele Übungen trifft das auch zu. Aber manchmal geht es nicht darum, etwas zu verbessern, etwas besser zu können, sondern darum, etwas zu erfassen, die Wahrnehmung auf etwas zu richten, einfach nur, um es zu beobachten, um es zu erforschen und zu erkunden, und nicht, um es zu verändern. An dieser Stelle ist der Begriff der Übung irreführend und der Begriff des Experiments oder der Erkundung und Erforschung besser geeignet. Ein Experiment ist ergebnisoffen, man ist in der Haltung des neugierigen Forschers und beobachtet, was sich entwickelt. Viele Menschen erinnert das Wort Experiment allerdings an ihre Schulzeit, in der irgendwelche naturwissenschaftlichen Experimente durchgeführt wurden, und je nachdem, welche Qualität damit assoziiert wird, ist der Begriff nützlich oder nicht. Ähnlich ist es mit dem Wort Hausaufgaben, was viele Klient*innen benutzen (»Ich habe meine Hausaufgaben nicht gemacht!«). Damit ist automatisch ein Lehrer*in-Schüler*in-Verhältnis unterstellt. Hier braucht es nicht nur Fingerspitzengefühl vonseiten der Therapierenden, sondern immer wieder die geduldige Erklärung, warum welche Übung/welches Experiment jetzt vorgeschlagen wird. Die Person sollte verstehen, warum sie das Experiment macht, und möglichst einen direkten Nutzen davon haben. Dabei gibt es den paradoxen Effekt, dass sie manchmal »spürt, dass sie nichts spürt«. Beispielsweise spüren viele Männer nicht, ob sie eine Erektion haben, ohne hinzuschauen oder den Penis anzufassen. Das ist oft verblüffend, und (für die meisten) sehr leicht, es auch ohne Anfassen zu lernen. Festzustellen, dass man etwas nicht fühlt, etwas nicht »kann«, ist einerseits frustrierend, andererseits motivierend. Auch hier liegt es an den Therapeut*innen, die Dosis zu wählen zwischen Anforderung und Überforderung.

Wichtiger als der gewählte Begriff ist die Haltung, aus der heraus eine Übung, eine Exploration, ein Erkundungsexperiment, ein Enactment angeboten wird.

6.1.4 Resonanz zwischen Körper und Geist

Werden Körper und Geist als zwei Aspekte einer Einheit betrachtet, so gilt es, zwei Varianten der Resonanz zu unterscheiden. Einerseits hat jede Emotion oder Kognition eine Resonanz auf der Ebene des Körpers und andererseits führt jede körperliche Aktion zu einer Resonanz auf emotionaler und kognitiver Ebene. Es geht nicht darum, eine Ebene als primär zu betrachten, sondern deren Verwobenheit vor dem Hintergrund ihrer körperlichen Basis zu fokussieren. Deswegen ist es zwar wissenschaftlich interessant, welche Ebene in welcher Situation zeitlich vorausgeht, für die praktische Arbeit ist das Erleben der Klient*innen das Entscheidende, und deren Anliegen steht im Vordergrund.

Zum Beispiel: Ein Klient wird angeleitet, seine Faust zu ballen, die Zähne aufeinanderzupressen, seine Gesichtsmuskulatur anzuspannen und sich zu beobachten, während das Gespräch weitergeführt wird. Vielleicht bemerkt er eine gewisse Feindseligkeit oder Aggressivität auf emotionaler Ebene, kognitiv hat er vielleicht Gedanken wie »Was ist das für eine blöde Übung!«. Und körperlich nimmt er Anstrengung oder Wärme wahr. Jetzt geht es nicht darum, Ursache-Wirkungs-Erklärungen zu liefern (»Weil Sie Spannung in der Hand und im Gesicht machen, werden Sie aggressiv«), sondern darum, das Geschehen erleben zu lassen, um im Klienten die Fähigkeit zur differenzierten Selbstbeobachtung zu entwickeln. Diese Selbstbeobachtung betrifft immer die Ebenen des körperlichen Geschehens, der Gefühle und der Gedanken. Die Richtung kann vom Körper zum Geistigen sein: Mache ich das, so erlebe ich jenes. Oder auch umgekehrt: Erlebe ich das, geschieht in und mit mir jenes.

Die Berücksichtigung beider Richtungen der Resonanz entspricht dem Doppelaspekt der Körper-Geist-Einheit: Es gibt die Ebene des präreflexiven Selbsterlebens (lived body) und es gibt die Ebene der reflektierenden Betrachtung des Geschehens (felt body). Zwischen diesen Ebenen des Erlebens einerseits und verkörpertem Reflektieren andererseits entfaltet sich der therapeutische Prozess.

Selbsterfahrungsexperiment

Bewegen Sie die Finger ihrer linken Hand, während Sie weiterlesen. Richten Sie Ihre Aufmerksamkeit auf ihren rechten Fuß: Wie fühlt der sich an? Hat er Kontakt zum Boden? Wenn ja, wo? Mit welchem Druck? Berühren sich Zehen? Jetzt richten Sie Ihre Aufmerksamkeit auf die sich bewegenden Finger, schauen Sie hin. Was empfinden Ihre Finger? Was empfinden Sie als Person, deren Finger sich bewegen? Finden Sie Worte, um sich das Erlebte zu beschreiben, und sprechen Sie die Worte zu jemandem (oder auch zu etwas), der, die oder das mit Ihnen im Raum ist.

Alles, was bisher so kompliziert beschrieben wurde, haben Sie gerade in die Tat umgesetzt: Zum einen sind Sie lebendig und wach, sonst würden Sie dieses Buch nicht lesen können. Ihr Organismus ist selbsterhaltend und autonom.

Haben Sie ihren Fuß wahrgenommen, bevor die Anleitung dazukam? Wahrscheinlich nicht, trotzdem war er da. Als Ihre Aufmerksamkeit auf Ihrem Fuß war, haben sich die Finger (möglicherweise) noch weiterbewegt, aber sehr wahrscheinlich »automatisch«, ohne Aufmerksamkeit darauf.
Das alles sind Beispiele für den lived body, den gelebten Leib, der existiert und lebt. Auf dieser Ebene sind sie einfach lebendig.
Dann haben Sie Ihre Aufmerksamkeit auf die Wahrnehmungen Ihrer Finger gerichtet bzw. auf Ihren Körper, dessen Finger sich gerade bewegen. Bevor Sie das mit Worten beschrieben haben, gab es nur Wahrnehmung. Der Inhalt dieser Wahrnehmung spielt gerade keine Rolle. Sie haben Ihre Finger zum Gegenstand Ihrer Betrachtung gemacht – das ist gemeint mit Dritte-Person-Ebene: Meine Finger, meine Hand, mein Körper.
Dann haben Sie Symbole (Worte) gesucht, um Ihre Wahrnehmungen in Sprache abzubilden. Dieser ganze Prozess beinhaltete einen organismischen Zustand, Wahrnehmungen, Emotionen/Gefühle (z. B. Überraschung oder Ärger) und Kognitionen/Gedanken (z. B. »Was soll das?«). Wenn jemand im Raum war, dem Sie Ihre Formulierungen zugesprochen haben, entspricht das der Zweiten-Person-Perspektive (Du). Wenn das für Ihren Mitmenschen sogar einen Sinn ergab, war das ein Beispiel für Participatory-Sense-Making.

6.1.5 Resonanz zwischen Organismus und Umwelt

Der Grundgedanke des Enaktivismus besagt, dass der Organismus in seine Umwelt eingebettet ist, er verhält sich nicht nur *in* ihr, sondern stets *zu* ihr, er situiert sich bzw. enagiert sich. Daraus leitet sich die systemisch-konstruktivistische Grundhaltung der Kontextbezogenheit individuellen Handelns ab. Konkret heißt das unter anderem, dass feste Zuschreibungen vermieden werden, dass in Möglichkeiten der Realitätskonstruktionen gedacht wird, denen prinzipiell mit einer Haltung der Allparteilichkeit begegnet wird. Aus diesem Grund – und nicht nur wegen denselben historischen Wurzeln in der biologischen Theorie lebender Systeme (Maturana & Varela, 1980) – bedeutet embodimentorientiert zu arbeiten gleichzeitig auch systemisch zu arbeiten (aber eben nicht umgekehrt).

6.1.6 Der Umgang mit Paradoxa, Dilemmata und Mehrdeutigkeiten

Die sexualtherapeutische Praxis hat mit vielerlei Paradoxa, Dilemmata und Mehrdeutigkeiten zu tun, z. B. das Körper-Geist-Dilemma, die Natur-oder-Kultur-Frage, das Autonomie-Bindungs-Dilemma, Konfliktaktualisierung versus Retraumatisierung oder die Anzahl der Geschlechter.

Die Grundhaltung eines embodimentalen Vorgehens ist eine dialektische. Auf der objektivierbaren Ebene geht es um den wissenschaftlichen Diskurs mit der Frage, wie die Dinge »eigentlich« sind. Wissenschaftliche Erkenntnisse fließen in das therapeutische Handeln mit ein. Im Vordergrund der therapeutischen Arbeit steht allerdings die subjektiv erlebte Wahrheit der Person: Wie erlebt die Person ihr jeweiliges Thema (Konflikt, Dilemma, Problem, …)? In der Terminologie des Embodiment: Wie wird das Thema verkörpert und enagiert, also in Szene gesetzt? Grundlegendes Ziel dabei ist es, die Klient*innen zu ermächtigen, sich selbst wahrzunehmen und zu steuern: sich zu positionieren und sich zu beziehen – auf ihre Umwelt bzw. auf andere Menschen.

Der Grundgedanke, dass wissenschaftliche Erkenntnisse und subjektives Erleben zirkuläre Bestandteile gesellschaftlicher Prozesse sind, geht mit der Notwendigkeit einer (berufs- und sexualpolitischen) Ethik einher. Diese entspringt einem gesellschaftlichen Prozess und führt über wissenschaftliche Fragestellungen zu neuen Erkenntnissen und neuen subjektiven Erleben, womit sich der Kreislauf schließt.

6.1.7 Phänomenologische Betrachtungsweise

Mit der phänomenologischen Brille auf Sexualität geschaut, treten die Ursachen und Wirkungen sexuellen Verhaltens erst einmal in den Hintergrund. Sie werden nicht unwichtig und können jederzeit wieder in den Fokus rücken. Der Fokus der Beobachtung liegt auf dem *Wie*: Wie macht dieser Mensch Sex bzw. wie machen diese Menschen gerade Sex? Dafür braucht es Beschreibungen, die sexuelles Verhalten ohne psychologische Bewertungen, Deutungen und Interpretationen beschreiben.

> **Frau W.**
> Frau W. (22) masturbiert, indem sie in Rückenlage beide Beine lang ausstreckt, die Füße überkreuzt und beide Beine aneinanderpresst. Mit ihrem Handballen übt sie kräftigen Druck auf ihrer Pyjamahose auf ihren Venushügel aus. Der ganze Körper ist unter hoher Muskelspannung, sie atmet kurz und schnell, mit wenig Volumen. Sexuelle Fantasien hat sie dabei keine, ihre Aufmerksamkeit ist auf die Wahrnehmung der körperlichen Sensationen gerichtet. Innerhalb einer Minute kommt sie zum Höhepunkt und schläft danach entspannt ein.

6.1.8 Wahrnehmen ist Handeln ist Wahrnehmen ...

Innerhalb der sexuellen Aktivität geht eine embodimentorientierte Sichtweise davon aus, dass die Art und Weise, mit der ein Mensch sexuell handelt, auch seine Wahrnehmungen dieser Handlung beeinflusst. Umgekehrt und gleichzeitig wird das, was er bei dieser Handlung wahrnimmt, seine weiteren Handlungen beeinflussen. Das geschieht völlig unabhängig davon, ob die sexuelle Aktivität mit sich selbst oder mit einer anderen Person stattfindet.

Frau W. aus obigem Beispiel benutzt eine Art und Weise, sich sexuell zu erregen, die im Sexocorporel als Druckmodus (► Kap. 5.5.1) bezeichnet wird. Der besteht in hoher Muskelspannung zur Innervation drucksensibler Rezeptoren. Ihre Atmung ist dabei eingeschränkt, sie ist körperlich in hoher Aktivierung. Die Gliedmaßen sind nahe am Körper und bewegen sich mit sehr kleinen Amplituden, nehmen wenig Raum ein. Ihr Aufmerksamkeitsfokus liegt auf der körperlichen Wahrnehmung und sie kommt zuverlässig zum Höhepunkt. Sie erlebt die nachfolgende Entspannung als sehr wohltuend und angenehm.

6.1.9 Individuelle und partizipatorische Bedeutungserzeugung

Die Umwelt, in der der Organismus sexuell handelt, ist ebenso von Bedeutung wie die Handlung-Wahrnehmung. So kann z. B. eine sexuelle Interaktion mit einer anderen Person mit komplett anderen Absichten und kognitiv-emotiven Bewertungen einhergehen als bei der Selbstbefriedigung. Gemeinsame Komponente der verschiedenen Situationen ist meistens die Qualität der Handlung-Wahrnehmung, und diese kann in der einen Situation lustvoll sein, in der anderen aber zum Hindernis werden.

Das Muster, das Frau W. schon seit ihrer Kindheit und Jugend (aus)übt, überträgt sie auf die sexuelle Situation mit ihrem Partner. Sie hat große Lust daran, sein Bein mit ihren Schenkeln zu umschließen und ihre Vulva an ihm zu reiben, bis sie zum Höhepunkt kommt. Geschlechtsverkehr dagegen erlebt sie als kaum erregend. Wenn sie ihre Beine öffnet, um ihren Partner aufzunehmen, verliert sie die Erregung, der Verkehr wird zunehmend schmerzhaft, und sie fragt sich, was mit ihr nicht stimmt.

6.2 Das Vorgehen im therapeutischen Prozess

6.2.1 Therapeutische Ziele

Prinzipiell orientiert sich das Vorgehen an folgenden therapeutischen Zielen:

- Verständnis für den Zusammenhang zwischen körperlichen Empfindungen, Gedanken und Gefühlen
- Verbesserung der körperlichen Wahrnehmungsfähigkeiten
- Entwicklung der emotionalen Selbstregulation, in Situationen des Alltags wie in sexuellen Situationen
- Auseinandersetzung mit den eigenen sexuellen Glaubenssystemen, Überzeugungen und Geschlechterstereotypen: Rollen, Erwartungen, Bilder
- Erarbeitung bzw. Erweiterung der Fähigkeiten zur Steuerung zwischenmenschlicher Kontaktprozesse mit dem Schwerpunkt sexueller Interaktionen

6.2.2 Elemente des therapeutischen Prozesses

Der therapeutische Prozess besteht in verschiedenen Elementen. ▶ Abbildung 6-1 zeigt einen idealtypischen Ablauf, der nicht als standardisiertes Verlaufsschema zu verstehen ist, sondern der Orientierung im therapeutischen Prozess dient.

Auftragsklärung. Eine Möglichkeit des Einstiegs ist in »guter alter« systemischer Tradition eine Auftragsklärung. Pragmatisch gesehen ist die Vorgehensweise des Therapeuten oder der Therapeutin bei der Auftragsklärung eine Folge ihrer Grundausbildung. Ob sie die Wunderfrage bevorzugt oder die Formulierung klar erreichbarer Ziele mit angestrebtem Datum, ob sie sich nur auf konkrete Ziele einlässt oder auch bildhafte Beschreibungen erwünschter Gefühle akzeptiert, wird von ihrer bisherigen Sozialisation als Therapeut*in abhängen. Sexual-

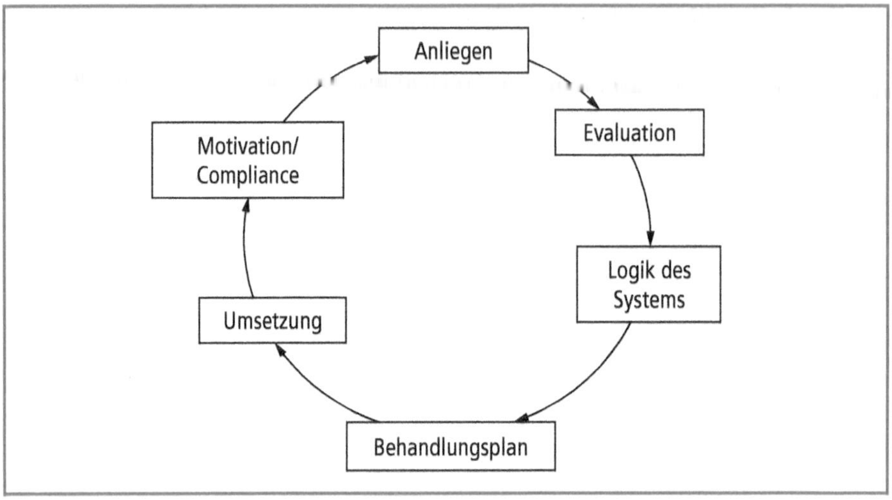

Abb. 6-1 Das therapeutische Vorgehen.

therapie, auch eine embodimentorientierte, ist eine Weiterbildung. Es braucht eine solide therapeutische Grundausbildung und praktische Erfahrung in der Arbeit mit Menschen, um im sehr emotionalen und hochkomplexen Themenbereich der Sexualität Hilfe anzubieten.

Der hier entwickelte embodimentale Ansatz lässt sich gut mit systemischen, verhaltenstherapeutischen, psychodynamischen und humanistischen Verfahren vereinbaren. Letztlich dient die Auftragsklärung der Abklärung folgender Fragen:

- Was wünscht sich die hilfesuchende Person als Ziel der gemeinsamen Arbeit?
- Was hat der Therapeut oder die Therapeutin Hilfreiches und Nützliches anzubieten?
- Passen Erwartungen und Angebot zusammen?
- Passen diese Menschen zusammen?

Evaluation. Im Sexocorporel wird die Erhebung des Themas und seiner Vorgeschichte als Evaluation bezeichnet, womit zum einen eine konsequent wertschätzende und ressourcenorientierte Grundhaltung gemeint ist, und zum anderen wird damit beschrieben, dass es nicht nur um die reine Erhebung von Informationen geht, sondern um Beobachtungen auf allen Sinneskanälen. Der Begriff der Evaluation grenzt sich von dem der Anamnese ab, die sich explizit auf Krankheiten bezieht. Der Sexocorporel sieht Klient*innen nicht zwangsläufig als krank. Ziel der Evaluation ist es, die *Logik des Systems* zu verstehen.

Logik des Systems. Mit der Logik des Systems ist die Struktur des sexuellen Selbst gemeint. Das sexuelle Selbst ist definiert durch die drei Ebenen des Körperlichen (▸ auch Kap. 5.5): Selbstregulation, strukturelle Koppelung, Intersubjektivität.

Auf jeder Ebene werden die Wechselwirkungen von Körper, Gedanken und Gefühlen unter verschiedenen Aspekten betrachtet.

Damit ist das sexuelle Selbst ein hochkomplexes System verschiedener Aspekte, das sich in seiner Ganzheit nur schwer erfassen lässt. Ziel der Formulierung einer Logik des Systems ist es, mit der Person eine Sichtweise auf sich selbst zu erarbeiten,

- die ihr Verhalten, ihre Gedanken und Gefühle normalisiert und entpathologisiert;
- die ihr eine Möglichkeit bietet, Körper, Gefühle und Gedanken miteinander in einen Zusammenhang zu bringen;
- die ihr eine Wirkmächtigkeit zurückgibt und die Fähigkeit vermittelt, das Phänomen »mache ich« vom Phänomen »passiert mir« zu unterscheiden;
- die sie ermächtigt, dieses hochkomplexe System zu verstehen, zu beeinflussen und zu steuern.

Die Logik des Systems dient als Metaperspektive für die therapeutische Arbeit. Aus dieser Logik heraus werden Hypothesen entwickelt, die mit Enactments (Übungen, Experimente usw.) überprüft werden. In der praktischen Arbeit hat es sich bewährt, körperliche Wahrnehmungen, Gedanken und Gefühle zu unterscheiden und das Modell sexueller Gesundheit zu Hilfe zu nehmen.

Behandlungsplan. Ein Behandlungsplan besteht in der Umsetzung des von den Klient*innen formulierten Anliegens in ein konkretes Projekt. Das Anliegen wird in kleinere Elemente unterteilt, zu denen erforschende Experimente (Enactments) mit den Klient*innen entwickelt werden. Diese Enactments können direkt in der Sitzung erprobt oder als Vorschlag mit in den Alltag gegeben werden. Ein wichtiger – wenn nicht sogar der wichtigste – Bestandteil eines Behandlungsplanes ist, dass die Klient*innen ein verkörpertes Verständnis davon haben, wozu sie ein Experiment durchführen, also welches Ziel sie damit verfolgen. Davon hängt die Compliance ab.

Umsetzung. Das entwickelte Enactment wird erprobt, in die Tat umgesetzt (oder auch nicht) und anschließend ausgewertet. Mit einer auswertenden Evaluation schließt sich der Kreis. Eventuell muss das Anliegen überprüft werden oder es müssen neue Zwischenziele gefunden werden.

Compliance und Motivation. Ein wichtiges Element der auswertenden Evaluation ist die Berücksichtigung der Compliance, der Mitarbeit und der Motivation der Klient*innen. Die Arbeit mit Enactments kann eine große Herausforderung für Klient*innen wie Therapierende sein. ▶ Tabelle 6-1 zeigt eine Übersicht über die möglichen Wirkungen.

Tab. 6-1 Enactments und potenzielle Wirkungen (Erläuterungen von a bis d siehe Text)

Enactment umgesetzt/ Erlebnisqualität	ja	nein
positiv/angenehm	a) Wirkmächtigkeit, Erfolg, Verbesserung	c) Autonomie, Trotz
negativ/unangenehm	b) Unsicherheit, Scham,	d) Versagen, Angst, Scham

a) Der für die Klient*innen angenehmste Fall ist, dass sie ein Experiment umsetzen, eine neue Erfahrung machen und etwas dazulernen. Sie haben ein Erfolgsgefühl, können stolz auf sich sein und merken, dass sie etwas bewirken können.
b) Möglich ist aber auch, dass Klient*innen ein Enactment umsetzen, es aber nichts bringt, sich negativ anfühlt, oder sie spüren, dass sie nichts spüren. Sie erleben Gefühle der Unfähigkeit, es nicht hinbekommen zu haben, mit der entsprechenden Scham. Häufig kommt es vor, dass selbst entwickelte Vorhaben auch gar nicht umgesetzt werden – im positiven Fall mit Absicht.
c) Die Klient*innen setzen ein Experiment nicht um oder brechen es ab, weil sie merken, dass jetzt, wo es sozusagen ernst wird, das Enactment nicht mehr passt. Das ist als Ausdruck von Autonomie und Selbstverantwortung absolut zu begrüßen.
d) Die Klient*innen vermeiden oder vergessen eine Erforschung und kommen mit dem Gefühl von Versagen, Hausaufgaben-nicht-gemacht-Haben, Selbstvorwürfen. An dieser Stelle gilt die systemische Ergebnisneutralität. Ein Ergebnis eines Enactments ist im Grunde genau so gut wie jedes andere. Natürlich fühlen sich angenehme und positive Erfahrungen schöner an, und wir freuen uns lieber mit den Klient*innen, als sie zu trösten. Zu lernen gibt es aber auch aus den (scheinbaren) Misserfolgen und unangenehmen Erfahrungen.

Der Umgang der Klient*innen mit den unschönen Erfahrungen eines Enactments oder auch damit, es gar nicht umgesetzt zu haben, zeigt,

- wie die Klient*innen Lernen gelernt haben,
- wie leistungsorientiert sie sind,
- wie ihre Frustrationstoleranz beschaffen ist und
- wie viel Selbstmitgefühl sie mit sich haben.

All das sind wichtige Erkenntnisse, mit denen sich therapeutisch arbeiten lässt. Sich-selbst-Trösten, Selbstmitgefühl und Selbstfürsorge sind wesentliche Bestandteile von Selbstliebe. Das heißt, von therapeutischer Seite gibt es keine schlechten Ergebnisse eines Enactments. Gleichzeitig gilt es, dass Therapierende wachsam sind, ob die Absicht und die Durchführung eines Experimentes genügend verstanden wurde, um es zwischen den Sitzungen umzusetzen. Das ist die Voraussetzung, um ein Enactment vorzuschlagen.

Frau Z.

Frau Z. (48) kommt zur Sexualtherapie wegen primärer Lustlosigkeit. Über die Frage, bei welchen Gelegenheiten sie ihre Genitalien berührt, wird die Idee entwickelt, dass sie einmal mit ihrer Aufmerksamkeit dabei ist, wenn sie sich »aus hygienischen Gründen« berührt.
Th.: »Und, welche Erfahrungen haben Sie gemacht?«
Frau Z.: »Also ich hab' das zweimal gemacht, und das war's dann auch. Ich habe da eigentlich gar nichts gespürt. Dann kann ich es ja auch gleich sein lassen, wenn ich da nichts spüre, oder?« (Der Ton ist hart, die Sätze sind schnell und energisch gesprochen.)
Th.: »Ja, wenn zwei Berührungen ausreichend wären, um ein System, das jahrelang geschlummert hat, wiederzuerwecken, hätten sie Recht. Dem ist aber nicht so. Das ist zwar frustrierend, dass es nicht ganz so schnell geht, aber mehr als zwei Berührungen braucht es schon. Sagen Sie mal, wenn Sie Ihre Lehrerin wären, wären Sie so eine Waldorf-Lehrerin, in wallendem Leinenkleid, oder so eine mit Blüschen im Twin-Set, so wie bei Harry-Potter, diese Dolores ...«
Frau Z.: »Dolores Umbridge! (lacht) Hm, ich glaube, ich wäre eher eine Umbridge. Sie meinen, ich bin zu streng mit mir?«
Th.: »Wenn Sie mich so direkt fragen: viel zu streng. Gras wächst nicht schneller, wenn Sie daran ziehen.«

6.3 Die Einbindung des Körpers in die praktische Arbeit

Arbeit mit dem Körper in der Sexualtherapie? Wie kann das gehen, ohne dass es »Sexgymnastik« wird oder Training für standhaftere Erektionen und kräftige Potenzmuskeln (wie z. B. Sommer, 2000). Und so, dass die Grenzen der Therapeut*innen wie der Klient*innen gewahrt bleiben? Eine Problemaktualisierung in der Therapiestunde gilt als wichtiger Wirkfaktor (Grawe, 2000), aber wie aktualisiert man ein sexuelles Problem? Das reine Ansprechen gilt heute als nicht mehr ausreichend, es braucht emotionale, körperliche Beteiligung. Aber beim Thema Sex? Da liegt es erst einmal nahe, »verdeckt« zu arbeiten, um weder die Therapeut*innen noch »die Patienten zu beschämen, zu überfordern oder zu retraumatisieren« (Eberhard-Kaechele & Gnirss-Bormet, 2017, S. 105).

Sicherlich gilt es, die Grenzen zu wahren, sowohl die eigenen wie auch die unserer Klient*innen – aber wo verlaufen die? Für manche Klient*innen ist es absolut hilfreich, Methoden des verdeckten Arbeitens in der therapeutischen Werkzeugkiste zu haben, aber es braucht auch offene, unverdeckte Herangehensweisen. Dabei geht es nicht um ein Entweder-oder, sondern um ein Sowohl-als-auch: Je größer die individuelle therapeutische Flexibilität, umso größer die Fähigkeit zur intersubjektiven Abstimmung zwischen Therapeut*in und Klient*in. Kommunikation über Sexualität liegt immer noch zwischen den Extremen des tabuisierten und gefährlichen Unaussprechlichen einerseits und der spektakulären, reißerisch-voyeuristischen Geschwätzigkeit andererseits. Die Prinzipien von Selbstermächtigung und Differenzierung brauchen klare Haltungen und direkte Kommunikation des Sexuellen, um die Klient*innen aus ihrer sexuellen Sprachlosigkeit herauszuholen und Organen, Handlungen und sexuellen Erlebnissen einen Namen zu geben und sie kommunizierbar zu machen.

Bei der folgenden Darstellung körperbezogener Interventionen geht es nicht um einen Methodenkatalog. Die therapeutische Kunst besteht darin, im Kontakt mit den Klient*innen zur rechten Zeit eine passende »Übung« anzubieten. Es kann keinen starren Plan geben nach dem Motto »Bei dieser Störung diese Übung«.

Die körperbezogenen Interventionen lassen sich – in der Logik des sexuellen Selbst – wie folgt einteilen:

- der Körper auf Ebene seiner intraindividuellen Selbstregulation,
- der Körper in Bezug zur Lebenswelt (strukturelle Koppelung) und
- der Körper in Bezug zu anderen Menschen (Intersubjektivität).

6.3.1 Der sich selbst regulierende Körper

Die Leitbegriffe auf der individuellen Ebene sind Autonomie und Sense-Making. Dafür braucht es die Fähigkeiten der Selbststeuerung auf der emotionalen Ebene wie auf der Ebene der sexuellen Erregung.

Das Prinzip des embodimentalen Lernens: Erkunden – Variieren – Gestalten

Eine wichtige Gruppe an Übungen sind explorierende, erkundende Experimente. Diese dienen der Erforschung des eigenen Körperschemas und der eigenen Wahrnehmungsfähigkeit. Es geht nicht darum, etwas zu verändern oder anders zu tun als bisher. Beispiele:

- Body-Scan: Dabei werden die Klient*innen angeleitet, ihre Aufmerksamkeit auf einzelne Körperteile oder -funktionen, wie z. B. die Atmung, zu richten und Wahrnehmungen zu machen.
- Selbstberührungen (ohne intendierte sexuelle Stimulation): Die Aufmerksamkeit wird z. B. bei der alltäglichen Körperhygiene auf das berührte Körperteil gerichtet: Das ist meine Hand, mein Arm, meine Vulva etc.
- Sinne nutzen: Die Aufmerksamkeit wird auf die verschiedenen Sinne gerichtet und Wahrnehmungen werden gemacht: Ich sehe gerade …, ich höre gerade …, ich rieche …, schmecke …, taste gerade …, in mir fühle ich …
- Somatische Marker entdecken: In Situationen, in denen ein Gefühl eindeutig benannt wird, soll nachgespürt werden, woran das eigentlich zu merken ist, z. B.: »Woran genau merken Sie, dass Sie gerade ärgerlich sind? Was genau passiert in ihrem Körper? Wo spüren Sie etwas?«

Diese explorierenden Experimente sollten so alltagsnah wie möglich sein. Es geht darum, dass die Klient*innen ein Gespür dafür bekommen, was in ihrem Körper geschieht und wie sich ihr Körper anfühlt. Klient*innen kommen diesbezüglich mit sehr unterschiedlichen Vorerfahrungen – von jenen, für die das völlig neu ist und ständig Erinnerung braucht, bis hin zu denen, die in ständiger Selbstbeobachtung sind, was jetzt in und mit ihnen passiert. Auch für diese sind die explorierenden Übungen hilfreich, weil es in dieser Klient*innengruppe häufig zu Fehlattributionen körperlicher Wahrnehmungen kommt, die darüber zur Sprache und ins Bewusstsein kommen. (Wenn z. B. körperlicher Unruhe sexuelle Erregung zugeschrieben wird, führt das zu entsprechenden Impulsen.)

Alltagsnah bedeutet vor allem nichtsexuelle Kontexte. Es geht um das prinzipielle Verdeutlichen der Wechselwirkungen von Körper, Gefühl und Gedanken und wie das eine über das andere beeinflusst werden kann. Dieses Prinzip lässt sich quasi jederzeit ins Bewusstsein bringen durch einen kurzen Moment der Achtsamkeit, der Aufmerksamkeitssteuerung: beim Essen, Sport machen, Auto fahren, Fernsehen etc.

Außer den rein explorierenden Übungen gibt es solche, in denen es um das Erspüren von Variationen geht, systemisch gesagt von Unterschieden, die einen Unterschied machen. Diese schließen sich oft an die rein explorierenden Übungen an, je nachdem, wie vorerfahren und geübt die Person in ihrer Wahrnehmungsfähigkeit ist. Das können die gleichen Übungen wie die explorierenden sein, aber der Fokus der Aufmerksamkeit liegt auf etwas anderem. Es geht darum, Variationen in die Qualität der Bewegung zu bringen, z. B. entlang der Dimensionen von Bewegung: Stärke/Tonus, Geschwindigkeit und Rhythmus, Größe von Bewegungen und beteiligte Atmung. Wahrnehmung geht mit Handlung einher und umgekehrt. Das Ziel dieser Art von Aufgaben ist es, wahrzunehmen, welche Variation der Handlung zu welcher Variation an Wahrnehmung führt. Es geht nicht darum, angenehme Gefühle herzustellen und negative zu unterdrücken, sondern darum, die Unterschiede in der Wahrnehmung bewusstwerden zu lassen: »Aha, es fühlt sich angenehmer an, wenn ich langsamer mache (oder schneller, fester etc.), und es fühlt sich unangenehmer an, wenn ich mehr drücke (oder weniger oder nebendran etc.).« Beispiele:

- Body-Scan: Wie fühlt es sich an, wenn ich die wahrgenommenen Körperteile erst anspanne und dann loslasse (wie in der Progressiven Muskelrelaxation)?
- Wie fühlt es sich an, wenn ich meinen Arm mit mehr oder weniger Druck berühre? Wie fühlt es sich an, wenn ich meine Vulva langsam oder schnell wasche?
- Was nehme ich wahr, wenn ich im Fernsehen eine Komödie schaue und dabei Beine und Becken gespannt halte?

Hier geht es darum, die Prinzipien des Embodiment am eigenen Leib und in nichtsexuellen Kontexten zu erfahren: »Wie ich körperlich etwas mache, hat Auswirkungen darauf, wie ich es erlebe, und das ist gestaltbar. Ich bin wirkmächtig und autonom.«

Eine andere Gruppe von Übungen überträgt dieses Prinzip auf den Kontext Sexualität. Auch da gibt es rein explorierende Selbstbeobachtungsübungen. Zum Beispiel können viele Klient*innen die Frage »Wie atmen Sie bei der Selbstbefriedigung?« nicht beantworten, weil sie noch nie darauf geachtet haben. Sicher ist: Sie haben dabei geatmet, aber wie? Wenn ein Verständnis entwickelt ist, dass das *Wie* einer Handlung Einfluss auf dessen Erleben hat, leuchtet es den Klient*innen ein, welche Rolle auch ein Detail haben kann. Ein typisches Explorationsexperiment wäre: »Beobachten Sie sich einmal, wie Sie bei der Selbstbefriedigung atmen (sich bewegen, ihr Becken anspannen, ihre Oberschenkel halten etc.).« Das macht natürlich nur für Klient*innen Sinn, die Autosexualität praktizieren. Selbstbefriedigung ist ein wunderbares Experimentierfeld: Man ist allein und kann probieren und spielen. Allerdings gibt es eine große Gruppe von Klient*innen, die nicht oder nur selten masturbieren. Dann kann die Beobachtungsübung während der Partnersexualität vorgeschlagen werden.

Auch dabei gilt es, die Vor- und Nachteile gegeneinander abzuwiegen. Selbstbeobachtung während der Paarsexualität führt oft zu Wahrnehmungen, mit denen die Klient*innen sich selbst überraschen. Zum Beispiel sagen sie: »Das ist mir noch nie aufgefallen, dass ich meinen Po so arg anspanne.« Oder: »Ich habe tatsächlich immer die Augen zu bei einem Orgasmus.« Daraus entwickeln sich Variationen oft von selbst. Den meisten Klient*innen macht es Spaß, mit ihrer Lustfunktion zu spielen (im Sinne der Piaget'schen Funktionslust).

Es können aber auch negativ erlebte Wahrnehmungen auftauchen. Das ist das Phänomen des Tausendfüßlers, der, gefragt, wie er mit so vielen Beinen geht, darauf achtet und dann stolpert: »Das hat mich total rausgebracht, drauf zu achten, wie ich atme. Da hatte ich gleich keine Lust mehr.« Viele Klient*innen sind es gewohnt, ihre Erregung entlang eines relativ festgelegten Rituals zu gestalten. Jede Veränderung im Ablauf oder auch in der Aufmerksamkeitszentrierung kann dann zur Störung werden und der Lustfaden reißt ab, d. h. die Erregung geht verloren. Das ist zwar eine wichtige Erkenntnis, die sich nutzen lässt, sie wird aber unangenehm erlebt. Hier geht es um therapeutisches Geschick, was für genau diese Person zumutbar ist – und was nicht.

Das Grundprinzip dieser Gruppe an Interventionen ist ein embodimentales Lernen. Das meint, ein Verständnis dafür zu entwickeln, dass und wie körperliche Handlungen, Gefühle und Gedanken in ständiger Wechselwirkung stehen. Die Didaktik dabei ist:

- erkundende Selbstbeobachtung, beschreiben (Symbolisieren) des Erlebten,
- variieren und Unterschiede erzeugen, die einen bedeutungsvollen Unterschied machen,
- Variationen zum Gestalten und zur Steuerung nutzen und
- das wieder in den Hintergrund treten lassen.

Arbeit mit der Verbindung zum sexuellen Körper

Das therapeutische Ziel einer besseren Steuerungsfähigkeit der sexuellen Erregung wird durch die Arbeit an und mit der Verbindung zum sexuellen Körper (▸ auch Kap. 5.5.2: »Das Gefühl der Geschlechtszugehörigkeit«) umgesetzt. Weil die sensomotorische Verbindung mit der eigenen Geschlechtlichkeit eine ganz besondere Rolle im sexuellen Selbsterleben spielt, gibt es viele Interventionen, die sich darauf beziehen. Das Grundprinzip des »vom Automatismus zur bewussten Nutzung« bleibt das Gleiche und wird übertragen auf den Kontext des sexuellen Selbsterlebens.

Die erotische Besetzung der eigenen Geschlechtsorgane, oder in der Embodiment-Sprache: die Verkörperung des Erregungs- und Lustpotenzials (in der Sexocorporel-Sprache das Bewohnen des sexuellen Körpers), verläuft wie folgt:

- Das Organ wird als zum eigenen Körper zugehörig erlebt (Meinhaftigkeit): Das ist meine Vulva, mein Penis, mein Intergenital, mein Penoid, meine Neovagina.
- Das Organ leitet seine Stimulationen weiter und diese werden wahrgenommen: Ich spüre etwas (Druck, Reibung, Wärme etc.).
- Die Wahrnehmungen werden als sexuelle Erregung erkannt und benannt: Ich bin sexuell erregt.
- Verschiedene Bewegungen/Handlungen mit dem Organ führen zu verschiedenen Wahrnehmungen/Erlebnissen: Ich kann meine sexuelle Erregung steuern.
- Die Wahrnehmungen (sexuelle Erregung) und Handlungen (sexuelle Aktion) können symbolisiert werden in Sprache, Bildern, Fantasien: Ich kann verbal und nonverbal kommunizieren.
- Die Wahrnehmung-Handlung kann in der Zukunft vorgestellt werden: Ich will/ich begehre.

Das bezieht sich erst einmal auf die primären Geschlechtsorgane, erweitert sich aber um alle erogenen Zonen, die den Klient*innen zur Verfügung stehen (bzw. entdeckt werden).

Die Arbeit mit der Verbindung zum sexuellen Körper fokussiert auf die Steuerung der sexuellen Erregung. Auch hier wird unterschieden in körperliche Erregung und emotional-kognitives Erleben dabei. Dargestellt und besprochen wird das in den Sitzungen, indem mit den Klient*innen Erregungskurven erstellt werden (▸ Abb. 6-2, Kap. 5.5.1)

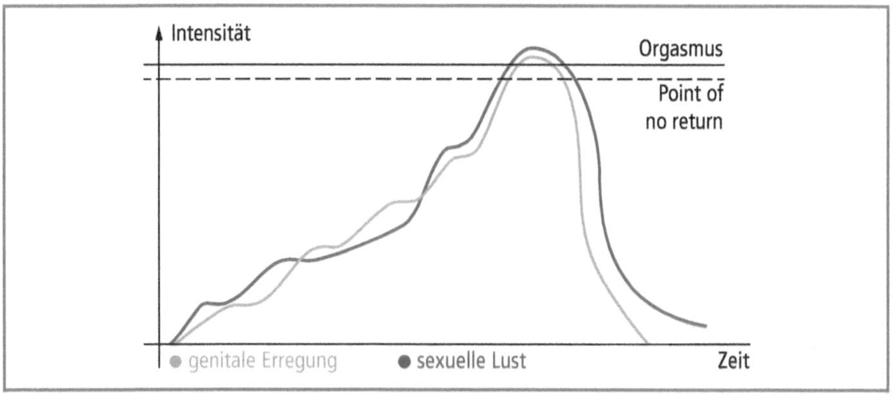

Abb. 6-2 Beispiel einer Erregungskurve einer Klientin.

Die x-Achse beschreibt den zeitlichen Verlauf, die y-Achse einerseits die Intensität der physiologischen Erregung und andererseits das emotional-kognitive Erleben. Die Kurve der physiologischen Erregung beginnt mit dem Auslösen des Erregungsreflexes und endet, wenn die Erregung wieder den Ausgangszustand erreicht hat.

So lässt sich am Beispiel einer sexuellen Handlung (z. B. die letzte Selbstbefriedigung, die letzte sexuelle Begegnung, das Lieblingsritual, die Standard-Katastrophe) gemeinsam mit der Person das sexuelle Geschehen genau betrachten. Leitfrage im Suchprozess ist immer das *Wie* und die Suchrichtung ist: Wie genau gestaltet dieser Mensch seine sexuelle Erregung? Zur Beschreibung der Erregungssteuerung dient das Konzept der sexuellen Erregungsmodi (► Kap. 5.5.1), mit denen sich die sexuelle Handlung bezüglich ihrer sensomotorischen Qualitäten untersuchen lässt. Die Beschreibung mithilfe der Erregungsmodi ist um einiges genauer als die reine Schilderung der Praktik. Beispiel Missionarsstellung (Mann oben, Frau unten): Das Schlagwort Missionarsstellung sagt nichts darüber aus, wie die Beteiligten ihre Körper nutzen, wie die Körperspannung ist, das Tempo und die Qualität der Bewegung, wie geatmet wird, wie die Interaktion erlebt wird. Diese Informationen zu erfragen macht natürlich nur Sinn, wenn diese Informationen eine Bedeutung im therapeutischen Prozess bekommen können und genutzt werden.

► Tabelle 6-2 zeigt Interventionen zur Arbeit am Gefühl der Verbindung mit dem sexuellen Körper auf den verschiedenen Ebenen des Erotisierungsprozesses.

Tab. 6-2 Übungen zur Arbeit am sexuellen Körper

Stufen des Erotisierungsprozess	Explorierende Interventionen	Variierende Interventionen
1. Meinhaftigkeit	aufmerksame Selbstberührung	Spiel mit Berührungsqualitäten
2. Empfindsamkeit	aufmerksame Selbstberührung	Spiel mit Berührungsqualitäten
3. Sexuelle Erregung	Erregungsmodi beobachten	Variationen mit allen Modi
4. Steuerungsfähigkeit		Variationen mit allen Modi
5. Symbolisierung		Sprache, Bilder, Fantasien, Medien
6. Begehren		Sprache, Bilder, Fantasien, Medien

Auf den Stufen 1 bis 3 finden sich Interventionen, wie sie im vorigen Abschnitt über das embodimentale Körperlernen beschrieben wurden, diesmal mit dem Fokus auf Geschlechtsorganen und sexueller Erregung. Übungsexperimente sind z. B. folgende:

- Auf der Stufe der Meinhaftigkeit: Das Geschlechtsorgan bei der Hygiene länger berühren, hinschauen, visuell erfassen und die Aufmerksamkeit darauf richten. Interozeptiv Hinschauen, sozusagen »innen-herum«, also erspüren (z. B. nicht die Hand an der Vulva, sondern die Vulva an der Hand spüren).
- Auf der Stufe der Empfindsamkeit: Welche Wahrnehmungen werden wo am Genital gemacht?
- Auf der Stufe der Erregungsfähigkeit: Welche Berührungen wirken wie erregend?

Die Strategie auf diesen Ebenen ist ein Sich-Befassen, im wahrsten Sinne des Wortes: sich anfassen. Zuerst rein erkundend, mit der Neugier des Entdeckenden, und danach mit Variationen, mit der Spielfreude eines Kindes. Ist sexuelle Erregung mehr oder weniger lustvoll möglich, wird es erotischer und die Steuerung der sexuellen Erregung tritt in den Vordergrund. Erst ab dieser Ebene kommt das Konzept der Erregungsmodi zum Tragen.

Für die Arbeit mit den Erregungsmodi gibt es verschiedene Möglichkeiten, die den Vorlieben der Therapeut*innen entsprechen. Manche ziehen es vor, die Übungen von einem Stuhl aus anzuleiten und die Klient*innen rein sprachlich durch die Übungen zu führen. Andere arbeiten durch Vormachen und Zeigen, sodass die Patient*innen imitieren können. Die meisten werden ihre Arbeit (hoffentlich) den Erfordernissen des therapeutischen Prozesses anpassen und beide Möglichkeiten flexibel handhaben.

Alle diese Übungen finden immer bekleidet und ohne direkten Körperkontakt statt. Es wird ebenfalls keine sexuelle Erregung durch die Übungen intentional induziert. Es kann natürlich passieren, dass ein Mensch durch bestimmte Körperübungen plötzlich sexuelle Erregung wahrnimmt. Das darf sein! Das passiert, wenn mit dem Körper gearbeitet wird. Klient*innen brechen auch in Tränen aus, in herzhaftes Lachen oder sie igeln sich schweigend ein. Warum darf ausgerechnet sexuelle Erregung im Therapieraum nicht auftreten? Und nicht einmal in einer Sexualtherapie?

Ein beispielhafter Umgang damit könnte so aussehen:

Herr L. (29): »Wow, da spüre ich was.« Er schmunzelt etwas verlegen dabei. Es ist die vierte Sitzung, der Klient kennt Körperarbeit am Boden, mit dem Therapeuten, beobachtend auf einer Matte neben ihm.

Th.: »Und was genau spüren sie da? «

Herr L.: »Naja, mein Penis regt sich, und wenn ich das weitermache, bekomme ich einen Ständer.«

Th.: »Okay. Wunderbar! Sie merken, wenn Sie sich so bewegen, mit dieser Spannung und dieser Atmung, wirkt sich das positiv auf ihre Erektion aus.«

Je nach verbleibender Zeit, sind folgende Verläufe vorstellbar:

- Th.: »Dann nehmen Sie diese Erfahrung mit nach Hause und experimentieren Sie etwas damit herum.«
- Th.: »Gut, Sie haben gerade gespürt, was Sie tun können, damit ihre Erregung zunimmt. Was könnten Sie denn tun, damit Ihre Erregung wieder abnimmt?« Das spielt nicht auf die Möglichkeit eines Orgasmus an, sondern auf die Fähigkeit, Erregung in beide Richtungen zu steuern. Gerade für Männer mit einer Erektionsstörung ist das ein wichtiges Element, weil sie jede Verringerung ihrer Erektion als Katastrophe erleben.

Die Übungen, die im Therapieraum entwickelt werden, sollen die Klient*innen zu Hause bei der Selbstbefriedigung anwenden und ihre Wirkungen beobachten. Die konkrete Übung ergibt sich aus dem Verlauf in der Sitzung, der Erfahrung, dem Repertoire und der Kreativität der Therapierenden.

Herr C.

Herr C. (42) ist wegen Erektionsstörungen in der Praxis. Der Therapeut sagt: »Ihr bevorzugtes Muster bei der Selbstbefriedigung ist also mit viel Druck und in hohem Tempo ihren Penis mit ihrer ganzen Hand zu reiben. Was passiert und wie fühlt es sich an, wenn Sie z. B. langsamer machen, die andere Hand benutzen, etwas Öl dazu nehmen, ihr Becken bewegen, statt ihre Hand. Ich warne Sie aber vor: Wenn Sie ihr gewohntes Muster verlassen, kann das irritierend sein und ihr Organismus gibt Ihnen ein Signal wie: Hey, was machen wir da? Das ist interessant, aber nicht sexuell erregend. Sollte Ihre Erektion abnehmen, kehren Sie zurück zu Ihrer Lieblingsmethode und experimentieren weiter.«

Auf den ersten Blick wirkt es paradox, einem Mann mit Erektionsstörungen eine Übung vorzuschlagen, bei der er seine Erektion verlieren könnte. In der Praxis erweist sich aber gerade die Erfahrung, dass der Penis an- und abschwillt, und eben nicht mehr »einfach so«, sondern handelnd herbeigeführt, als sehr erhellend und wirkungsvoll. Die Männer erleben ganz unmittelbar, dass ihre Erektion tatsächlich mit der bestehenden körperlich erlebten Erregung zusammenhängt und dass sie diese gestalten können.

Zahlreiche andere Übungsmöglichkeiten für Männer finden sich in Sztenc (2018). Viele davon lassen sich auf andere Geschlechter übertragen.

Frau H.

Frau H. (36) ist wegen Dyspareunie in Therapie. Die Therapeutin sagt: »Experimentieren Sie doch mal mit genau dieser Bewegung, die Sie gerade gemacht haben, während der Selbstbefriedigung. Sie könnten z. B. einmal ausprobieren, wie es sich anfühlt, wenn Sie nicht Ihre Hand an Ihrer Vulva bewegen, sondern Ihre Vulva an der Hand. Macht das einen Unterschied? Und wenn ja, welchen? Und wenn nicht das, dann versuchen Sie etwas anderes, z. B.: Was passiert, wenn Sie Ihre Vulva streicheln und dabei das Becken bewegen?«

Ziel und Absicht der Arbeit mit dem Körper ist eine Verbesserung des Gefühls der Verbindung zum sexuellen Körper. Dieses hat eine sensomotorische Basis, die sich durch Handlung-Wahrnehmung stabilisieren lässt. Stabilität heißt in diesem Sinne die subjektiv erlebte Gewissheit:

- Das ist mein Körper, das sind meine Geschlechtsorgane.
- Ich mache mit meinem Körper und meinen Geschlechtsorganen Wahrnehmungen.
- Diesen Wahrnehmungen gebe ich die Bedeutung sexueller Erregung. Ich bin ein sexuelles Wesen!
- Ich kann meine sexuelle Erregung steuern in Richtung mehr und weniger.
- Ich kann diesen organismischen Zustand symbolisieren, ihn in Sprache, Bilder und Fantasien zum Ausdruck bringen.
- Ich kann mir diesen Zustand in der Zukunft vorstellen.

Das ist eine Haltung, die in ▸ Kapitel 5.5.2 (»Das Gefühl der Geschlechtszugehörigkeit«) über sexuelle Selbstsicherheit als sexueller Narzissmus bezeichnet wird. Ein nächster Schritt kann darin bestehen, mit dieser Verbindung zum sexuellen Körper in sexuelle Interaktionen zu gehen und sich damit zu zeigen (sexueller Exhibitionismus).

Die therapeutische Kunst besteht darin, die Klient*innen zum Explorieren und Üben zu Hause zu »verführen«. Wie jedes therapeutische System steht und fällt der Nutzen der Kooperation mit der Compliance. Wichtig im therapeutischen Prozess ist, dass nicht der Eindruck eines Personal-Trainings entsteht, das möglicherweise deshalb nichts bringt, weil der Mensch nicht genügend geübt hat. Dafür ist die therapeutische Grundhaltung der Therapierenden wichtig, die davon ausgeht, die Klient*innen etwas entdecken zu lassen, und nicht ihnen beizubringen, wie es geht. Diesen Prozess zu steuern liegt in der Verantwortung der Therapierenden, nicht der Therapieerfolg. Wenn Klienten zu Hause nicht ins »Arbeiten« kommen, liegt es meistens daran,

- dass die Übungen nicht verstanden wurden, sei es ihre Durchführung oder ihre Absicht;
- dass die Übungen nicht passen und keinen Anschluss an die Logik des Systems der Klient*innen bieten;
- dass die Methode nicht passt, sei es zum Problem oder zu den Menschen;
- dass die Therapeut*in-Klient*in-Beziehung nicht passt.

Arbeit an der Fähigkeit der emotionalen Selbstregulation

Neben der Steuerung der sexuellen Erregung spielt natürlich die Regulierung des emotionalen Zustandes während einer sexuellen Interaktion eine wichtige Rolle. Die Interventionen, die sich auf die emotionale Selbstregulation beziehen, verlaufen im Grunde nach demselben Muster des embodimentalen Lernens, wie die Steuerung der genitalen Erregung: Über Bewusstmachung dessen, was geschieht, werden verschiedene Möglichkeiten der Einflussnahme erkundet und dann zur Steuerung genutzt.

Bewusstmachung durch Beobachtungsexperimente. Auch hier beginnt die praktische Arbeit im Erlebenlassen des *Wie*: »Wie geraten Sie in Wut (Ärger, Trauer, Eifersucht, Freude, …)? Woran merken Sie, dass Sie wütend (ärgerlich, traurig, eifersüchtig, froh, …) sind? Was passiert in Ihrem Körper, welche Wahrnehmungen machen Sie da? Welche Gefühle können Sie benennen? Und welche Gedanken kommen Ihnen in den Sinn?« Die Unterscheidung in körperliche Anzeichen, Gefühle und Gedanken hilft den Klient*innen bei der genauen Selbstbeobachtung. Zu Beginn eines therapeutischen Prozesses ist es oft hilfreich, Beobachtungsexperimente in Alltagssituationen zu machen und Beispiele zu finden, in denen das Erleben relativ eindeutig zu benennen ist. Beispiele: »Wenn Sie Auto fahren und Sie sich über den Menschen vor Ihnen ärgern, weil der an der grünen Ampel nicht losfährt: Was passiert dann körperlich, emotional, gedanklich?« »Wenn Sie im Fernsehen etwas emotional Berührendes schauen: Wie sitzen Sie, was passiert in ihrem Körper, welche Gefühle und Gedanken kommen Ihnen?«

Spielerische Variationen mit den körperlichen Anzeichen. Es gilt, für die Klient*innen relevante Alltagsbeispiele zu finden und sie zu motivieren, auf ihren erlebten Zusammenhang zwischen körperlichen Anzeichen, Gefühlen und Gedanken zu achten. Ist das Prinzip klar, kann es auf die therapierelevanten Situationen übertragen werden. Dieses Prinzip ist alles andere als neu. Es kommt in vielen Verfahren vor (z. B. Rational-Emotive Therapie, Konzentrative Bewegungstherapie). Das Besondere an der embodimentorientierten Variante ist, dass die körperlichen Anzeichen zur Steuerung benutzt werden. An dieser Stelle sei auf die zahlreichen anderen embodimentorientierten Systeme verwiesen, die das Thema der Emotionsregulation aufgreifen, wie z. B. das Züricher Ressourcen-Modell (Storch & Krause, 2007, ▸ Kap. 3.3.4.) oder die Emotionale Aktivierungstherapie (Hauke & Dall'Occhio, 2015, ▸ Kap. 3.3.4.). Das Besondere für die hier vorgestellte sexualtherapeutische Arbeit ist der Einbezug des Alba Emoting™, das eben auch Übungen für die Basisemotionen der zärtlichen und erotischen Liebe anbietet. In ▸ Kapitel 5.5.1 wurden die Parallelen zwischen den Erregungsmodi und den Effektorpatterns der Basisemotionen Wut, Angst, zärtliche und erotische Liebe dargestellt. ▸ Tabelle 6-3 gibt noch einmal einen Überblick.

Tab. 6-3 Vergleich Basisemotionen und Erregungsmodi

Basisemotion	Erregungsmodus
Wut	Druckmodus und die aktiven, kraftvollen Varianten der Bewegungsmodi
Zärtliche Liebe	Ondulierender Modus und die sanften Varianten des wellenförmigen Modus
Angst	Spannungsmodi (Druck- und Reibemodus)
Erotische Liebe	Bewegungsmodi (ondulierender und wellenförmiger Modus)

Beim Vergleich zwischen Basisemotionen und Erregungsmodi geht es um naheliegende Erlebnisqualitäten und nicht um starre Erlebenszuordnungen. Prinzipiell lässt sich sexuelle Erregung in jedem Erregungsmodus mit jeder Emotion kombinieren.

Aus den Prinzipien der Effektorpatterns und den Erregungsmodi lassen sich zahlreiche Enactments gestalten. Beispiele:

- Gefühlsreise: Der*die Therapeut*in leitet die Effektorpatterns der verschieden Emotionalitäten an. Der*die Klient*in folgt den Anweisungen, variiert körperliche Qualitäten (z. B. Atmung, Mimik, Muskeltonus, Haltung) und beobachtet ihr*sein Erleben.
- Das Effektorpattern Wut/Ärger wird psychoedukativ, quasi als Handwerkszeug, direkt vermittelt. Während des Erarbeitens der Grundform zeigt sich schon, welche emotionalen Qualitäten noch auftauchen, sehr häufig sind z. B. Angst oder Scham. Der Prozess bleibt auf der Ebene des Körperlichen und der*die Therapeut*in beobachtet gemeinsam mit der*dem Klient*in den emotionalen Prozess.
- Im Gruppensetting: A und B stehen sich gegenüber. B geht langsam auf A zu

und A gibt ein Stoppsignal mit der Hand, wenn die persönliche Grenze erreicht ist und der Abstand zu klein wird. B variiert mit verschiedenen emotionalen Qualitäten und A beobachtet die eigenen Reaktionen und die Gestaltung des Abstands. A variiert ebenfalls mit Verkörperungen bestimmter Gefühle, B kommt auf A zu, und A beobachtet sich, wann das Stoppsignal kommt.

Das Prinzip der Enactments mit emotionalen Qualitäten und Effektorpatterns ist im Grunde immer gleich: Welche Veränderungen auf körperlicher Ebene gehen mit welchen kognitiv-emotionalen Veränderungen einher und umgekehrt? Prinzipiell gibt es zwei Richtungen der Arbeit:

- Bottom-up: Dabei wird von der körperlichen Handlung ausgegangen und erforschend untersucht, welche Auswirkungen auf der Ebene der Wahrnehmungen resultieren.
- Top-down: Hier werden emotional-kognitive Zustände beschrieben und deren Resonanz auf den Körper beobachtet oder es werden Zustände eingebracht und diese verkörpert.

Für die Therapie ist eine spielerische Grundhaltung wichtig: Es kann nichts falsch gemacht werden, es ist, wie es ist, und es passiert, was nun mal passiert. Es ist ein Ausprobieren, Entdecken und Erkunden. Die Therapierenden sollten allerdings darauf gefasst sein – und damit umgehen können, wenn es geschieht –, dass aus der spielerischen Körperarbeit mit Emotionen sehr schnell ernst werden kann. Wenn ein körperliches Muster »trifft«, eine Person eine Emotion nicht nur macht, sondern sie verkörpert, kann es vorkommen, dass die Emotion augenblicklich hohe Intensität erreicht. Therapierende sollten in der Lage sein, mit dieser hohen Intensität umgehen zu können und die Person wieder in ihr »windows of tolerance« (Porges, 2010), in eine arbeitsfähige Gestimmtheit zurückzubringen. Die Erfahrung der Steuerungsfähigkeit auch hoher emotionaler Intensitäten ist ein wichtiger Wirkfaktor.

Die Arbeit mit der doppelten Schaukel

Die Arbeit mit der sogenannten doppelten Schaukel hat dem Sexocorporel den Ruf der Sexgymnastik eingebracht. Sie ist ein wichtiges Arbeitsmittel, aber eben auch nur innerhalb eines bestimmten Kontextes.

Auf körperlicher Ebene ist die doppelte Schaukel das verbindende Element zwischen der Erregungssteuerung und der Emotionsregulation. Sie dient der Erweiterung der Erregungsmodi und der emotionalen Ausdrucksfähigkeit. Um es (erneut) deutlich zu machen: Es geht *nicht* darum, auf eine bestimmte Art und Weise Sex zu machen, synchron zur Beckenschaukel zu atmen oder stets im wellenförmigen Modus zu kopulieren! Die doppelte Schaukel macht das Zusammenwirken von Körper, Gedanken und Emotionen erlebbar:

- Auf körperlicher Ebene geht es darum, eine Beweglichkeit und Durchlässigkeit im Körper herzustellen. Damit ist gemeint, dass die muskuläre Körperspannung, das Tempo von Bewegungen, das Ausmaß an Bewegungen dyna-

misch ist, also variabel ist zwischen den Polen hohe/niedrige Spannung, langsame/schnelle Tempi und Rhythmen sowie große/kleine Bewegungen.
- Auf kognitiver Ebene ist das Ziel, den Klient*innen erlebbar zu machen, *dass* und vor allem *wie* sie über Veränderungen ihres Tuns Veränderungen im Erleben bewirken können.
- Emotional lässt sich über die Qualität einer doppelten Schaukel die Intensität der emotionalen und sexuellen Erregung steuern.

Die doppelte Schaukel hat die Bedeutung und Funktion einer Basisübung, einer Grundtechnik, wie es z.B. Musiker*innen und Sportler*innen gewohnt sind. Gewisse Fertigkeiten werden verfeinert und wiederholt praktiziert, um sie dann geschehen lassen zu können, wenn die Situation es erfordert.

Zusammenfassung

Alle körperbezogenen Interventionen dienen letzten Endes der Fähigkeit, die eigenen organismischen Zustände wahrzunehmen und zu regulieren. Das betrifft die Steuerungskompetenzen auf emotionaler Ebene und auf der Ebene der sexuellen Erregung. Ziel ist eine größere Durchlässigkeit und Schwingungsfähigkeit, auf körperlicher und emotiv-kognitiver Ebene.

6.3.2 Der Körper in seiner Umwelt

Die Ebene der strukturellen Koppelung zwischen Mensch und Umwelt wird praktisch umgesetzt über die Arbeit an dem Gefühl der Geschlechtszugehörigkeit und dem Begehren.

Arbeit an und mit dem Gefühl der Geschlechtszugehörigkeit

Eines der wesentlichen Steuerungselemente im Sexocorporel ist die Arbeit mit dem Gefühl der Geschlechtszugehörigkeit. Dieses Konzept dient der Beschreibung der subjektiv erlebten Verbindung mit dem biologischen und dem sozialen Geschlecht sowie der Struktur des Begehrens.

Der Mensch ist mit seinem biologischen Geschlecht in seiner Umwelt. Im Kontakt mit ihr entwickelt er eine soziale Geschlechtlichkeit und findet mehr oder weniger geeignete Möglichkeiten, seine genital-emotionalen Bedürfnisse zu situieren. Diese Ebene zu beschreiben und mit ihr im Therapieraum zu thematisieren, geschieht über das Konzept des Gefühls der Geschlechtszugehörigkeit. Das Gefühl der Geschlechtszugehörigkeit besteht aus den Komponenten
- Gefühl der Verbindung mit dem sexuellen Körper (GsK),
- Gefühl der Zugehörigkeit zur Gendergruppe (GGg) und
- sexuelle Selbstsicherheit.

Die Arbeit mit dem Gefühl der Verbindung zum sexuellen Körper wurde in ► Kapitel 5.5.2 (»Das Gefühl der Geschlechtszugehörigkeit«) dargestellt. Hier folgen Möglichkeiten für die Arbeit an und mit dem Gefühl der Zugehörigkeit zur Gendergruppe und der sexuellen Selbstsicherheit. Ein Gefühl der Zugehörigkeit zur Gendergruppe entsteht, wenn ein Mensch die subjektive Gewissheit erlebt, einer (oder mehreren) Geschlechtsgruppen anzugehören und die entsprechende Gendergruppe die angestrebte Zugehörigkeit bestätigt. Daraus ergeben sich folgende Richtungen eines Therapieprozesses:

- Die Idee des Bedürfnisses nach Zugehörigkeit selbst kann Thema sein. Ist das Konzept der Eindeutigkeit für diesen Menschen in dessen Umwelt sinnvoll?
- Welche Gendergruppe wird weshalb angestrebt und welche Themen ergeben sich dadurch?
- Wie kann Zugehörigkeit zu dieser Gendergruppe hergestellt werden (doing-gender)?
- Wie ist der Umgang mit Rückmeldungen aus der angestrebten Gendergruppe?

Vereinfacht gesagt sind das Fragen wie:

- Welche Regeln bestimmen diese Gendergruppe?
- Wie weit will ich mich anpassen, um dazuzugehören?
- Wie weit kann ich die Gendergruppe mir anpassen?
- Wie gehe ich mit Reaktionen aus dieser Geschlechtergruppe um?

Das sind Themen, wie sie in genderbewussten Therapie- und Beratungsprozessen geläufig sind. Die Besonderheit eines embodimentorientierten Zugangs besteht darin, dass jedes emotional-kognitive Erleben, also alle Gedanken und Gefühle, immer in Bezug zur körperlichen Ebene gebracht werden.

Wichtigste Grundhaltung für diesen Teil der Arbeit ist eine spielerische Einstellung zu Geschlechterstereotypen jeder Art. Um entscheiden zu können, an welche Stereotypen man sich anpassen und von welchen man sich distanzieren will, braucht es eine Bewusstheit über Stereotypen. Eine weitere Grundhaltung besteht darin, vom Erleben der Klient*innen auszugehen und ihnen nicht neue Bilder von Geschlechtlichkeit aufzuoktroyieren (mit dem Mut zu Ausnahmen, z. B. wenn eine Transfrau völlig überzogen gekleidet und geschminkt zur Arbeit gehen will).

Bei den Enactments zu Geschlechterstereotypen geht es um typisches Ausdrucksverhalten und dessen Rückwirkung auf das innere Erleben. Konkret sind das die Nutzung des Raumes und der Stimme, das Spiel mit Haltung und Gestik, verschiedene Möglichkeiten des Gehens und Stehens. Hier gibt es zahlreiche Überschneidungen zu den Übungen der emotionalen Selbststeuerung, die sich wunderbar nutzen lassen.

Herr W.

Herr W. (34) möchte gern »männlicher wirken«, womit er nicht nur ein selbstbewussteres Auftreten, sondern auch »tatsächlich mehr selbst erlebtes Selbstbewusstsein« assoziiert. Es werden zunächst in der Übersteigerung verschiedene Klischees durchgespielt und »anprobiert«: der selbstherrliche Macho, der flegelhafte Teenie, der hochnäsige Professor, der König. Aus all diesen Verkörperungen sucht sich Herr W. die Elemente aus, die sich für ihn stimmig anfühlen: Er richtet sich auf, was bei 1,94 m Körpergröße schon mal deutliche Wirkung hat. Er nimmt Spannung aus der Mimik, weil es sich für ihn lässig anfühlt. Er bringt mehr Tonus in seine Rumpfmuskulatur, zum einen, um die Aufrichtung zu halten, zum anderen, um diese Kraft wahrzunehmen. Mit diesen Elementen soll er in seinem Alltag (Arbeit, Beziehung, Freizeit) experimentieren und Erfahrungen sammeln.

Körperarbeit zum Thema sexuelle Selbstsicherheit

Sexuelle Selbstsicherheit wird im Sexocorporel konzeptioniert durch einerseits ein sexuelles Selbstwertgefühl (sexueller Narzissmus) und andererseits eine »Lust auf sexuelle Begegnungen« (sexueller Exhibitionismus, ▸ Kap. 5.5.2 »Das Gefühl der Geschlechtszugehörigkeit«). Sexuelle Selbstsicherheit bezieht sich auf intraindividuelle Fähigkeiten, also die eigenen Steuerungsfähigkeiten. Die Grundlage einer subjektiv empfundenen Gewissheit, sexuell wertvoll, begehrenswert und begehrend zu sein, basiert auf dem Gefühl der Verbindung mit dem sexuellen Körper, wie es im ▸ Kapitel 5.5.2 dargestellt wird. Prinzipiell lassen sich also alle Übungen zur Arbeit am Gefühl der Verbindung mit dem sexuellen Körper auch zur Arbeit an der sexuellen Selbstsicherheit nutzen.

Zur embodimental verkörperten sexuellen Selbstsicherheit gehört zusätzlich die Fähigkeit, mit der eigenen sexuellen Erregung lustvoll an einer Interaktion zu partizipieren. Daran lässt sich im Therapieraum auch ohne sexuelle Erregung arbeiten.

Herr L.

Herr L. (45) nimmt folgenden Vorschlag eines Enactments an: »Stellen Sie sich doch mal vor den Spiegel und sagen zu sich: ›Ich bin begehrenswert.‹ Und nehmen Sie wahr, wie es sich anfühlt: Was passiert in Ihrem Körper, welche Gefühle entstehen, welche Gedanken kommen?«

Nach einem Experimentieren mit Haltung, Gestik, Mimik und Selbstregulation kommt er dahin, dass er es sich (Zitat: »Vorerst mal!«) glaubt und, im wahrsten Sinne des Wortes, dazu steht. Ein nächster Schritt kann sein: »Wollen Sie mal ausprobieren, das zu mir zu sagen?«

Andere Beispiele, solche mit sexueller Erregung, könnten sein, Zuhause vor dem Spiegel zu masturbieren, vor Fotos von Partner*innen, restriktiven Elternteilen, biografisch relevanten Personen. Bei der Arbeit mit Fotos geht es nicht darum, sich an den Fotos zu erregen, sondern die eigene (genital und emotional-kognitive) Befindlichkeit zu erkunden, während andere neuronale Netzwerke zusätzlich aktiviert werden. Auch hier gibt es wieder die prinzipiellen Arbeitsrichtungen von

- Bottom-up: die Auswirkungen von Verkörperungen auf die Wahrnehmung;
- Top-down: die Verkörperung von Eigenschaften oder die Überprüfung persönlicher Glaubenssätze durch Verkörperungen.

Körperarbeit zum Thema Attraktionskodes

Hier geht es um die Frage, was sexuell anziehend ist und erregend wirkt, was sich, im Sinne des dualen Kontrollmodells (Bancroft & Janssen, 2000) erweitern lässt um die Aspekte, die sexuell aversiv sind und Erregung hemmen oder verringern. Hierzu gibt es gute Vorschläge von z. B. Nagoski (2015).

Die Besonderheit eines embodimentorientierten Vorgehens besteht in der Haltung, dass Attraktionskodes der Person auf Attraktoren in der Umwelt treffen. Damit lässt sich das Motto des »Schönheit liegt im Auge des Betrachtenden« übertragen auf Sexualität, d. h. es geht um die Entwicklung eines *begehrenden Blicks.*

Herr T.

Herr T. (54) ist in Einzelsetting in Therapie. Er beklagt sich über seine Partnerin, die, seitdem sie in Frührente ist, »nur noch in Gartenklamotten oder Jogginghose rumrennt«. Seine Beobachtungsaufgabe in der Therapie besteht darin, heimlich, also ohne dass seine Frau es merkt, sie solange zu beobachten, bis er sie in Situationen ertappt, in denen sie für ihn sexuell erregend sein kann. Er kommt schmunzelnd zur nächsten Sitzung und berichtet von Beispielen.

Bei der Arbeit mit Attraktionskodes geht es sozusagen um die praktische Anwendung von emotionaler und sexueller Erregungssteuerung und ihre Übertragung auf gewünschte »Objekte«. Zum Beispiel: Der Therapeut macht den folgenden Vorschlag: »Lassen Sie uns mal einen Schluck Wasser trinken.« Dieser simple Vorgang wird variiert: »Schließen Sie die Augen und riechen Sie mal das Wasser! Hören Sie, wie es prickelt? Spüren Sie das Glas in Ihren Fingern? Jetzt öffnen Sie Ihre Lippen und atmen Sie durch den Mund, bewegen Sie ihren Körper dabei. Wie fühlt sich das Trinken jetzt an?« Der Vorgang des simplen Wasser-Trinkens wird spielerisch erotisiert, um zu verdeutlichen, dass Anziehung nicht einfach nur da ist oder nicht, sondern sich etwas dafür tun lässt. Eine andere Möglichkeit wäre ein imaginiertes Eis zu schlecken oder mit den Händen schmatzend Spaghetti zu schlingen (oder auch ganz vornehm).

Es geht nicht darum, Anziehungskodes »umzudressieren«, sondern darum, eine Bewusstheit für die Selbstverantwortung der eigenen Begehrlichkeit zu entwickeln und davon ausgehend selbstverantwortlich zu handeln. Viele unserer Klient*innen sehen ihre Partner*innen als verantwortlich und zuständig für die eigene Lust, oft in Verbindung mit der Überzeugung, dass ihre eigenen Anziehungskodes einer natürlichen Gegebenheit entspringen: »Du könntest dir ja mal was Schönes anziehen«, »Ich steh halt auf Dessous, Männer sind so«, »Jetzt nimm mich doch mal« – übersetzt heißt jeder Satz: Mache du mir meine Lust! Dieser begehrliche Blick ist eben kein Naturereignis, sondern basiert auf den biografischen sensomotorischen Lernerfahrungen des Menschen mit seiner Umwelt. Insofern ist er auch erweiterbar und gestaltbar.

Auf körperlicher Ebene sind Anziehungskodes immer auch Ausdruck der Verbindung zum sexuellen Körper und des Erregungsmodus.

Frau D.
Frau D. (34) ist irritiert durch ihre Vergewaltigungsfantasien. Die Vorstellung, von zwei Männern gefesselt und hart penetriert zu werden, setzt sie in starke sexuelle Erregung. Ihr Erregungsmodus entspricht dieser Art der sexuellen Stimulation: Sie braucht viel Druck und schnelle Reibung, um in Erregung zu kommen und die Erregung steigern zu können. Das können z. B. Praktiken sein, bei denen es um kraftvolle Penetration geht. Sie stammt aus einem liberalen Elternhaus mit stabilen Bindungsfiguren und hatte eine Kindheit ohne traumatisierende Ereignisse. Sie hält sich für eine emanzipierte Frau, die eigenverantwortlich ihr Leben gestaltet. Wieso, fragt sie sich, hat sie solche Fantasien? Eine mögliche Erklärung ist eben ihr Erregungsmodus. Damit öffnen sich ihr verschiedene Möglichkeiten:

- Diese Erklärung normalisiert und entpathologisiert ihre ich-dystone Fantasie.
- Damit gelingt es ihr möglicherweise, diese Fantasie als Ressource zu nutzen und nicht mehr als Bedrohung zu sehen.
- Sie kann ihren Erregungsmodus erweitern und auch andere Arten der sexuellen Stimulation genießen lernen.

Hätte Frau D. in ihrer Kindheit tatsächlich einen sexuellen Übergriff erlebt, wäre die Wahrscheinlichkeit groß, dass ihre Fantasie vor dem Hintergrund der Gewalterfahrung gedeutet wird und sie auch nach Jahren der Traumatherapie immer noch mit dieser Fantasie kämpft. Damit soll die traumatisierende Wirkung eines Übergriffes in keiner Weise bagatellisiert werden, sondern ergänzt werden um eine Perspektive, die der Person weitere Denk-, Fühl- und Handlungsmuster anbietet.

6.3.3 Der Körper in der sexuellen Begegnung mit anderen

Die zentralen Konzepte des Enaktivismus auf der Ebene der sexuellen Interaktionen mit anderen sind Participatory-Sense-Making, das Phänomen der gegenseitigen Einkörperung, die Aufmerksamkeitssteuerung sowie Abstimmungs- und Synchronisationsprozesse. Therapeutisches Ziel auf dieser Ebene ist es, bei den Beteiligten ein verkörpertes Verständnis dafür zu entwickeln, welche Wirkungen das Zusammenspiel von Körper, Gedanken und Gefühlen der individuellen Ebenen in der gemeinsamen Begegnung hat und wie sich dieser Prozess der Kokreation beeinflussen lässt.

Eine pragmatische Umsetzung dieses Konzepts ist die Arbeit mit den Zentren der Aufmerksamkeit und den individuellen Fähigkeiten, diese Aufmerksamkeit steuern zu können. Zentren der Aufmerksamkeit sind

- der eigene Körper mit seiner emotiv-kognitiven Gestimmtheit,
- der*die Partner*in und
- der gemeinsam hergestellte Prozess.

Erkundungsexperimente zur Aufmerksamkeitssteuerung

Das Experiment »Rückenstreicheln: Meine oder deine Hand?« eignet sich gut als Basis, um die Prozesse der Aufmerksamkeitsverschiebung erlebbar zu machen:

Die Partner*innen stehen nebeneinander und berühren sich gegenseitig am Rücken. Partner*in A zeigt Partner*in B durch (behutsames, aber deutliches) Berühren an B's Rücken, wo und wie sie selbst berührt werden möchte. B macht das in dieser Qualität bei A. Wenn die Synchronisation passt, kommt es bei dieser Übung zu einem verblüffenden Phänomen, ähnlich wie bei dem Gummihand-Experiment[11] (Botvinik & Cohen, 1998): Ein Gefühl, als würde man sich selbst berühren und nicht berührt werden. Manche Paare spüren das unmittelbar, andere brauchen dafür länger. Der*die Therapeut*in kann das Paar auf die Suche nach diesem Erlebnis anleiten: Knie weich, gleichmäßiges Atmen, deutliches Zeigen, deutliches Zurück-Berühren, langsames Tempo, verbale Anleitung von A.

Ist der Effekt herstellbar, kann mit der Aufmerksamkeit gespielt werden. Beide führen die Übung durch und richten ihre Aufmerksamkeit auf

- die eigene berührende Hand,
- den eigenen berührten Rücken und
- den berührten Rücken des anderen.

Eine Übertragung auf die sexuelle Paarsituation erfolgt im Gespräch.

Spiel mit Aufmerksamkeit und Synchronisation

Variante 1. Im Therapieraum umarmt sich das Paar stehend und richtet die Aufmerksamkeit auf die Atmung: die eigene Atmung und/oder die Atmung des anderen. Mit diesem Setting wird gespielt:

- Das Paar soll Ein- und Ausatmung synchronisieren, also gleichzeitig ein- und ausatmen.
- Das Paar soll umgekehrt synchronisieren, also während die eine Person ausatmet, atmet die andere ein.
- Die eine Person gibt einen Atemrhythmus vor, die andere soll folgen.
- Die eine Person gibt einen Atemrhythmus vor, die andere soll allerdings beim eigenen Rhythmus bleiben oder eine andere Variation wählen.

Die Übung kann dann zu Hause liegend und z. B. auch nackt im Bett weitergeführt werden.

Variante 2. Das Paar sitzt so, dass die eine Person den Unterarm der anderen gut erreicht und beide bequem sitzen können. Der Therapeut leitet an: »Bitte berühren Sie einmal den Unterarm und die Hand Ihres Gegenübers so, wie Sie denken, dass er es mag. […] Und jetzt berühren Sie sie mal so, wie Sie es mögen. Spüren Sie (berührte Person) einen Unterschied? Spüren Sie einen Unterschied (berührende Person)?«

---

11 Eine Versuchsperson sitzt an einem Tisch mit einer Trennwand. Die eine Hand liegt links von der Trennwand auf dem Tisch, eine Gummihand rechts von der Trennwand. Die echte Hand und die Gummihand werden gleichzeitig mit einem Pinsel gestreichelt, wobei die Person nur auf die Gummihand zu schauen hat (ihre echte Hand kann sie nicht sehen). Nach einer Weile hat sie den Eindruck, dass die Gummihand ihre eigene Hand ist.

Ziel aller Experimente zur Aufmerksamkeitssteuerung ist, ein Bewusstsein dafür zu entwickeln, worauf sich die eigene Aufmerksamkeit richtet und – in einem zweiten Schritt – Möglichkeiten der Gestaltung erleben zu lassen. Die Idee der Aufmerksamkeitssteuerung ist in der Regel sehr anschlussfähig an das Erleben der Paare, und sie können schnell benennen, wo sie mit ihrer Aufmerksamkeit sind und von was diese angezogen wird. Typische Beispiele für Aufmerksamkeitszentrierungen zeigt ▶ Tabelle 6-4.

Tab. 6-4 Beispiele für Aufmerksamkeitszentrierungen

Zentrum der Aufmerksamkeit	Beispiele
Egozentriert: bei sich	eigene Lust, Zustand der Erektion, Grad an Erregung, Missempfindungen oder (erwartete) Schmerzen
Heterozentriert: beim Gegenüber	Erregung des Gegenübers, Genuss des Gegenübers, Alltagsthemen (Arbeit, Haushalt, Kinder, …)
Autozentriert: flexibel	sowohl die eigene Lust und Erregung als auch die des Gegenübers, nichtsexuelle Gedanken haben keine oder wenig hemmende Wirkung

Regulierungsprozesse in den verschiedenen Aufmerksamkeitszentren

Je nach Fokus der Aufmerksamkeit werden andere Steuerungsprozesse relevant. ▶ Tabelle 6-5 zeigt die Aufmerksamkeitszentren und die zugehörigen Steuerungsfähigkeiten.

Tab. 6-5 Aufmerksamkeitszentren und Regulationskompetenzen

Zentrum der Aufmerksamkeit	Steuerungsfähigkeiten
Ich selbst	Fähigkeit zur organismischen Regulation der emotionalen und sexuellen Erregung
Mein Gegenüber	körperliche und emotionale Resonanzfähigkeit: den Zustand des Gegenübers erkennen und dessen Wirkung auf den eigenen Organismus erspüren
Unser gemeinsam entwickelter Prozess	Fähigkeit zum Führen und Folgen, zum Machen, Geschehenlassen und Beobachten, wie es geschieht

Nach den Beschreibungen der Arbeit auf der individuellen Ebene und der Ebene der strukturellen Koppelung folgt die Methodik für die Steuerungsfähigkeiten des gemeinsamen Prozesses.

Steuerungsfähigkeiten des gemeinsamen Prozesses

Ziel ist es, den Paaren Mittel an die Hand zu geben, um
- zu erkennen, was sie tun,
- zu verstehen, wie sie es tun, und
- steuern zu können, wie sie tun, was sie tun.

Dies geschieht durch den spielerischen Umgang mit den Dimensionen von Bewegung (▶ Kap. 5.5.1) und mit unterschiedlichen Qualitäten von Macht: Führen und Folgen, Machen und Lassen, Geben und Nehmen, Hingeben und Hinnehmen. Diese Themen lassen sich durch Enactments ohne sexuelle Erregung[12] im Therapieraum verdeutlichen, die zu Hause – dann ggf. auch mit sexueller Erregung – weitergeführt werden können.

Prozessregulation durch Bewegungsqualitäten

Als Anregung für Experimente mit Paaren ist hier ein Grundgerüst aufgeführt, das als Übungsprinzip zu verstehen ist und auf jede Paar-Therapeut*in-Triade angepasst werden muss. Das Paar sitzt wieder so, dass ein Unterarm gut erreichbar ist.
- »Bieten Sie Ihrer*Ihrem Partner*in verschiedene Berührungen an, und fragen Sie, welche angenehmer ist: z. B. schnell – langsam, fest – zart, groß – klein, Fingerkuppe – Handballen.«
- »Ihr*Ihre Partner*in darf jetzt ausprobieren, wo ihr Bereich angenehmer Berührungen ist. Sie müssen Stopp sagen, sobald ihre Grenze erreicht ist.« (Und variiert mit den obigen Berührungsvarianten.)
- Zur wahrnehmenden Person: »Probieren Sie aus, wie es ist, wenn Sie sich selbst am Unterarm und an der Hand Ihres*Ihrer Partner*in streicheln, während dieser*diese einfach nur stillhält. Wie können Sie unterschiedliche Berührungsqualitäten ›machen‹? Welche sind angenehm und welche unangenehm?«

Prozessregulation durch Führen und Folgen

Variante 1. Auch dieses Experiment versteht sich als Schablone, die spielerisch angepasst werden sollte. Das Paar – Person A und Person B – steht sich gegenüber. Beide heben die Hände so, dass sich die Handflächen berühren. Dann wird variiert:
- A führt und B folgt (anschließend umgekehrt).
- Die rechten Hände führen, die linken folgen.
- Jede Person sucht sich eine Ecke des Raumes aus und versucht, die andere dahin zu ver-führen.

---

12 Zahlreiche Übungen im nichtsexuellen Kontext finden sich auch bei Eberhard-Kaechele und Gnirss (2017).

- Zwischen die Handflächen kommt ein Medium, z. B. eine Maccaroni, in einem weiteren Durchgang eine Spaghetti. Die Aufgabe ist, sich nonverbal durch den Raum zu führen mit Absprachen, wer führt, oder auch ohne Absprache.

Die Übertragung auf die Paarsexualität erfolgt im Gespräch, um daraus Experimente zu entwickeln, wie das Thema spielerisch in der Sexualität angegangen werden kann.

Variante 2. Die eine Person berührt den Unterarm der anderen, diesmal mit dem Fokus auf Führen und Folgen:
- »Ihr*Ihre Partner*in berührt jetzt Ihren Unterarm auf genau die Art und Weise, wie Sie sie verbal anleiten. Sie darf sonst nichts tun und hört immer wieder mit ihrer Aktivität auf, um die nächste Anleitung zu hören.«
- »Wie fühlt es sich an, wenn Sie mit Ihrer anderen Hand, die Hand Ihres*Ihrer Partner*in nehmen und sich damit streicheln?« »Können Sie sich vorstellen, dieses aktiv-passive Streicheln in sexuelle Berührungen zu übernehmen?«

Ziel aller Übungen zur Prozesssteuerung ist, den Paaren Folgendes zu vermitteln:
- Wahrnehmen ist etwas hochgradig Aktives im Sinne der Aufmerksamkeitssteuerung.
- Prinzip Selbstverantwortlichkeit: Jede Beteiligte Person hat das Recht und die Pflicht, für sich zu sorgen.
- Der gemeinsame Prozess kann eine eigene Dynamik entwickeln, die für beide unvorhersehbar ist – zum Angenehmen wie zum Unangenehmen.

Verwandtschaft zum Hamburger Modell

Die Themen der Aufmerksamkeitssteuerung und Selbstverantwortlichkeit sind eng verwandt mit den Grundprinzipien des Sensate Focus. Da sich sowohl der Sexocorporel als auch der Sensate Focus auf die Arbeiten von Masters und Johnson (1966) beziehen, beide Systeme übungsorientiert sind, gibt es hier viele Überschneidungen, die sich fruchtbar nutzen lassen. Dadurch lässt sich nicht nur zur Systemischen Sexualtherapie, sondern auch zwischen dem Hamburger Modell und einem embodimentorientierten Vorgehen ohne große therapeutische Verrenkungen eine Verbindung herstellen.

Schmidt schreibt schon 2005: »Damit bin ich bei einem Aspekt, der für mich die ›übende‹ Paartherapie unverzichtbar und der systemischen in etlichen Fällen überlegen macht, weil sie körperlich ist und etwas möglich macht, das wir theoretisch noch besser verstehen müssen: enkorporierte Erfahrung, enkorporiertes Wissen«. Und genau darum geht es im Embodiment: die enkorporierte (einverleibte) Erfahrung sexualtherapeutisch als Wirkfaktor einzubeziehen.

Die Frage, ob übend *oder* systemisch, stellt sich in einem embodimentorientierten Verständnis nicht: Sie ergänzen sich wunderbar und Embodiment liefert die Metatheorie dazu[13]. Aus diesem Grund soll hier nicht das Rad neu erfunden werden, sondern die für das Embodiment spezifischen Feinheiten aufgeführt werden, die im Sensate Focus in dieser Form nicht explizit benannt werden. Die Perspektive, die das Embodiment ergänzend beisteuert, ist, dass es über reine Steigerung der Sensibilität oder Responsivität hinausgeht und die eigene Wirkmächtigkeit betont: Das Selbsterleben – emotional wie genital – lässt sich beeinflussen durch die körperliche bzw. sensomotorische Qualität der Handlung.

Die Ziele der Übungen mit den Einzelnen im Sensate Focus bestehen darin, dass die Patient*innen ihren Körper und die Reaktionen ihres Körpers »einschließlich des Genitalbereiches besser kennen und akzeptieren lernen. Ohne Leistungsdruck und durch Annäherungsschritte können beide außerdem die Erfahrung machen, wie sie auf unterschiedliche Berührungs- bzw. Stimulationsformen reagieren und so mit ihrem Körper vertraut(er) werden« (Hauch, 2006, S. 144). Hier liegt der Fokus auf der Reaktion: körperliche Reaktionen auf unterschiedliche Berührungs- und Stimulationsformen. Aus Embodimentsicht ist das reine Re-agieren zu erweitern um das Agieren, um das handelnde Sense-Making im Sexuellen. Klient*innen sollen die Erfahrung machen, dass die Art und Weise, wie sie selbst etwas tun – wie sie sich bewegen, atmen, in-szenieren – einen wesentlichen Einfluss darauf hat, was sie dabei erleben. Die Dimensionen der Bewegung und die Erregungsmodi stellen dazu die Mittel zur Verfügung (► Kap. 5.5).

Wo der Sensate Focus »ergänzende Übungen« für die Einzelarbeit zur Verfügung stellt, hat der Sexocorporel seinen Schwerpunkt. Der Sexocorporel wiederum hat seine Lücken da, wo es um den gemeinsamen Prozess geht, also da, wo der Schwerpunkt des Sensate Focus liegt.

Aus der Perspektive des Embodiment lassen sich beide Systeme wunderbar vernetzen und kombinieren[14]. Für die Hilfesuchenden wäre es schade, wenn beide Systeme sich in Konkurrenz, statt in Kooperation aufeinander beziehen.

6.4 Die Körper im therapeutischen Prozess

Die Arbeit mit dem Körper kommt nicht nur durch die Enactments zum Tragen. Im Einzelsetting begegnen sich zwei Körper, im Paarsetting drei. Die Körperlichkeit der Therapierenden wird dadurch zum wichtigen Element im therapeutischen Prozess. Neben der Funktion als Modell spielen folgende Ebenen eine wichtige Rolle:

---

13 Wäre es nicht schon so lange her, möchte man Schmidt und Clement in Anspielung auf ihren Diskurs 2005 (»Wer hat Angst vorm Sensate Focus« und »Tanz den Sensate Focus«) zurufen: Tanzt doch mal Embodiment.

14 In der Praxis geschieht das schon. Gerade im Bereich der nicht-niedergelassenen Sexualtherapeut*innen wird Systemische Therapie, Hamburger Modell und Sexocoporel bunt miteinander vermischt.

Selbstregulierung der Therapierenden. Die Themen, die in der Sexualtherapie besprochen werden, gehen oft an die Grenzen der Therapeut*innen. Thomas von Aquin sagte schon im 13. Jahrhundert: »Die Sünden gegen das 6. Gebot sind zwar nicht die schlimmsten, aber die klebrigsten.« So manche Inhalte machen es erforderlich, die eigene Emotionalität zu regulieren, um nicht aus eigener Betroffenheit heraus zu agieren. Das ist zwar therapeutisches Basiswerkzeug, aber in der Sexualtherapie immer wieder eine Grenzerfahrung. Die Fähigkeit, Emotionen zu regulieren, kommt also nicht nur unseren Klient*innen zugute, sondern auch uns Therapierenden.

Körperlesen. Für embodimentorientierte Therapeut*innen ist die Fähigkeit, die Körper der Klient*innen wahrzunehmen, die Interaktionen im therapeutischen Setting wertschätzend zu beobachten und zu beschreiben, eine Basiskompetenz. Was es dafür braucht, sind eindeutige Beschreibungskategorien (z. B. die drei Dimensionen von Bewegung, ▸ Kap. 5.5) und klare Leitlinien zur Beobachtung (die drei Ebenen des Körperlichen, ▸ Kap. 5.5.1). Den Körper als Ganzheit zu erfassen, ist reflektierend gar nicht möglich, weil die Wahrnehmenden selbst ja immer nur Aspekte des Ganzen erleben. Der Anspruch dabei ist der, die Aspekte zu erfassen, die sich für die Klient*innen als hilfreich im Sinne ihrer Anliegen nutzen lassen. Die Körper begegnen sich in ihren Ganzheiten in den (mehr oder wenigen) kurzen Momenten eines therapeutischen Flows. Ein weiterer Aspekt des Körperlesens bezieht sich auf die Wahrnehmung des eigenen Körpers der Therapeut*innen, auf die Wirkung, die Klient*innen mit ihrer Körperlichkeit auf die Körperlichkeit der Therapierenden haben. Diese Wahrnehmungen liefern wichtige Hinweise für die Gestaltung der Affektabstimmung.

Interaktionelle Abstimmung. Damit eine therapeutische Begegnung zu einem Prozess im Sinne des Participatory-Sense-Making wird, braucht es aufseiten der Therapierenden die Fähigkeit, die affektive Abstimmung mit den Klient*innen regulieren zu können (was nicht heißt, dass das immer gelingt). Dafür sollten die Therapeut*innen

- ihr eigenes Toleranzfenster kennen,
- wissen, wie sie sich im Kontakt emotional hoch- oder runterregeln können, und
- über Fähigkeiten verfügen, mit emotional hochgradig aktivierten Klient*innen umzugehen.

Das sind zwar Fähigkeiten, die in einer soliden therapeutischen Ausbildung vermittelt werden, aber in der Körperarbeit gibt es dabei einige Besonderheiten. Enactments können (für Therapeut*innen wie Klient*innen) sehr überraschende Verläufe haben und stellen damit eine Herausforderung für die Improvisationsfähigkeit und -bereitschaft der Therapierenden dar. Die Intensität der Emotionen kann sehr schnell sehr hoch werden. Dabei ist nicht die Rede vom karthatischen Ausagieren von Emotionen, sondern von der Möglichkeit, dass der Körper die Kontrolle übernimmt und Dinge »einfach geschehen«, was für Menschen, die dieses Phänomen nicht kennen, beängstigend sein kann.

7 Sexuelle Funktionsstörungen

Die Wirklichkeit sieht oft anders aus als die Realität.

(Berti Vogts)

7.1 Perspektive des Embodiment

Dieses Kapitel beschreibt die klassischen sexuellen Funktionsstörungen aus der Perspektive des Embodiment. Eine ausführliche Beschreibung der Symptomatologie und Ätiologie der einzelnen Störungen sprengt den Rahmen dieser Arbeit (eine Zusammenstellung findet sich z.B. in Hartmann, 2017). Fallvignetten erläutern beispielhaft, wie mit den verschiedenen Themen gearbeitet werden kann. Schwerpunkt der störungsspezifischen Darstellung ist die Perspektive des Embodiment.

Die hier angewendete Unterteilung der sexuellen Funktionsstörungen geht von einer erlebnisnahen, phänomenologischen Perspektive aus und unterscheidet in Lust/Unlust auf Sex und Lust/Unlust beim Sex. Diese Herangehensweise erinnert stark an die Unterscheidung in Lust einerseits und sexuelle Erregung andererseits. Sie hat auch damit zu tun, geht aber darüber hinaus. Lust beim Sex bedeutet in diesem Sinne nicht nur sexuelle Erregung, sondern die Gesamtheit des körperlichen Erlebens, also das Zusammenspiel von körperlichen Wahrnehmungen, subjektiv erlebten Gefühlen und damit einhergehenden Gedanken. Das findet in der therapeutischen Arbeit darin Ausdruck, dass mit (mindestens) zwei Kurven gearbeitet wird: die der sexuellen (physiologischen) Erregung und die der subjektiven Befindlichkeit.

Lust auf Sex beschreibt die Bedeutung, die das Thema Sexualität für einen Menschen hat: Was ihn dazu motiviert, was es ihm bringt und wozu er es tut. Mit Worten des Embodiment: Welche Umweltaffordanzen auf welche Art und Weise mit seinen Attraktionskodes wechselwirken. Lust und Erregung lassen sich – ähnlich wie Körper und Geist – nur zur Betrachtung trennen. Sie funktionieren und entstehen als Einheit. Bei dieser Unterscheidung geht es nicht um lineare Ursachen-Wirkungs-Zuschreibungen mit der Frage ob »keine Lust auf Sex« zu »keiner Lust beim Sex« führt oder umgekehrt. Es geht um die erlebte Komplementarität von emotional und genital mit der Zuordnung zu körperlich »oben« und »unten«. Genitale Stimulation und Berührung betrifft eher die Geschlechtsorgane. Emotionale Erregung wird, bei aller Vielfalt, eher in der oberen Körperhälfte wahrgenommen. Diese Unterscheidung lässt sich eng naturwissenschaftlich gesehen natürlich nicht halten. Emotionales Geschehen ist ebenso wie sexuelle Erregung ein Geschehen, das den gesamten Organismus betrifft, und es wäre geradezu ein Widerspruch, wenn ein Ansatz die Körper-Geist-Einheit betont und dann eine Oben-unten-Grenze zieht. Phänomenologisch macht es allerdings Sinn. Sexuelle Erregung wird natürlich nicht nur durch genitale Stimulation ausgelöst, aber die Genitalien reagieren darauf. Emotionales Geschehen wird überwiegend als in der oberen Körperhälfte lokalisiert empfunden. Zahlreiche Studien belegen das (z. B. Nummenmaa et al., 2014, 2018), die Polyvagaltheorie liefert Begründungen dafür (Porges, 2010) und viele Redewendungen bringen es zum Ausdruck (z. B. »Schmetterlinge im Bauch«, »Das macht mir Bauchweh«, »Das geht mir ans Herz«).

▸Tabelle 7-1 zeigt die hier gewählte Einteilung der sexuellen Funktionsstörungen.

Tab. 7-1 Einteilung sexueller Funktionsstörungen

Lust auf Sex	Lust beim Sex
Störungen des Begehrens • zu wenig: Hyposexualität • zu viel: Hypersexualität	Erregungs- und Emotionsregulation unmittelbar vor einer sexuellen Interaktion: Angstspiralen, Erwartungshaltungen
	Erregungssteuerung während einer sexuellen Interaktion: Dyspareunie, Vaginismus, erektile Dysfunktion, Ejaculatio praecox
	Selbststeuerung am Ende des sexuellen Erregungszyklus: Anorgasmie, Anejakulation
Störungen der sexuellen Kompatibilität	

Aus embodimentaler Sicht braucht es eine weitere Kategorie, die die gemeinsame Inszenierung von Sexualität fokussiert. ICD und DSM beziehen sich auf Individuen, nicht auf Paare. Allerdings gibt es Phänomene, die erst durch die gemeinsame Handlung der Beteiligten entstehen. Diese werden als Störungen der sexuellen Kompatibilität beschrieben.

Es soll hier nicht dafür plädiert werden, die Einteilung des ICD zu überarbeiten. Jede Klassifizierung scheitert letzten Endes an der Vielfalt der Realität und bleibt ein Kompromiss. Die gewählte Aufteilung dient dem Anliegen, die Besonderheiten einer embodimentorientierten Perspektive auf Sexualstörungen herauszuarbeiten und eine phänomenologische Herangehensweise darzustellen.

7.2 Lust auf Sex (Begehren)

7.2.1 Lustlosigkeit

Klassifikation

Das Thema der Lustlosigkeit findet sich im ICD-10 (Dilling et al., 2015, F52.0) als Mangel oder Verlust an sexuellem Verlangen sehr einfach dargestellt: »Der Verlust des sexuellen Verlangens ist das Grundproblem und beruht nicht auf anderen sexuellen Schwierigkeiten wie Erektionsstörungen oder Dyspareunie. Mangel an sexuellem Verlangen schließt sexuelle Befriedigung oder Erregung nicht aus, sondern bedeutet, dass sexuelle Aktivitäten seltener initiiert werden.«

Das DSM-5 (APA, 2013) ist differenzierter und definiert (allerdings nur für Frauen!) sechs Symptome, von denen mindestens drei über ungefähr 6 Monate hinweg Bestand haben müssen, damit die Diagnose vergeben werden kann:

- fehlendes/vermindertes Interesse an sexuellen Aktivitäten,
- fehlende/verminderte sexuelle bzw. erotische Gedanken oder Fantasien,
- keine/verminderte Initiative zu sexuellen Aktivitäten und typischerweise Unempfänglichkeit gegenüber Versuchen des Partners, sexuelle Aktivitäten einzuleiten,
- fehlende/verminderte sexuelle Erregung/Lust während sexueller Aktivitäten in allen oder fast allen (etwa 75 – 100 %) sexuellen Begegnungen,
- fehlendes/vermindertes reaktives Interesse bzw. reaktive Erregung bei jeglichen internen oder externen sexuellen oder erotischen Reizen (z. B. schriftlich, verbal, visuell),
- fehlende/verminderte genitale oder nichtgenitale Empfindungen während sexueller Aktivitäten bei allen oder fast allen (75 – 100 %) sexuellen Begegnungen.

Männliche Lustlosigkeit ist beschrieben mit »anhaltendem oder wiederkehrendem Mangel an sexuellen/erotischen Gedanken oder Fantasien oder des Verlangens nach sexueller Aktivität«. Damit wirft das DSM-5 verschiedene Elemente des Phänomens in eine Störungskategorie: Lust auf Sex (Verlangen, Symptome: Punkt 1, 2, 3, 5), Lust beim Sex (Erregung, Symptome, Punkt 4, 5, 6), spontanes Verlangen (Punkt 1 – 3), responsives Verlangen (Punkt 3 – 6).

Die Bereiche Selbstbefriedigung oder Partnersexualität werden nicht unterschieden. Aus der Perspektive des Embodiment sind das allerdings Unterschiede, die einen Unterschied machen, und die Diagnosekriterien sowohl des ICD als auch des DSM-5 sind für eine phänomenologische Sichtweise wenig hilfreich.

Perspektive des Embodiment

Beide Klassifikationen gehen von einem Verlust oder einem Mangel von etwas (Lust, Begehren) aus und unterstellen damit eine selbstverständliche Anwesenheit desselben. Im Gegensatz dazu geht der hier vorgestellte Ansatz davon aus, dass Lust nicht aus sich selbst heraus da ist, also quasi natürlich, sondern etwas Erworbenes ist, etwas, das ein Organismus durch die Ausbildung und Entwicklung sensomotorischer Kontingenzen lernt und im Laufe seines Lebens kultiviert – oder auch nicht. Es geht weniger um die Frage, ob die natürlichen oder kultürlichen Faktoren die zentralen sind, sondern das individuelle Erleben und deren Wechselwirkungen.

Damit wird der organismische Anteil an der Motivation zur sexuellen Handlung nicht ausgeblendet, aber der Wechselwirkung zwischen natürlichen und kultürlichen Aspekten wird mehr Bedeutung zugeordnet als den einzelnen

Aspekten. In der Logik eines biopsychosozialen Modells darf es nicht mehr um die Frage »Natur oder Kultur« gehen, sondern um das Sowohl-als-auch und die Gleichzeitigkeit und Wechselwirkung verschiedener Wirkfaktoren.

Die klassischen Sexualtherapien benennen als wichtigste Faktoren der Lustlosigkeit medizinische Faktoren (z. B. hormonelle Störungen), Alltagsorganisation (Überforderung und chronischer Stress) und die Paardynamik (zu viel oder zu wenig an emotionaler Nähe und Bindungssicherheit). Ein embodimentorientierter Ansatz nimmt auch das körperlich verankerte Begehren in den Fokus, aber nicht im organmedizinischen oder triebtheoretischen Sinne, sondern phänomenologisch verstanden.

Leitkriterien

Für eine embodimentale Perspektive von Lustlosigkeit ist eine genaue Betrachtung nach folgenden Leitkriterien wichtig:

- Wie wird die Lustlosigkeit zum Problem?
- Betrifft die Lustlosigkeit die Autosexualität, die Paarsexualität oder beide (generalisiert vs. spezifisch)?
- Bezieht sich die Lustlosigkeit auf die emotionalen oder die genitalen Aspekte von Sexualität – oder auf beide (oder keins von beiden)?
- War die Lustlosigkeit gefühlt immer schon da oder ist der Person die Lust vergangen (primär vs. sekundär)?

Zur Erhebung im Gespräch bietet sich die typische Fragestellung des systemischen Vorgehens an: »Worauf genau haben Sie keine Lust: auf Sex im Allgemeinen, auf Sex mit ihrem Partner oder auf *diesen* Sex mit Ihrem Partner? Die Fähigkeit, das volle Potenzial an lustvollem, sexuellem Sein zu nutzen, beruht auf den Elementen, wie sie in ► Kapitel 5 entwickelt wurden:

- ein gut entwickeltes Gefühl der Verbindung mit dem sexuellen Körper,
- ein ich-syntones Gefühl der Zugehörigkeit zu einer (oder mehreren) Gendergruppe(n),
- sexuelle Selbstsicherheit,
- eine Struktur des Begehrens und damit einhergehenden Attraktionskodes und
- Regulierungsfähigkeiten im Partner*innenkontakt (Verführung und Steuerung sexueller und emotionaler Erregung).

Diese Elemente definieren in ihrer Gesamtheit ein sexuelles Selbst, welches eine körperliche Basis hat. Jede Art von Einschränkung innerhalb eines Elementes kann dazu führen, dass eine Person erst gar keine Lust auf (sexuelle) Lust entwickelt oder dass sie ihre Lust verliert. Gut entwickelte Fähigkeiten auf manchen Ebenen können Schwächen auf anderen ausgleichen.

Das Thema Lustlosigkeit ist innerhalb der Sexualtherapien die Königsdisziplin. Einem Menschen, der 40 oder 50 Jahre lang keinen Genuss an sexueller Erregung erlebt hat, Lust auf Sex zu vermitteln, ist eine schwierige Herausforderung, auch mit embodimentalen Ansätzen. Im Vergleich dazu ist es deutlich leichter, Menschen wieder in ihre Lust zu bringen, wenn die Fähigkeit zu lustvollem Erleben sexueller Erregung schon entwickelt war und – aus welchem Grund auch immer – verloren ging.

Das Begehren ist sehr eng mit dem sexuellen Selbst verbunden. Die körperliche Basis für das sexuelle Selbst ist die Verbindung zum sexuellen Körper. Diese Verbindung beinhaltet (▸ auch Kap. 5.5)

- eine ich-syntone, positiv erlebte Wahrnehmung des eigenen Körpers;
- die subjektiv erlebte Gewissheit, dass sexuelle Handlungen sich emotional und/oder genital lohnen;
- das verkörperte Wissen, welcher Art diese Handlungen zu sein haben; und
- die Fähigkeiten, diese Handlungen auch zu vollziehen, zu »inszenieren«.

Therapeutisches Vorgehen

Das therapeutische Vorgehen besteht aus der Erhebung dessen, was an Möglichkeiten sexueller Erregung überhaupt zur Verfügung steht. Irgendein Erlebnis lässt sich (so gut wie) immer finden, dafür sorgt in der Regel der »natürliche« Anteil an Sexualität. Manches davon wird allerdings von den Klient*innen nicht mit Sexualität in Verbindung gebracht.

Frau S.

Frau S. (24) stellt sich im Einzelsetting vor, weil sie sich »für asexuell« hält und eine Expertenmeinung dazu hören möchte. Ihr Leidensdruck entsteht dadurch, dass sie keine Lust auf Sex hat, ihr Partner aber unbedingt Sex haben möchte und sie es über sich ergehen lässt. Logischerweise hat sie keine Lust auf Wiederholungen, weil es ihr nichts bringt und sie bei vaginalem Verkehr sogar Schmerzen hat. Sie beschreibt im Erstgespräch, dass Sie kein Verlangen nach sexuellen Handlungen jeglicher Art hat, sie praktiziere auch keine Selbstbefriedigung. Auf genaueres Nachfragen, bei welchen Gelegenheiten sie sich genital berühre, antwortet sie: »Naja, beim Duschen und Waschen. Und dann gibt es mein Ritual.« Dieses Ritual vollzieht sie seit ihrem 4. Lebensjahr: Wenn ihr langweilig ist oder zum Einschlafen oder auch »mal einfach so«, presst sie ihre Oberschenkel zusammen, drückt mit ihrem Handballen über der Kleidung auf ihre Klitoris und macht sich »so was wie einen Orgasmus«. Beeindruckend ist an diesem Beispiel, dass diese Klientin, seitdem sie sich erinnern kann, eine sexuelle Stimulation praktiziert, die sie im Grunde nicht mit Sexualität in Verbindung bringt (davon abgesehen beeindruckt in diesem Fallbeispiel ebenfalls, dass es immer noch viele Menschen gibt, die schmerzhaften Sex tolerieren!).

Sehr selten kommt es vor, dass gar keine sexuellen Erlebnisse berichtet werden. Dann ist die Strategie, den Prozess des nichtsexuellen, aber erlebten Lust-Habens an sich anzuschauen. Zum Beispiel Frau S.:

Frau S.

Th.: »Worauf haben Sie denn Lust, also jetzt nicht im sexuellen Bereich, sondern ganz allgemein. Was machen Sie gern, woran haben Sie Freude?«
Frau S.: »Hm, ich schwimme gern.«

Th.: »Okay, dann nehmen wir das als Beispiel. Woher wissen Sie eigentlich, dass Sie gerne schwimmen? Woran merken Sie das?«
Frau S.: »Naja, ich habe halt Lust drauf.« (Lacht)
Th.: »Ja ja, aber – blöd gefragt – wie fühlt sich das an, dass Sie Lust darauf haben?«
Frau S.: »Hm, es fehlt mir, wenn ich nicht ins Training kann. Ich freue mich drauf und weiß, dass es mir guttut.«
Th.: »Ach so, Sie schwimmen also regelmäßig, im Verein?«
Frau S.: »Ja, einmal die Woche ist Training, und dann gehe ich am Wochenende noch mal für mich.«
Th.: »Gehen Sie immer mit Lust ins Training, so mit voller Inbrunst, ›Hurra, ich bin total kaputt heute, aber endlich Training‹?«
Frau S.: »Nein, manchmal schleppe ich mich wirklich hin. Aber hinterher fühle ich mich tausendmal besser und fitter als vorher.«
Th.: »Okay, das heißt, Sie lassen sich drauf ein, auch wenn Sie nicht voll in Flammen stehen!?«
Frau S.: »Ja, das stimmt.«
Th.: »Wie haben Sie gelernt, dass Ihnen Schwimmen Spaß macht? «
Frau S.: »Eigentlich hat mir mein Großvater das Schwimmen beigebracht, und dann hatten wir in der Schule richtigen Unterricht.«
Th.: »Entschuldigung, wenn ich Sie da unterbreche, aber meine Frage war nicht, wie Sie Schwimmen gelernt haben, sondern dass es Spaß macht. Das sind zwei sehr verschiedene Sachen.«
Frau S.: »Ach so, stimmt. (Überlegt) Das war schön, mit Opa ins Hallenbad zu gehen. Im Sommer dann ins Freibad, die Familie war auch oft mit dabei. Das hat einfach Spaß gemacht und sich gut angefühlt. In der Schule konnte ich es dann schon ein bisschen besser als die anderen, das hat mich natürlich auch motiviert. Und später war ich dann auch erfolgreich auf Wettkämpfen.«
Th.: »Ah, Sie sind auch Wettkämpfe geschwommen. Haben Sie immer gewonnen?«
Frau S.: »Nein, natürlich nicht.«
Th.: »Also war es nicht immer schön?«
Frau S.: »Naja, immer nicht, aber immer öfter.«
Th.: »Okay, ich wiederhole mal, was ich alles von Ihnen gehört habe, was sich wunderbar auf Sex übertragen lässt: Sie haben es gelernt, schon als Kind, und es war überwiegend mit angenehmen, lustvollen Erfahrungen verbunden. Sie haben es mit anderen gemacht und alleine – und tun es immer noch. Es war nicht immer schön, also es gab auch unangenehme Erfahrungen, aber die haben Ihnen den Spaß nicht genommen. Sie haben die Fähigkeit dazu entwickelt, es wurde Ihnen sogar beigebracht, also Sie hatten Lehrer. Und so hat sich ein Gefühl entwickelt, dass Sie mehr davon machen wollen, dass Sie das wiederholt erleben möchten. Schwimmen lohnt sich für Sie. Sie fühlen sich dabei gut, lebendig und kompetent. Sie haben zwar nicht immer vorher Lust drauf, aber sie gehen davon aus, dass es gut wird. Das alles lässt sich direkt auf Sex übertragen.«
An die Erhebung der bestehenden Lust bzw. sexuellen Erfahrungen schließt sich die Exploration der sexuellen Lerngeschichte an.
Th.: »Schauen wir mal, wie das bei Ihnen so war: Haben Sie Sex gelernt, hat Ihnen das jemand beigebracht?«
Frau S.: »Nein, zu Hause war das kein Thema. Es war zwar nicht verboten, aber es kam praktisch nicht vor.«
Th.: »Haben Sie es für sich entdeckt? Doktorspiele oder so Sachen als Kind? Selbstbefriedigung als Teenie?«

Frau S.: »Nein, das erste Mal Selbstbefriedigung habe ich sogar nach meinem ersten Mal gemacht.«
Th.: »Da höre ich, dass Sie die ersten 15 Jahre ihres Lebens eigentlich nichts mit Sex zu tun hatten?«
Frau S.: »Ja, im Grunde ist das so.«
Th.: »Und jetzt wundern Sie sich, dass Sie keine Lust darauf haben? Ich frage mich: Wo soll sie denn herkommen, die berühmte Lust auf Sex? Sie haben bisher noch nicht gelernt, dass sich Sex für Sie lohnen könnte. Schauen Sie schlechte Serien?«
Frau S.: »Nein, natürlich nicht. (Lacht) Ich dachte, dass Lust auf Sex einfach so da ist.«
Und damit bringt Frau S. eine Überzeugung zum Ausdruck, die viele Menschen teilen:
Sex ist die natürlichste Sache der Welt,
das muss man nicht lernen, das kann man,
und jeder Mensch hat automatisch Lust drauf.

Dazu gehört im Umkehrschluss:
Wer keine Lust darauf hat,
irgendwelche Probleme dabei hat,
ist nicht normal, sondern in irgendeiner Form gestört.

Wie oben schon beschrieben, hat ein embodimentorientierter Ansatz einen anderen Ausgangspunkt.
Th.: »Ich habe einen Vorschlag für Sie: Beobachten Sie doch mal Ihre ›Lust auf Schwimmen‹. Achten Sie auf körperliche Anzeichen der Vorfreude und auch direkt, wenn Sie es tun. Wie fühlt sich das Lust-haben-auf-Schwimmen an und wie das Lust-haben-beim-Schwimmen? Wo und wie spüren Sie das in Ihrem Körper, welche Gedanken gehören dazu und welche Gefühle? Wollen Sie das mal tun?«
Frau S.: »Ja schon. Und was hat das mit Sex zu tun?«
Th.: »Danke für diese Frage, die ist wichtig! Ich habe von Ihnen gehört: Ich habe keine Lust auf Sex. Und ich habe von Ihnen die Überzeugung gehört: Ich müsste eigentlich Lust auf Sex haben, das wäre normal. So, und jetzt behaupte ich mal, so als Arbeitshypothese: Sie haben keine Lust auf Sex, weil sie bisher noch nicht gelernt haben, dass sich Sex für Sie lohnt. Wenn sich etwas nicht lohnt, nichts bringt, hat der sogenannte normale Mensch keine Lust drauf – Stichwort schlechte Serien. Aber nur weil ich das behaupte, ist das noch lange nicht so. Sie sollen es mir auch nicht glauben. Ich wünsche Ihnen, dass Sie Erfahrungen machen und dann zu einem eigenen Urteil kommen. Und deswegen schlage ich Ihnen dieses Experiment vor: damit Sie mal in einem Bereich, wo dieses Lust-Haben da ist, erforschen, wie sie das machen.«
Frau S.: »Ach so. Ja … okay, bin dabei.« (Sie nickt.)

Was hier am Beispiel Schwimmen entwickelt wurde, lässt sich auf so ziemlich jede Tätigkeit übertragen: Kuchen backen, Kochen, Essen gehen, Serien schauen, Kino gehen, Sport, sogar Nichts-Tun. Je sinnlicher eine Tätigkeit ist, also je mehr Sinne sie einbezieht, umso einfacher ist es, den Bezug zur Sexualität herzustellen. Die Leitfragen sind:

- Woran merken Sie, dass Sie Lust auf … haben? (Somatische Marker der Vorfreude und gedankliche Vorwegnahme des positiven Erlebens.)
- Wie haben Sie gelernt, darauf Lust zu haben? (Lerngeschichte, aber nicht der Tätigkeit selbst, sondern der Lust darauf.)

- Welche unangenehmen Erfahrungen oder Misserfolge gab es? (Lernen aus unvermeidlichen Fehlern und Umgang damit.)
- Was ist die Lust beim Tun? (Somatische Marker der Freude an der Tätigkeit.)

Daran anschließend werden die Antworten auf das Thema Sexualität übertragen. Es ist natürlich nicht angenehm für die Klient*innen, so vor Augen geführt zu bekommen, wie wenig Sexualität sie gelernt haben. In der Regel überwiegt allerdings das Gefühl der Entlastung:

- Lustlosigkeit wird gerahmt als nicht vollzogener Lernprozess, sie wird dadurch normalisiert und entpathologisiert.
- Gefühle der persönlichen Unfähigkeit, Schuld oder Abnormität können relativiert werden durch Beschreibungen mangelnder Lernerfahrungen. Verschiedene Faktoren können dabei bedeutsam werden, unter anderem die gesellschaftliche, soziokulturell-historische Rahmung, die familiäre Vorerfahrung, die Beziehungserfahrungen und die körperlichen Lernprozesse.
- Gesellschaftliche Faktoren, wie z. B. geschlechterstereotypisches Verhalten und/oder Mythen über natürliche Sexualität mit Verkehr und Orgasmen, werden in ihrer individuellen Wirkung deutlich und können der eigenen Lebenswirklichkeit angepasst werden.
- Eine Betrachtung der gemachen Lernerfahrungen im Herkunftssystem verdeutlicht, welche Körper- und Beziehungserfahrungen gemacht wurden und was noch möglich sein könnte.
- Es ermächtigt, die verpassten Lernerfahrungen zumindest teilweise nachzuholen und die eigene Lust als erwachsener Mensch in Eigenverantwortung zu gestalten.

Hilfreich ist es, den Klient*innen ihren Ausgangspunkt deutlich zu machen: Am Anfang eines Prozesses haben sie nun mal keine Lust. Diese Lust ist das Ziel, d. h. die Lust kommt – wenn es gelingt – als Ergebnis am Ende eines Prozesses. Die Lust kann am Anfang also gar nicht da sein. Am Anfang braucht es vor allem den Mut, sich neuen Erfahrungen auszusetzen, Eindrücke zu sammeln, schöne und unschöne, um dieses Lust-Machen und Lust-Haben zu entwickeln.

Die weitere Strategie besteht darin, die versäumten Lernschritte mit den Methoden, die in ▸ Kapitel 6.3 beschrieben wurden, nachzuholen.

Sexuelle Resilienz und sexuelle Intelligenz

Viele Menschen verlieren ihre Lust aufgrund der Anforderungen eines modernen Lebensalltags mit Arbeit, (Dauer-)Beziehung, Kindern, Familien. Körperliche Veränderungen und Krankheiten tun ihr Übriges dazu. Hinzu kommt, dass Genuss und Müßiggang in einer Leistungsgesellschaft keinen hohen Wert haben. Und gleichzeitig gibt es Paare, die ihre Sexualität aller Widrigkeiten zum Trotz pflegen und kultivieren.

Die beste Prävention eines Verlusts des sexuellen Begehrens, sozusagen eine *sexuelle Resilienz*, ist eine gute körperliche Verankerung der Lustfunktion. Dazu braucht es ein Knowing-How, also ein Wissen darum, was notwendig ist – für jeden einzelnen eines Paares und für das Paar als Team –, um ein sexuelles Begehren aufrechtzuerhalten. Individuelle Kompetenzen bestehen z. B. im verkörperten Wissen um die eigene Erregung und den eigenen Genuss. Eine hilfreiche Fähigkeit als Paar ist z. B. die Fähigkeit zur Rahmung sexueller Begegnungen im Alltag. Des Weiteren braucht es sexuelle Intelligenz, verstanden als die Fähigkeit, sexuelle Probleme zu lösen. Denn diese stellen sich unweigerlich. Ob diese Probleme als Krisen und Funktionsstörungen bewertet werden oder als zu meisternde Entwicklungsaufgaben, hängt von den Fähigkeiten der Partner*innen ab. Zum Beispiel gibt es Paare, bei denen das Phänomen einer Ejaculatio praecox zur Trennung führt, weil der Mann oder die Frau oder das Paar nicht damit umgehen kann und es »richtig« haben wollen. Andere Paare lösen dieses Problem »sexuell intelligent« und bauen den verfrühten Orgasmus in ihre sexuellen Begegnungen mit ein, ohne dass sie es als relevanten Störfaktor bewerten.

Bei der Anwendung der Konzepte von Resilienz und Intelligenz geht es sicher nicht darum, eine neue Norm zu setzen: Lust auf Sex und gelingender Sex sind herstellbar, und wer es nicht »kann«, ist demnach nicht intelligent und resilient genug. Es geht darum, Menschen zu helfen, die Lust erleben bzw. wiedererleben wollen. Aus einem embodimentalen Verständnis heraus ist Lust auf Sex oder Lust beim Sex keine notwendige Voraussetzung, weder für das Überleben der Einzelnen noch für das Erleben von Sinnhaftigkeit.

Sekundäre Lustlosigkeit

Der häufigste Grund für sekundäre Lustlosigkeit in der Paarsexualität ist Sex, der sich nicht lohnt, gewollt zu sein (Kleinplatz, 2012). Die grundsätzliche Umgangsstrategie in einem embodimentalen Ansatz ist (neben der verkörperten Steuerung sexueller und emotionaler Erregung) die Betrachtung der Struktur des Begehrens.

Zur Wiederholung: Abb. 7-1 (▸ auch Kap. 5.5.2) zeigt die Struktur des Begehrens.

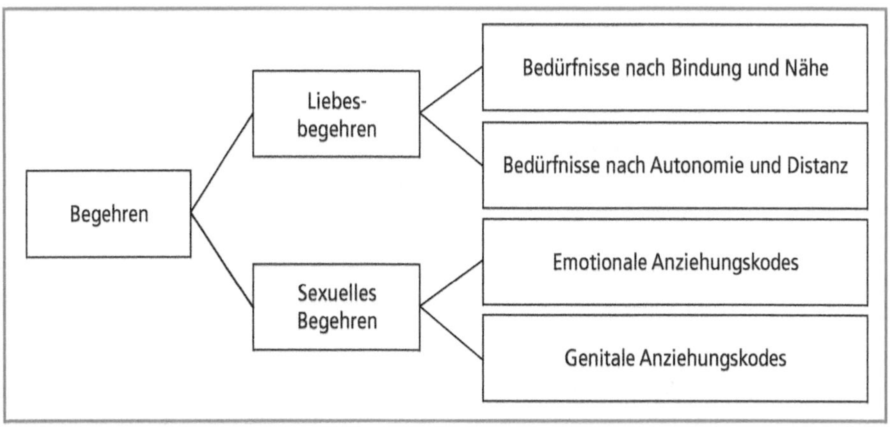

Abb. 7-1 Struktur des Begehrens.

Die Suchrichtung ist: Wann ist welches Begehren da und durch was ist es motiviert? Ziel ist es,

- herauszufinden, was das Begehren dieser Person weckt,
- in der Person ein Verständnis, eine Bewusstheit für ihr So-Sein zu entwickeln,
- die Attraktionskodes zu erweitern, damit das Begehren eine größere Basis an auslösenden Reizen und Situationen haben kann.

Frau und Herr C.

Frau und Herr C. kommen zur Sexualtherapie, weil Frau C. keine Lust mehr auf Sexualität hat. In der gemeinsamen Arbeit zeigt sich, dass ihr Begehren dann intrinsisch motiviert ist, wenn Beziehungen beginnen, der Partner unvertraut ist, es emotional sehr aufregend ist und starke Verliebtheitsgefühle im Raum sind. Dann hat sie den Wunsch nach Sex.

Dieses Muster findet sich häufig in sexualtherapeutischen Praxen: Solange die Beziehung distanziert ist, kann Sex stattfinden, sobald sie aber gefestigt ist und Bindung besteht, verabschiedet sich die Lust. Die Thematik wird in bindungs- bzw. differenzierungsorientierten Ansätzen unterschiedlich betrachtet.

Die bindungsorientierte Perspektive: Zu Beginn der Beziehung ist Frau C. emotional sicher, weil ein Beziehungsverlust noch nicht bedrohlich ist, sie muss sich nicht wirklich mit ihren Bedürfnissen zeigen und kann jederzeit wieder aus der Beziehung aussteigen. Jetzt in der Dauerbeziehung wird es riskant, weil die Beziehung auf dem Spiel steht. Sie müsste lernen, sich mit ihren Bedürfnissen und Verletzlichkeiten in die Beziehung einzubringen. Möglicherweise ist aber auch die Beziehung gar nicht sicher genug (oder nicht mehr) und es fehlt die Basis an Vertrauen, um sich sexuell zu öffnen.

Die differenzierungsorientierte Sichtweise: Diese Frau braucht Aufregung und Abenteuer, also emotionale Spannung, damit sie sexuell lebendig wird. Die langjährige Beziehung mit der Doppelbelastung Arbeit und Familie löscht ihr Feuer des Verlangens. Beide Partner sollten sich klarmachen, was sie sexuell vom Leben erwarten und voneinander.

Beide Ansichten (die hier sehr verkürzt und klischeehaft dargestellt sind) könnten stimmen. Jede Paartherapeut*in kennt Beispiele, auf die die eine oder andere Dynamik (oder beide gleichzeitig) zutrifft.

Zwei Information fehlen noch, und die sind aus embodimentaler Sicht unverzichtbar: Zum einen die Art und Weise, wie das Paar Sex macht, und zum anderen, welchen Sex sich Frau C. wünscht. Zu letzterem kann sie aber nichts sagen bzw. was sie sagt, ist: Sie hat keinerlei Fantasien, das Ganze hat sie noch nie wirklich besonders interessiert oder ihr viel gegeben, Selbstbefriedigung praktiziert sie so gut wie nie.

Die sexuellen Begegnungen in der Anfangszeit sahen so aus: Im Vordergrund steht die körperliche Nähe, das Spüren von Hautkontakt und das Gehaltensein. Beide schmiegen sich aneinander an, genießen die zärtlichen Berührungen und das Berühren. Sie benutzt zur Erregungssteuerung einen ondulierenden Modus und Orgasmen macht sie über klitorales Reiben. Penetration ist ihr dabei nicht wichtig. Um Orgasmen zu bekommen, stimuliert sie oder ihr Partner manuell ihre Klitoris. Ihr Partner ist mit seiner Aufmerksamkeit sehr bei ihr, er sorgt dafür, dass die Begegnung so verläuft, dass es für sie schön ist, dann sei es auch für ihn schön.

Begehrt wird Frau C. immer noch, sie könnte auch nach wie vor sexuell verwöhnt bzw. versorgt sein. Herr C. ist mit eigenen sexuellen Wünschen sehr zurückhaltend.

Frau C. findet sich selbst am ehesten in der Beschreibung wieder, dass ihr Begehren das Verliebtheitsgefühl braucht, eine hohe emotionale Erregung, Aufregung durch das Entdecken von Neuem und die Möglichkeit unbekannter Erfahrungen. Sie ist körperlich sportlich

und durchtrainiert, sie hat einen relativ hohen Grundtonus, ohne dabei angespannt zu wirken. Ihren Körper findet sie »ganz okay, so wie er ist, ich habe halt den, den ich habe.« Sie beschreibt sich als eher leistungsorientiert, zielstrebig und entschlossen. Genuss und Sinnlichkeit gibt es nur in Zeiten der Regenerierung, zur Erholung vom Alltagsstress.
Ein Teil der therapeutischen Arbeit besteht darin, Frau C.'s Attraktionskodes dahin zu erweitern, dass sie sexuelle Erregung auch mit anderen Situationen, Stimuli und Tätigkeiten in Verbindung bringen kann.
Die vorgeschlagenen Experimente, mit denen sie Erfahrungen sammeln will, sind beschrieben in ► Kapitel 6.3.1 (»Arbeit mit der Verbindung zum sexuellen Körper«) und 6.3.2 (»Körperarbeit zum Thema Attraktionskodes«).

Frau und Herr N.
Zu Beginn der Beziehung von Frau und Herrn N. gab es täglichen Sex, jetzt nach 5 Jahren der Beziehung sei der Sex eingeschlafen und komme selten vor (was für dieses Paar einmal monatlich bedeutet), weil sie »irgendwie« keine Lust mehr darauf hat.
Die Paarsexualität bestand in häufigem, kurzem Sex, ohne langes Vorspiel, sie kamen zielstrebig zur Penetration mit häufigen Stellungswechseln, der Sex war »total versaut«. Sie hatten feste Rollenspieltage mit unterschiedlichsten Szenarien. Beide benutzten Druck und Reibungsmodi, um Erregung zu steuern. Beide wurden durch festes und schnelles Stoßen bei der Penetration erregt und konnten dadurch auch zu Höhepunkten kommen.
Frau N.'s Begehren ist sehr unterschiedlich zu dem von Frau C. Ihr Verlangen ist geweckt, wenn es um starke genitale Reize geht, wenn die Situationen sexuell aufgeladen sind und das Spiel mit der Erregung im Vordergrund steht. Wie bei Frau C. springt ihr sexuelles System auf starke Emotionen an, aber es sind nicht Emotionen von Nähe und Verschmelzung, sondern von Kraft, Macht und Ohnmacht. Im Unterschied zu Frau C. kann Frau N. den genitalen Stimuli starke sexuelle Erregung abgewinnen.
Auf der Ebene der individuellen Arbeit mit ihr geht es in der Therapie um eine Erweiterung ihrer Anziehungskodes im Sinne der Erotisierung von Emotionen der Verbundenheit – zusätzlich zu ihren bestehenden Attraktionskodes.
Auf der paardynamischen Ebene ist die Dynamik sehr vielfältig: Zum einen wollte er »nicht immer den harten Sex«, zum anderen wurde es ihm aber auch »zu dirty«. Er hatte die Überzeugung, dass man schmutzigen Sex nicht mit der geliebten Frau, sondern der Geliebten hat. Sie fand »Schmusesex« langweilig (es fehlte die notwendige genitale Stimulation) und gleichzeitig hatte der »harte Sex irgendwie seinen Reiz verloren«.

Herr L.
Dieses Beispiel beschreibt eine ebenfalls regelmäßig auftauchende Konstellation sekundärer Lustlosigkeit. Herr L. (36) hat seine Frau vor 14 Jahren kennengelernt und vor 10 Jahren geheiratet. Er kommt allein, weil seine Frau ihm »die Pistole auf die Brust gesetzt hat«: Wenn sich sexuell nichts ändert, verlässt sie ihn. Er habe schon gelegentlich Lust auf Sex, so alle 1 bis 2 Wochen masturbiere er zu Pornos. Seine Frau habe ihn dabei erwischt, was jetzt auch den Impuls zur Sexualtherapie gegeben hat. Die Selbstbefriedigung mit den Pornos dauere so 10 bis 15 Minuten, bevor er ins Bett gehe, in dem seine Frau schlafend liegt. Er finde das selbst nicht in Ordnung, denn seine Frau gefällt ihm ja immer noch, und sie wünscht sich Sex mit ihm und Initiative von ihm. Er macht es sich selbst und vermeidet seine Frau, »Das ist doch blöd«. Außerhalb der Sexualität sei die Beziehung intakt und liefe gut.
Ein Vergleich der Situationen der Autosexualität und der Partnersexualität ist aufschluss-

reich. Herr L. schaut heterosexuelle Pornos, in denen es um Penetration und Oralverkehr eines Paares geht. Er sei da nicht besonders wählerisch. Fetisch, BDSM und spezielle Porno-Genres stoßen ihn ab. Er masturbiert im Sitzen vor dem Monitor, die linke Hand bedient die Maus, die rechte seinen Penis. Mit drei Fingern streicht er am Penisschaft und dem Eichelkranz mit mittlerem Druck und hohem Tempo und bringt sich so in 10 bis 15 Minuten zum Höhepunkt. Erregung steuert er, indem er die Hand vom Penis nimmt bzw. die Praktik intensiviert. Er macht es immer dann, wenn er »die Gelegenheit dazu hat«, was so viel bedeutet wie immer dann, wenn seine Frau deutlich vor ihm zu Bett gegangen ist.
Die Paarsexualität sei »im Grunde so wie in den Pornos, nur ohne Reizwäsche und künstliches Gestöhne«. Beide wären eher stille Genießer, es gibt ein Vorspiel mit Zärtlichkeiten und intensivem Küssen, dann Verkehr mit Orgasmus, bei ihm immer, bei ihr meistens. Und wenn nicht, sei das auch nicht schlimm. Anschließend liegen sie noch zusammen und schmusen miteinander. Weil der Sex so selten ist, müsse er dann sozusagen immer besonders sein, intensiv und ausgedehnt. Seine Frau sei fast schon argwöhnisch, ob es ihm gefalle.
Seitdem sie ihn mit Pornos erwischt habe, befürchte sie, sie sei nicht mehr attraktiv für ihn und dass er sich anderen Sex wünscht. Dabei genießt er den Sex schon, habe halt nur selten Lust darauf. Seine Autosexualität ist vor allem durch Entspannung motiviert, er masturbierte als Einschlafhilfe seit seiner Jugend und praktiziert das, sobald er die Gelegenheit dazu hat. Er mag seinen Penis, berührt ihn gern und hat auch Genuss an sexueller Erregung. In der Paarsexualität geht es für ihn um Verbindung, Nähe und Geborgenheit, es sei Ausdruck seiner Liebe zu ihr.
Herr L. verfügt über emotionale und genitale Attraktionskodes. Er kann emotionale Verbundenheit und genitale Stimulation zur sexuellen Erregung nutzen. Allerdings macht das In-Erregung-Kommen in einer Situation der Nähe deutlich mehr Aufwand als bei der Selbstbefriedigung: »Es lohnt sich schon, aber …« Herr L. bringt den Vergleich eines 3-Gänge-Menüs mit einer Tiefkühlpizza: »Die Tiefkühlpizza ist halt einfacher«.
Die therapeutische Strategie ist die folgende: Seine Frau ist (zu diesem Zeitpunkt) absolut nicht bereit mitzukommen, »denn *ich* habe ja das Problem, *ich* brauche die Pornos, nicht sie!« Es bleibt also bei individueller Arbeit. Die Überschriften sind Verführung im doppelten Sinn: »Verführung von sich selbst zum Sex mit seiner Frau« und »Verführung seiner Frau zum Sex mit ihm«. Es geht darum, die Hürde zwischen den Zuständen des »sexuell Aus« und »sexuell An« zu verkleinern. Hilfreich dabei ist für ihn das Bild des »sexuellen Stand-by«, also weder aus noch an, aber nicht so weit weg vom Aus. Das besteht in den Schritten,

- einen begehrlichen Blick zu entwickeln (▶ auch Kap. 6.3.2 »Körperarbeit zum Thema Attraktionskodes«): In welchen Situationen ist seine Frau für ihn begehrenswert? Auf was kann er seine Aufmerksamkeit richten, um sein Begehren zu wecken? Im Allgemeinen und speziell bezüglich seiner Frau?
- dieses Begehren zum Ausdruck zu bringen, nicht nur durch das 3-Gänge-Menü, sondern auch durch Flirten, Komplimente, sexualisierte Berührungen, Begegnungen zu initiieren, ohne dass es bis zum Verkehr geht.

Die Arbeit mit Herrn L. verläuft in verschiedenen Phasen: Zu Beginn hat er Spaß daran und entwickelt einen richtigen Entdeckergeist im Spiel mit sexuellen Reizen. Ihm wird deutlich, dass Sex nicht einfach so geschieht, sondern aus Handlungen resultiert und er einen Einfluss auf seine Lust hat. Er beendet die Zusammenarbeit, meldet sich nach ca. einem halben Jahr erneut: Es sei wieder alles eingeschlafen. Diesmal sei seine Frau bereit mitzukommen. In der Paararbeit geht es darum, die erotischen Fähigkeiten des Paares zu erweitern und das Repertoire an Sexualitäten zu erweitern. Im Bild des 3-Gänge-Menüs und der Tiefkühlpizza bleibend, will das Paar seine erotische Speisekarte erweitern, also andere Arten von Erotik entwickeln und nicht nur neue Stellungen praktizieren. Die Zufriedenheit des Paares mit der sexuellen Situation verbessert sich durch Folgendes:

- Frau L. fühlt sich von ihrem Mann wieder begehrt, auch bzw. gerade durch kleine erotisierte Begegnungen im Alltag.
- Sie sehen ihre Paarsexualität als gemeinsames Thema.
- Sie finden den Mut, sich bisher »Unerhörtes« mitzuteilen (Fantasien, Wünsche, Bedürfnisse, Ängste).
- Es kommt zu verabredeten Begegnungen, mit und ohne Geschlechtsverkehr.

7.2.2 Hypersexualität – zu viel Verlangen?

Jede Tätigkeit, die als sinnstiftend erlebt wird, kann benutzt werden, um die eigene Identität zu bilden oder zu stützen: Essen, Arbeit, Sport, Spielen und natürlich auch Sexualität. Diese eignet sich sogar ausgezeichnet, weil Sexualität mit so vielen Bedürfnissen in Verbindung gebracht werden kann: soziale Nähe, intime Bindungen, rauschhafte Selbstauflösung in der Verschmelzung mit einem anderen Menschen oder in der Intensität von Körperempfindungen, Entspannung, Ablenkung, Beschäftigung … Von heilig bis profan lässt sich Sexualität brauchen und missbrauchen.

Die Kommission des DSM-5 hat sich dagegen entschieden, Sexsucht in einer eigenen Diagnose zusammenzufassen – zu viele Varianten, zu unterschiedliche Symptome, zu schwierige Differenzialdiagnostik, zu viele Meinungen und Sichtweisen, um sich auf Leitsymptome festzulegen und das Phänomen zu definieren.

Aus einem embodimentalen Verständnis heraus sind folgende Fragen wichtig:

- Wie genau geschieht es, dass sexuelle Impulse aufmerksamkeits- und handlungsleitend werden?
- Wozu dienen die sexuellen Handlungen?
- Was stattdessen? Was sind die lohnenden Alternativen?

Bei der Frage »Wie genau geschieht es, dass sexuelle Impulse aufmerksamkeits- und handlungsleitend werden?« geht es darum, mit der Person den Prozess zu untersuchen, der dazu führt, dass Sexualität auf diese spezifische Art und Weise eingesetzt wird. Was motiviert zu genau diesem Sex? Worum genau geht es dabei?

Herr V.

Herr V. (54), Angestellter im Außendienst, fährt auf seinen Kundenfahrten ca. einmal wöchentlich in Bordelle auf seinem Weg. Das macht er schon seit ungefähr 5 Jahren. Er kommt zur Therapie, weil er merkt, dass es ihn drängt, es häufiger wird und er Angst hat, die Kontrolle zu verlieren. Und zum anderen, weil seine Frau eine Bordellseite auf seinem Computer gefunden hat und er in Erklärungsnot kam. Seine Frau weiß von der Therapie nichts. Das von ihm formulierte Anliegen ist, die Fähigkeit zu erlangen, auf die Bordellbesuche zu verzichten.

In Anlehnung an Suchtkreisläufe (oder auch Deliktspiralen) wird ein Durchlauf vom Verlassen eines Bordells bis zum nächsten Türschluss untersucht. Dieser Zeitpunkt ist rein willkürlich gewählt. Er ergibt sich aus der Schilderung des Türe-Schließens im Gespräch.
Herr V. verlässt ein Bordell mit einer Mischung aus Befriedigung einerseits und Ärger und Wut andererseits. Die Befriedigung stammt noch aus dem Kontakt mit der Prostituierten. Sie ist einerseits genital, was nicht immer der Fall ist, aber bei dem gewählten Beispiel war es so. Und sie ist emotional, weil er eine für ihn wertvolle Begegnung mit der Prostituierten hatte. Gleichzeitig spürt er Ärger, weil er ein schlechtes Gewissen seiner Frau gegenüber hat. Er fühlt sich schuldig, weil er weiß, wie sehr es seine Frau verletzen würde, wenn sie es wüsste. Er fühlt sich nicht schuldig, weil er Sex mit einer anderen Frau hatte. Für ihn ist die Sexualität mit seiner Frau absolut zufriedenstellend und befriedigend, in Qualität und Quantität. Das sei über viele Jahre stabil mit den lebensphasentypischen Aufs und Abs. Seine Prostituiertenbesuche haben für ihn nichts mit seiner Paarsexualität zu tun, er hat es für sich »schon dahingehend überprüft«, dass sich nichts an der Erotik mit seiner Frau ändert, wenn er nicht ins Bordell geht.
Diese Mischung an Gefühlen lokalisiert er an verschiedenen Stellen seines Körpers: die genitale Befriedigung im Becken, die emotionale Befriedigung als Aktivierung im Oberkörper und Rumpf. Wichtig ist an dieser Stelle nicht, wo und wie er den körperlichen Bezug beschreibt, sondern dass er ihn herstellen, erleben und benennen kann.
Die erste Zeit nach dem Verlassen des Bordells benennt er als Ruhephase. Die Aufmerksamkeit ist nicht bei den Prostituierten und er geht seinem Alltag nach. Diese Ruhe definiert er für sich als den Normalzustand, so wie er sich für gewöhnlich anfühlt. Dieser Zustand hält 1 bis 2 Tage an, dann schaut er nach »den neuen Modellen«. Er weiß genau, in welchem Abstand welches Bordell neue Dienstleisterinnen bekommt, die er sich dann im Internet anschaut. Das sei für ihn wie »im Aldi-Prospekt schauen, ob was Gutes dabei ist«. Wenn eine Dame für ihn interessant ist, besucht er die Seite täglich, ist keine dabei, die ihn interessiert, schaut er so lange, bis er eine passende in einem anderen Bordell findet. Diese Suchphase ist für ihn der eigentliche Anfang des Kreislaufes. Er beginnt zu planen: Wie sieht die kommende Woche aus, führt seine Tour ihn in die Nähe? Und es wäre auch »wie ein logistisches Rätsel, das alles zu organisieren.« Emotional benennt er eine vorfreudige Aufregung bezüglich des Treffens, er freut sich über seine gute Planung und bekommt schon »Appetit«. Körperlich verspürt er leichte sexuelle Erregung und angenehmes Kribbeln im Rest seines Körpers. Diesen Zustand beschreibt er in verschiedenen Intensitäten. Es kann so stark sein, dass er sich nicht mehr auf die Arbeit konzentrieren kann, zum Teil kann er ihn aber auch aktiv in den Hintergrund drängen. Das macht er, indem er sich ablenkt und sich auf etwas anderes konzentriert. Ist der Tag gekommen, freut er sich auf die bevorstehende Begegnung.
Den Eindruck, dass seine Beschreibungen eher nach einem ersten Date klingen als nach einem Prostituiertenbesuch, bestätigt er. Ihm gehe es darum, »diese Frau auch persönlich kennenzulernen und zu erfahren, wer das ist. Das sind ja oft eigentlich ganz normale Frauen aus Osteuropa, die hier ihr Geld verdienen, um ihre Familie zu unterstützen oder ihre Kinder zu versorgen. Manchen würde der Job auch Spaß machen.« Der Sex selbst steht für ihn ziemlich im Hintergrund: »Wenn man dann mit aufs Zimmer geht, ist der Akt eigentlich relativ schnell rum.« Das Aufregende, das, was sich für ihn lohnt, ist der Teil des Kontaktmachens, das Kennenlernen und die Rotlicht-Atmosphäre. Für diesen Teil des Kreislaufes fällt es ihm schwer, körperliche Anzeichen zu benennen, da habe er »noch nie drauf geachtet«, da ist er »immer ganz bei der Sache.« Er sei zufrieden, wenn er die Dame angetroffen habe, die er sich vorher ausgesucht hat und wenn »es gepasst hat«.

Der ganze Zyklus ist für ihn mit überwiegend positiven Zuständen verbunden: Vorfreude, Aufregung, Kontakt, Kennenlernen, alles verbunden mit Gefühlen von Lebendigkeit, (klassischer) Männlichkeit und (Lebens-)Lust. Es überwiegen emotionale Anziehungskodes vor genitalen.
Der einzige Haken für ihn ist, dass ihm der Gedanke kommt, wie sehr es seine Frau verletzen würde. Auf die Frage, ob er ernsthaft auf die Bordellbesuche verzichten wolle, antwortet er mit »Eigentlich nicht«.

Kommen wir zu der Frage, wozu die sexuellen Handlungen dienen. Für Herrn V. ging es nicht um Sex im Sinne von Penetration, oft kam es dazu überhaupt nicht. Sexuelle Erregung bekam er durch Streicheln und Berühren, Schauen und Anfassen, das war das Erregende für ihn. Wenn die Frau ihn dann manuell stimulierte, kam er, je nach Erregungsgrad, relativ schnell zum Höhepunkt. Die genitale Erregung war für ihn auch nicht das Wichtige. Er habe auch mit den Prostituierten nichts anderes gemacht als mit seiner Frau. Im Vordergrund stand für ihn die emotionale Aufregung der Kennenlern-Situation. Ihm ging es nicht um genitale Erregung. Die Begegnung gab ihm das Gefühl, lebendig zu sein. Sie vermittelte ihm das Gefühl von Männlichkeit: eine Frau kennenzulernen und zu erobern, ohne Angst vor Zurückweisung haben zu müssen. Nicht »sie zu haben, sondern etwas mit ihr zu haben« war seine Vorstellung. Das Geschäftliche tat für ihn keinen Abbruch, ganz im Gegenteil: Er »würde nie eine Frau im echten Leben ansprechen«, das wäre »richtiger Betrug« an seiner Frau. Für Herrn V. war noch eine zweite Motivation bedeutsam. Fremde Haut zu berühren, zu riechen, zu betrachten, sich an diesem Frauenkörper zu berauschen und zu ergötzen war sozusagen sein Fetisch.

Die dritte wichtige Frage für das embodimentale Verständnis ist, wie oben genannt: »Wie sieht eine nichtsüchtige Sexualität für diese Person aus?« Herr V. hatte eine Paarsexualität zur Verfügung, die er auch aktiv lebte. Der üblichen Denkschablone der Kompensation außerhalb seiner Beziehung von etwas, dass er sexuell innerhalb seiner Beziehung nicht haben konnte, konnte er für sich nicht zustimmen, außer dem Punkt fremder Mensch, fremde Haut und fremder Körper. Dieses Fremdgehen war für ihn das sexuell Erregende.

In der therapeutischen Arbeit ging es für ihn einerseits um die Themen »Hin zu seiner Frau« und andererseits »weg von den Prostituierten«. Er war sowohl mit der emotionalen als auch mit der sexuellen Beziehung zu seiner Frau zufrieden. Neue, noch unbekannte Arten der Sexualität mit seiner Frau zu entdecken, schien ihm zwar erst einmal interessant, in der konkreten Umsetzung allerdings fand er nicht den Mut, mit seiner Frau etwas anderes zu tun als bisher.

Das Thema des »weg von den Prostituierten« bestand zum einen aus Ausstiegsmöglichkeiten aus dem Bordellzyklus und zum anderen aus einer genaueren Untersuchung seiner Motivation.

Im Therapieraum entwickelte er viele Ideen, was er tun könnte, um den Zyklus zu unterbrechen: Statt der entsprechenden Seiten im Internet, könnte er woanders im Internet unterwegs sein. Er könnte seine Touren so planen, dass keine Zeiten für Bordellbesuche dabei sind. Er könnte auf der Fahrt zum Bordell sich seine Frau vorstellen und wie sehr es sie verletzen würde. Und noch einige Ideen mehr, die alle an der konkreten Umsetzung scheiterten.

Die Betrachtung seiner Motivationen führten zum Thema seines Gefühls der Geschlechtszugehörigkeit, genauer gesagt zu seinem Bild von Männlichkeit. Er entwickelte drei Bilder von sich mit den entsprechenden Verkörperungen:

- Der Profi bezog sich auf seine berufliche Rolle. Hier fühlt er sich kompetent, ist stolz auf seine Leistung und Erfolge. Alle Gefühle und Gedanken dazu kann er körperlich ausdrücken und wahrnehmen, im Sitzen, Stehen und Gehen.
- Dann gibt es noch den Gentleman, womit er seine Rolle als Ehemann beschreibt. Der Gentleman entspricht dem Bild der guten alten Schule eines zuvorkommenden, beschützenden und versorgenden Mannes, der sich um seine Frau kümmert. Auch für diese Rolle kann er ein deutlich wahrnehmbares Embodiment herstellen.
- Die dritte Rolle beschreibt den Liebhaber, als der er sich bei seinen Bordellbesuchen erlebt. Da ist er lebendig, aufgeregt und erregt, Frauen interessieren sich für ihn und er ist in Kontakt mit ihnen und geht mit ihnen aufs Zimmer.

Konfrontiert damit, dass die Situation künstlich ist, dass es gekaufte Beziehungen sind, Inszenierungen vor dem Hintergrund eines Machtgefälles zwischen Freier und Dienstleisterin, wird er nachdenklich und wirkt traurig. Die Frage des Therapeuten, ob dieser Eindruck stimmt, bejaht er: »Ich weiß schon, dass es eine Illusion ist. Aber es ist so einfach.«

Eine Verkörperung der Rolle als erotischer Mann, der auf Frauen zugeht, umwirbt und erobert, ist ihm außerhalb des Bordellkontextes nicht möglich. Die Arbeit daran und damit macht deutlich, wie wenig ausgebildet sein Bild von erotischer Männlichkeit ist. Die Idee, die erotische Beziehung zu seiner Frau als Experimentierfeld zu nutzen, um mit dieser Rolle Erfahrungen zu sammeln, sprach ihn an und er ließ sich auf einige Experimente ein.

7.2.3 Larvierte Lustlosigkeit

Menschen wissen intuitiv, was von ihnen erwartet wird: »Sex gehört zu einer funktionierenden Beziehung dazu«, »Es ist schon so lange her, seit dem letzten Mal«, »Die Laune ist schon wieder so komisch«. Und Menschen wollen einen guten Job machen, also lassen sich viele auf Sex ein, obwohl ihnen nicht danach ist. Das ist im Sinne des responsiven Modells (Basson, 2000) sehr sinnvoll und sexuell intelligent, vielleicht kommt »der Appetit ja beim Essen«. Wenn er aber nicht kommt und der Sex so weitergeführt wird, als wäre die Lust da, kommt es bei Männern häufig zu Erektionsstörungen, bei Frauen zur Dyspareunie. Lust und Erregung lassen sich wie Körper und Geist zwar getrennt betrachten, sie funktionieren und entstehen allerdings als Einheit. Manche sexuellen Funktionsstörungen sind »larvierte Lust- bzw. Erregungsstörungen«. Damit soll keine neue Diagnosekategorie eröffnet werden, sondern für eine Bewusstheit auf therapeutischer Seite geworben werden.

Herr K.
Herr K. (35) kommt wegen Erektionsstörungen. Bei genauer Befragung stellt sich heraus, dass seinen Erektionsstörungen eine Phase der Lustlosigkeit vorausging. Er hat sich zum Sex gezwungen, allerdings hat es dann nicht funktioniert. Mit diesem Ereignis begann aber schon die Angstspirale. Er hatte im Anschluss an dieses Ereignis öfters Sex initiiert, aber nicht, weil er Lust darauf hatte, sondern weil er überprüfen wollte, »ob es diesmal funktioniert«. Es funktionierte wiederholt nicht und die Angstspirale, sexuell zu versagen, war stabil etabliert. Es folgte der übliche Weg, bis Menschen in die Sexualtherapie kommen: eine Zeit des Vermeidens, der Gang zum Urologen und eine Experimentierphase mit PDE-5-Hemmern (Potenzmittel) bis zum resignierten Aufsuchen eines*einer Therapeut*in.

Bei Herrn C. zeigt sich zunächst eine Erektionsstörung. Doch solange im Hintergrund eine unbemerkte Lustlosigkeit existiert, ist die Arbeit an der Erektionsfähigkeit zum Scheitern verurteilt.

7.3 Lust beim Sex

Zur Wiederholung: Lust beim Sex meint nicht nur sexuelle Erregung, sondern die Gesamtheit der körperlichen Wahrnehmungen, der Gefühle und Gedanken – zusammengefasst: die subjektiv erlebte Körperlichkeit während einer sexuellen Begegnung. Daraus ergibt sich eine Einteilung unter dem Fokus des Erregungsaufbaus, aus der heraus im Folgenden die sogenannten Funktionsstörungen betrachtet werden:

- Erregungs- und Emotionsregulation *unmittelbar* vor einer sexuellen Interaktion
- Steuerung der sexuellen und emotionalen Erregung während einer sexuellen Interaktion
- Selbststeuerung am Ende des Erregungszyklus (Anorgasmie/Anejakulation)

7.3.1 Erregungs- und Emotionsregulation unmittelbar vor einer sexuellen Interaktion

Zu den meisten »Störungen der sexuellen Funktion« gehören begleitende Gefühle und Gedanken schon im Vorfeld und zu Beginn einer sexuellen Interaktion (► Tab. 7-2):

Tab. 7-2 Sexuelle Funktionsstörungen und Beispiele vorausgehender Ängste

Funktionsstörung	Mögliche Befürchtungen
Dyspareunie/Vaginismus	»Wird es wieder weh tun? Wann kommt der Schmerz?«
Erektionsstörungen	»Klappt es diesmal? Bleibt er steif?« »Kann ich abliefern?«
Ejaculatio praecox	»Hoffentlich geht es diesmal länger.«
Anorgasmie	»Jetzt muss es aber funktionieren!«

Die Befürchtung einer misslingenden Begegnung, eines Versagens in irgendeiner Variation, bringt den Organismus in einen Zustand von Angst. Dieser Zustand geht einher mit einer Aktivierung des sympathischen Teils des Nervensystems: Der Muskeltonus erhöht sich, das Atemmuster verändert sich (Betonung der Einatmung, weniger Volumen, evtl. unregelmäßige, chaotische Atmung) und es gibt mimische Veränderungen. Alle diese Veränderungen stehen sexueller Erregung nicht per se im Wege. Gerade in den Spannungsmodi werden höhere körperliche Spannungszustände zur Erregungssteigerung genutzt. Allerdings ist die organismische Gestimmtheit im sexuellen Kontext in ihrer komplexen Gesamtheit eine andere als in den unterschiedlichen Varianten der Angstspiralen.

Die embodimentale Sichtweise wählt den Zugang über die Arbeit mit den körperlichen Prozessen. Das handlungsleitende Prinzip besteht darin, die Veränderungen auf der körperlichen Ebene ins Bewusstsein zu bringen und sie darüber zu steuern. Um aus der Versagensangst herauszukommen, braucht es ein Gefühl der Sicherheit. Dieses kann erreicht werden durch den Wechsel in eine Situation der Verbundenheit und/oder durch den Wechsel in einen Zustand der Kraft und Potenz (im eigentlichen Sinn des Wortes). Zur praktischen Umsetzung dient die Technik des Alba Emoting™ (▸ Kap. 3.2). Auf der Ebene der Basisemotionen geht es darum, aus einem Zustand der Angst in einen Zustand der sicheren Verbindung mit sich (Kraft, Potenz) oder dem Gegenüber (Verbundenheit) zu kommen, damit sexuelle Erregung entstehen kann.

Viele Hilfesuchende assoziieren als Alternative zur hohen Anspannung der Angst einen Zustand der Entspanntheit. Oft ist dieser Unterschied allerdings zu groß, und es gelingt nicht, sich per kognitiver Entscheidung in einen entspannten Zustand zu bringen. An dieser Stelle hilft das Bild, die Spannung zu nutzen und in eine gute Spannung, eine »Wohl-Spannung« oder Dynamik zu kommen. ▸ Tabelle 7-3 stellt die Effektorpatterns der verschiedenen Basisemotionen dar.

Tab. 7-3 Effektorpatterns der Basisemotionen Angst, Aggression, Verbundenheit

	Angst	Aggression	Verbundenheit
Tonus	hoch bis sehr hoch, Mimik gespannt bis starr	hoch, Kiefer oft gepresst, angespannte Mimik, fester Blick	niedrig bis mittel, Mimik entspannt, weicher Blick
Rhythmus/ Tempo	hohes Tempo	mittelschnelles bis schnelles Tempo	Tempo der Bewegung mittel bis langsam
Raum	Bewegungen oft stakkatoartig, kleine Amplituden, Orientierung rückwärts	Amplituden variabel, von klein/zitternd bis fest und groß, Orientierung vorwärts	Bewegungsamplituden groß bis klein
Atmung	enge Atmung, wenig Volumen, schnell, vorwiegend Brustatmung	eher schnelles Atmen, oft Brustatmung, gespannte Bauch-/ Rumpfmuskulatur	großer Atemraum, viel Volumen, Bauchatmung in regelmäßigem, eher langsamem Rhythmus

Über die Arbeit mit Verkörperungen sind zahlreiche Interventionen möglich.

Arbeit mit den unterschiedlichen Zuständen und Befindlichkeiten

Das Entdecken und Erleben der Muster kann in der Sitzung aktiviert werden, z. B. über ein übendes oder psychoedukatives Vorgehen, bei dem die Patterns in Reinform angeleitet werden. Die individuelle Konkretisierung der Patterns lässt sich durch Imagination entsprechender Situationen in der Biografie der Klient*innen erlebbar machen. Außerhalb der Sitzung können die Patterns als Beobachtungsexperiment mitgegeben werden.

Sind die individuellen Muster für die Klient*in erlebbar, ist der nächste Schritt das Modulieren der Patterns als emotionsregulierende Technik. Dabei kann sowohl innerhalb der einzelnen Emotionsqualitäten die Intensität variiert werden als auch der Wechsel von einer Emotion in die andere praktiziert werden. Die Übertragung in den sexuellen Kontext geschieht über den spielerischen Einbezug der verschiedenen Emotionalitäten in die Selbstbefriedigung.

Bei dieser Art der Körperarbeit ist zu beachten, dass das Prinzip relativ schnell auf der kognitiven Ebene verstanden ist. Das Anwenden allerdings braucht seine Zeit der Übung, des Ausprobierens und Erfahrungsammelns. Es ist wichtig, die Klient*innen im Dilemma des Wissen-wie und des Tuns zu begleiten. Häufig passiert es, dass die Klient*innen den Leistungsdruck der sexuellen Situation auf die regulatorischen Techniken übertragen. Dieses Phänomen lässt sich als Ausdruck der Problemaktualisierung nutzen, wenn es dem*der Therapeut*in gelingt, die Körperarbeit nicht als leistungsorientiertes Trainingsprogramm zu betrachten (▸ auch Kap. 6.2).

Differenzierung in Emotionen, Kognitionen und somatische Marker

Wenn den Klient*innen die Unterscheidung in Gefühle, Gedanken und körperliche Zustände nicht nur kognitiv klar ist, sondern sie die verschiedenen Ebenen im subjektiven Erleben wahrnehmen und zuordnen können, kann die Wechselwirkung zwischen den Ebenen bewusstseinsfähig und damit – in gewissem Maße – regulierbar werden. Vielen Klient*innen hilft dabei die Basisübung der »Achtsamkeitsbasierten Stressreduktion«. Bei dieser Übung werden die Klient*innen angeleitet, ihren Aufmerksamkeitsfokus auf die Wahrnehmung der Atembewegung zu richten und dort zu halten. Zum Beispiel soll die Wahrnehmung darauf gerichtet bleiben, wie sich durch das Atmen die Haare in der Nase bewegen. Eine Beobachtung der Bewegung der Bauchdecke erfüllt den gleichen Zweck. Dann soll der Aufmerksamkeitsfokus über 5 Minuten auf diese Wahrnehmung gerichtet bleiben, was erst einmal nicht gelingt. Es gibt so gut wie immer Wahrnehmungen, die sich in den Vordergrund drängen: ein vorbeiknatterndes Motorrad, ein schmerzendes Knie, ein juckendes Haar, eine Erinnerung oder anstehende Erledigung. Sinn und Zweck der Übung ist es, genau diese Aufmerksamkeitsverschiebung wahrzunehmen und wieder zurückzukommen zum eigentlichen Fokus. Ziel ist es, einen inneren Beobachter zu installieren, der die Aktivität des eigenen Geistes wahrnimmt und sie ausrichtet. Die Klient*innen machen dadurch die Erfahrung, dass sie durchaus störende Gedanken oder Empfindungen haben können, aber sich nicht dadurch von ihrem selbstgewählten Fokus dauerhaft abbringen lassen.

Es geht dabei unter anderem um die Fähigkeit, einem Gedanken wie »Hoffentlich klappt es diesmal« die Macht über die eigene Befindlichkeit zu entziehen und sich der eigenen organismischen Befindlichkeit zu bemächtigen. Gedanken, Gefühl und körperliche Reaktion werden entkoppelt und den Gedanken dadurch sozusagen ihre emotionale Wirkungen genommen: Sie werden »entschärft«.

Wichtig bei der Übung ist, dass sie regelmäßig praktiziert wird, damit es eine selbstverständliche Gewohnheit wird, sich nicht von den eigenen Gedanken in emotionale Zustände ziehen zu lassen. Täglich 5 Minuten ist dabei effektiver als einmalig eine Stunde in der Woche.

Die Übung erinnert stark an Meditation und vielen Klient*innen ist das schon zu esoterisch. Eine Rationalisierung über die dritte Welle der Verhaltenstherapie (▸ Kap. 1) ist da hilfreich, aber natürlich ist auch diese Art der Körperarbeit nicht für jede*n geeignet.

Arbeit an der Erwartungshaltung

Die Arbeit mit und an der Erwartungshaltung der Klient*innen ist ein wichtiges Element im Umgang mit der Versagensangst. In der Regel steht hinter den meisten Erwartungen das klassische sexuelle Skript, dass die sexuelle Interaktion in einem von Orgasmen gekrönten Geschlechtsverkehr besteht. Diese Überzeugung ist auf der kognitiven Ebene sozusagen tief im impliziten Wissen verankert und hat emotionale wie körperliche Konsequenzen: Sex ohne Penetration hinterlässt mit dieser Überzeugung bei vielen ein Gefühl der Unzulänglichkeit, der Unreife und des Nichtkönnens. Auch viele der Klient*innen, die durch orale oder manuelle Stimulation deutlich intensivere Orgasmen als durch Penetration erleben, beschreiben diese Praktiken als nicht vollwertig.

Einer klassischen kognitiven Umstrukturierung dieser Überzeugung sind klare Grenzen gesetzt. Was es braucht, sind wiederholte Erfahrungen sexueller Begegnungen ohne Penetration, die emotional wie genital befriedigend sind. Wie beim Begehren gilt auch hier: Das ist das Ergebnis eines Prozesses, es kann nicht an dessen Anfang vorhanden sein.

Ziel der Arbeit an der Erwartungshaltung ist nicht, den Klient*innen penetrativen Sex auszureden oder diesen abzuwerten. Es geht darum, das sexuelle Repertoire zu erweitern, um Versagensangst zu reduzieren. Wenn auch nichtpenetrativer Sex einen Platz als »vollwertige Mahlzeit auf der erotischen Speisekarte« findet, nimmt das einen großen Teil des Leistungsdrucks. Dafür braucht es die wiederholte Erfahrung der – um im gastronomischen Bild zu bleiben – erotischen Sättigung: das Erleben genitaler und emotionaler Befriedigung. Hilfreich dafür ist, bei den Klient*innen eine Bewusstheit dafür zu entwickeln, wie sich für sie emotionale und genitale Befriedigung anfühlen, woran sie »merken«, dass sie befriedigt sind. Je feiner die Wahrnehmung diesbezüglich ist, umso eher kann Befriedigung über mehrere Wege erreicht werden.

Es bleibt allerdings folgendes unauflösbares Dilemma, mit dem nur mehr oder weniger konstruktiv umgegangen werden kann: Da gibt es einerseits den Wunsch zu funktionieren und – was auch immer – zu können, und andererseits die Idee, von diesem Wunsch Abstand zu nehmen, damit das Gewünschte passiert. Kurz gesagt, das Dilemma zwischen etwas tun und etwas geschehen lassen. Das führt beispielsweise zu den Paradoxa des »verbissen nichtverbissen sein«, »perfekt unperfekt sein«, »mal eben schnell entspannen«, »nichtwollen wollen« und dergleichen.

Aus der embodimentalen Perspektive geht es darum, das Erleben auf der körperlichen, emotionalen und kognitiven Ebene bewusst zu machen und zu gestalten. Eine mögliche Intervention sind Verabredungen zu nichtpenetrativem Sex, um quasi per Definition den Penetrationsdruck zu nehmen. Der Zeitpunkt für ein solches Vorgehen muss gut gewählt sein.

Notfalltechniken

In der extremen Form kann die Angst im Vorfeld einer sexuellen Begegnung durchaus zu panikartigen Symptomen führen. Für die Betroffenen ist es sinnvoll, für diesen Fall einige Notfalltechniken zur Verfügung zu haben, um die Überaktivierung zu beenden. Je nach Vorliebe der Therapierenden steht ein großes Repertoire an Möglichkeiten zur Verfügung, z. B. die Step-out-Technik des Alba Emoting™ oder das Tapping aus verschiedenen Schulen der Traumatherapie. Vielen Klient*innen helfen schon – im Vergleich zu den Techniken aus irgendwelchen Systemen – simple Handlungen wie kräftiges Springen, Treppenlaufen, Spazierengehen.

Wichtig ist, dass die Klient*innen etwas zur Verfügung haben, um aus dem körperlichen Zustand der Panik und Überaktivierung herauszukommen. Die Ängste im Vorfeld bekommen durch die konkreten Inhalte ihre individuelle Ausgestaltung. Das »Lampenfieber« bei einer erektilen Dysfunktion ist ein anderes als die Angst vor zu erwartendem Schmerz bei der Dyspareunie.

7.3.2 Steuerung der sexuellen und emotionalen Erregung beim Sex

Mit der hier gewählten Einteilung entlang des Erregungsaufbaus finden sich Erektionsstörungen in der gleichen Gruppe wie Dyspareunien und Vaginismus. Was die beiden verbindet, ist zum einen ein traditionell somatisches Ursachenmodell. Beide Störungen gelten in der Sexualmedizin als überwiegend somatisch begründet und dementsprechend wird auch auf der somatischen Ebene gesucht. Es finden sich auch viele somatische Ursachen, deren Therapie allerdings nicht immer die sexuelle Symptomatik löst. Zum anderen verbindet beide Störungen die simple Logik, dass Sex, der sich nicht lohnt, meistens auch nicht funktioniert. Die Vasokongestion bleibt aus, und das, was für die meisten Menschen mit Sex assoziiert ist – der Geschlechtsverkehr – wird unmöglich.

Geht man von einem biopsychosozialen Modell aus und verzichtet auf klare Ursache-Wirkungs-Linearitäten, imponieren beide Syndrome durch ein hochkomplexes Geflecht an Wechselbeziehungen verschiedenster Faktoren.

Dyspareunie und Vaginismus

Ein embodimentorientiertes Vorgehen richtet den Fokus auf das subjektive körperliche Erleben der Klient*innen. Das Schmerzerleben als eine Form des Körpererlebens ist auf komplexe Art und Weise mit biopsychosozialen Faktoren verknüpft und dementsprechend variiert das Erleben von Schmerz und der Umgang damit hochgradig individuell.

Weil das subjektive Erleben von Schmerz und Angst im Vordergrund steht, sind hier auch Vaginismus und Dyspareunie in einem Kapitel beschrieben.

Das Vorliegen medizinischer Befunde muss geprüft sein. Ob das Voraussetzung für eine Behandlung ist oder auch im Laufe der therapeutischen Arbeit – auf der Basis einer therapeutischen Beziehung – geschehen kann, liegt im Ermessen der Therapierenden. Meistens waren die Klientinnen schon in der Gynäkologie vorstellig, bevor sie sich an eine*n Sexualtherapeut*in wenden.

Auf der psychologischen Ebene geht es um die Betrachtung des Schmerzerlebens einerseits und den Umgang damit andererseits. Auf diagnostischer Ebene finden sich häufig Anzeichen für mehrere ICD-Diagnosen, wie z.B. Somatisierungsstörung, phobische Reaktion oder Angststörung. Je nachdem, was gerade im Fokus der Therapie ist, treten andere Aspekte in den Vordergrund. Verbindendes Element aller Aspekte ist das individuelle Erleben, was den phänomenologischen Zugang begründet.

Auf der soziologischen Ebene spielt vor allem das Thema Beziehung eine Rolle, unabhängig davon, ob eine besteht oder gewünscht wird.

Ein Fokus auf das körperliche Erleben ermöglicht verschiedene Zugänge, z. B.:

- Wie hängen körperliche Spannung, sexuelle Erregung, körperliche Schmerzen bzw. Verkrampfung des Vaginaleinganges zusammen?
- Wo und wie genau wird der Schmerz erlebt? Wann gibt es Variationen in Qualität bzw. Intensität des Schmerzes?
- Eine genaue Erforschung des subjektiven Schmerzerlebens lässt sich nutzen zur Modifikation des Schmerzes über Bewegung/Muskelspannung, Atmung und Aufmerksamkeitssteuerung.
- Welche Arten schmerzfreier Sexualität bestehen oder sind noch zu entdecken? Welcher Sex lohnt sich für diese Klientin?
- Wie ist das allgemeine Körpererleben im Alltag, bzw. das Schmerzerleben?

Das konkrete Vorgehen ergibt sich aus der Arbeit mit der Verbindung zum sexuellen Körper (▸ Kap. 6.3.1: »Arbeit mit der Verbindung zum sexuellen Körper«) und dem Gefühl der Geschlechtszugehörigkeit (▸ Kap. 6.3.2: »Arbeit an und mit dem Gefühl der Geschlechtszugehörigkeit«). Auch bei der Arbeit auf der Paarebene liegt der embodimentale Fokus auf dem Erleben der körperlichen Befindlichkeiten und Zustände vor, während und nach der sexuellen Interaktion.

Therapeutische Interventionen dienen den folgenden Zielen:

- Veränderung des Körpererlebens hin zur Fähigkeit, Genuss und Wohlgefühle zu erleben, in sexuellen und nichtsexuellen Kontexten;
- Entwicklung sexueller Fähigkeiten, schmerz- und angstfreien Sex zu erleben und zu genießen;
- Aufbau von Selbstsicherheit, im Allgemeinen wie auch im Hinblick auf sexueller Selbstsicherheit;
- Fähigkeit zur Abgrenzung, Fähigkeit, »Nein« zu sagen zu allem, was nicht gewollt wird, um umgekehrt auch »Ja« zu sagen zu allem, was gewollt wird;
- Veränderung des Schmerzerlebens und/oder des Umgangs damit.

Frau A.

Frau A. (34) kommt in die Sexualtherapie, nachdem ihr von ihrer Gynäkologin ein Vaginismus diagnostiziert wurde. Sie hat sich im Internet belesen, sich Hegar-Stäbe besorgt und schon reichlich damit geübt. Sie übt täglich und kann den dicksten Stab meistens aufnehmen. Sie übt auch mit ihrem Partner, »der kann auch schon rein, aber Spaß macht das nicht«. Eigentlich sei es ihr zweiter Anlauf, der erste war vor einigen Jahren, »ist aber im Sande verlaufen«. Sie kommt jetzt, weil ihr Partner mit Trennung gedroht hat, »wenn sich diesmal nichts ändert. Er will normalen Sex haben«.

Das Üben mit den Hegar-Stäben macht sie »nebenbei, wie mechanisch, beim Fernsehenschauen. Das hilft, mich nicht so auf den Schmerz zu konzentrieren.« Die Absicht dahinter ist nachvollziehbar – und entspricht ihrem Erleben von »aber Spaß macht das nicht«. Auch die Trainingseinheiten mit ihrem Partner dienen der Herstellung der Penetrierbarkeit und sind für beide mit wenig Lust und Erregung verbunden. Die Klientin hat einen ersten Schritt bereits getan und hat entdeckt, dass Penetration prinzipiell möglich ist, dass sie den Penis vaginal aufnehmen kann, ohne dabei zu Schaden zu kommen.

Die weitere Therapie baut auf diesen Fähigkeiten auf und stellt das Erleben von Genuss, sinnlicher Lust und sexueller Erregung in den Vordergrund.

Als Paar verfügen Frau A. und ihr Partner über Erfahrungen mit nichtpenetrativem Sex in Form von BDSM-Rollenspielen, mit ihr in der dominanten Rolle. Bei diesen Inszenierungen hat sie die Kontrolle über das Geschehen, vaginales Aufnehmen kommt nicht vor und die Interaktion ist emotional hoch aufgeladen. Durch achtsame Selbstbeobachtungen während der Rollenspiele, zu denen sie in der Therapie angeregt wurde, wird ihr bewusst, dass sie mit sehr hoher Körperspannung in sexuelle Erregung kommt. Was ihr direkt einleuchtet, ist, dass sie sich in ein Dilemma begibt: Einerseits nutzt sie einen hohen Muskeltonus zur sexuellen Erregung, andererseits beeinflusst sie mit (zu) hoher Spannung die psychosomatischen Abläufe in negativer Weise.
In der Therapie werden Enactments zu beiden Seiten des Dilemmas entwickelt. Während der BDSM-Spiele achtet sie darauf, mit weniger Muskelspannung zu agieren, ihren Atem tiefer werden zu lassen und Bewegungsqualitäten zu variieren. Die Fähigkeiten dazu werden in der Sitzung entwickelt: Am Beispiel des Sitzens, Stehens und Gehens mit verschiedenen Qualitäten erlebt sie deutlich die Unterschiede. Hier ist die Richtung von der hohen Spannung in weniger und vor allem variable Spannung zu kommen, ohne dabei die sexuelle Erregung zu verlieren. Auf der anderen Seite des Dilemmas geht es darum, in einen Zustand sexueller Erregung zu kommen und die Erregung zu halten, ohne dass es mit extremer Muskelspannung einhergeht. Dazu bindet sie die Qualitäten weicher, fließender Bewegungen in Kombination mit einem tiefen, gleichmäßigen Atemmuster in ihre Selbstbefriedigungsgewohnheiten mit ein.
Die Erkundungsexperimente zu Hause werden in der Sitzung durch Übungen zur Wahrnehmung und Ansteuerung des Beckenbodens vorbereitet und unterstützt. Die Klientin ist hochmotiviert, sie übt und praktiziert regelmäßig und macht innerhalb von 2 Monaten große Fortschritte in Richtung Genuss sexueller Erregung mit verschiedenen Bewegungsqualitäten und damit Anspannungsniveaus. Daraus entwickelt sich die nächste Phase der Behandlung. Ihre zunehmende sexuelle Kompetenz verändert das bestehende Gleichgewicht in der Beziehung und erfordert Anpassungsprozesse auf der paardynamischen Ebene.

Erektionsstörungen

Aus einer embodimentalen Perspektive steht bei Problemen mit der Erektion die enge Verbindung mit der männlichen Identität im Vordergrund. Männer sind im Kampf um ihre Erektion auch zu selbstschädigendem Verhalten bereit. So verzichten sie z. B. auf Kondome und nehmen das Risiko sexuell übertragbarer Krankheiten auf sich, sie intensivieren funktionierende Praktiken bis ins Übermaß, sie schlucken jedes hilfeversprechende Mittel aus dem Internet. Hintergrund ist die enge Kopplung der Erektion mit der Identität als richtiger und ganzer Mann: Erigo ergo sum. Steht er, so bin ich.

Die Diskussion, ob diese enge Verbindung kulturell oder natürlich ist, ist aus embodimentaler Sicht nicht relevant. Hier liegt der Fokus auf dem Umgang mit der ganz individuellen Ausgestaltung dieses Körper-Umwelt-Systems. Die Verbindung männlicher Identität und Erektion ist jedenfalls alt. Schon Odysseus ließ sich an seinen Mast binden, um den Sirenen zu widerstehen.

Aus embodimentaler Perspektive gibt es zwei Ansatzpunkte des therapeutischen Vorgehens:

- die Arbeit an und mit der konkreten Erektionsfähigkeit und
- die Arbeit am männlichen Selbstwert und der Identität als erotischer Mann.

Das Konzept des Gefühls der Geschlechtszugehörigkeit (▸ Kap. 5.5.2) bietet Interventionen für beide Themen. Ziel ist die Entwicklung eines Selbstbewusstseins im doppelten Sinn. Zum einen geht es darum, dass sich der Mann seines sexuellen Körpers bewusst wird. Das meint die erlebte Verbindung zu seinem Geschlechtsorgan (sei es ein Penis, Penoid oder ein Intergenital). Zum anderen geht es um die Entwicklung seiner Männlichkeit im Sinne eines allgemeinen Selbstbewusstseins, also der Fähigkeiten, seine Verletzlichkeiten und Bedürfnisse genauso wahrzunehmen und auszudrücken wie seine Kraft und Begierde.

Die Arbeit an und mit der konkreten Erektionsfähigkeit. Auf dieser Ebene geht es darum, dass der Mann ein vertieftes erlebtes Verständnis für seine ganz eigene Lustfunktion entwickelt. In ▸ Kapitel 6.3.1 (»Arbeit mit der Verbindung zum sexuellen Körper«) sind einige methodische Zugänge für die Entwicklung des Gefühls der Verbindung zum sexuellen Körper aufgeführt. Zum Einstieg empfiehlt sich eine genaue Betrachtung des sexuellen Geschehens mithilfe der Erregungskurven in verschiedenen Kontexten. Sehr hilfreich ist es, wenn es in der Selbstbefriedigung positive Erlebnisse gibt oder es in der Biografie befriedigende Erlebnisse gab, die einen Vergleich mit der misslingenden Situation ermöglichen.

Vielen Männern ermöglicht das Zeichnen eines Schaubildes mit Koordinatenkreuz und verschiedenen Erregungskurven einen guten Zugang. Das Prinzip ist schnell erklärt und den meisten Männern fällt es leicht, ihre Kurven selbst zu zeichnen. Wichtig ist, verschiedene Zeitpunkte zu benennen und einzuzeichnen, z. B. den Beginn der Erregung, den Beginn der Erektion, die Ejakulation, den Orgasmus oder das klingelnde Telefon.

Eine Kurve zeigt den Verlauf der sexuellen Erregung mit dem Fokus auf körperlichen Empfindungen: das An- und Abschwellen, Muskeltonus, Atmung, Bewegung, alle körperlichen Symptome im Sinne von somatischen Markern (auch solche, die eher einen Hintergrund bilden). Eine zweite Kurve beschreibt die subjektiv erlebte Befindlichkeit auf der emotionalen Ebene, wie z. B. Vorfreude, Lampenfieber, Nähe, Angst, Lust. Je mehr verschiedene Emotionen erlebt werden können, umso besser ist die Wahrnehmung. Die Skala dieser Kurve auf der y-Achse reicht von unangenehm bis angenehm. Eine dritte Kurve kann das Geschehen auf der kognitiven Ebene abbilden: Welche Gedanken kommen wann in den Sinn? Die Beschriftung der y-Achse kann z. B. als erregungssteigernd bis erregungshemmend benannt werden oder als hilfreich bis störend, je nachdem, welche Sprache die Person benutzt. Die Benutzung weiterer Kurven hängt von den Vorlieben des*der Therapeut*in ab, beispielsweise kann noch eine Kurve für die Aufmerksamkeitssteuerung gezeichnet werden. Hier gilt es, ein passendes Maß zu finden zwischen Komplexität und Ausführlichkeit.

Ziel des kognitiven Zugangs über die Erregungskurven ist es, die Männer dazu zu motivieren, ihr körperliches und emotionales Erleben zu erkunden. Die meisten Männer erleben eine erektile Dysfunktion so, als ob sie ihnen geschieht. Mit den Erregungskurven werden die Männer befähigt, ihren aktiven (wenn auch nichtintentionalen) Anteil ihres Handelns zu erkennen. Die therapeutische Leitfrage ist auch hier: »Wie machen Sie Ihre Erektionsstörung?«

Tabelle 7-4 zeigt wichtige körperliche Faktoren, deren Berücksichtigung sich in der Regel therapeutisch lohnt, und häufig vorkommende Beschreibungen:

Tab 7-4 Körperliche Wahrnehmungen und mögliche Variabilität

Körperliche Wahrnehmungen	Qualitäten zur Beschreibung
Atmung	• von frei fließend bis zu gepresst oder angehalten • Brust- und oder Bauchatmung (evtl. um Flankenatmung ergänzen) • viel Volumen bis wenig Volumen • schnelle bis langsame Atembewegung • gleichmäßig bis unregelmäßig
Bewegungen	• klein bis groß, eng bis weit • angespannt über locker bis schlaff • schnell bis langsam • gerichtet bis ziellos • machen bis geschehenlassen • festgelegt bis variabel
Muskelspannung	• von fest, angespannt über dynamisch, geschmeidig bis zu locker und schlaff • zitternd bis weich
Aufmerksamkeits-zentrierung	• auf sich selbst: körperliche Wahrnehmungen, Gefühle, Gedanken • auf den*die Partner*in: Erregung, Mimik, Körper • auf den gemeinsamen Prozess: von der Verschmelzung bis zur Isolation

Wenn der Klient diese Frage für sich selbst beantworten kann, geht es im nächsten Schritt darum, diese Faktoren zu modulieren und zu gestalten. Dabei ist es wichtig, nicht konkretes Verhalten vorzugeben, sonst verkommt die Arbeit zur Sexgymnastik. Zentrales Prinzip ist, dem Klienten zu vermitteln, dass die Art und Weise, wie er sexuell handelt, wie er seinen Körper einsetzt, direkten Einfluss darauf hat, was er dabei erlebt.

Eine klare Vorgabe von Verhaltensweisen macht keinen Sinn. Erektionsstörungen können z. B. mit zu viel und zu wenig Körperspannung einhergehen. Niemand weiß, wie genau Körperspannung zu sein hat, damit ein Penis optimal erigiert. Jeder Körper ist anders und jeder Mensch individuell. Aufgabe des*der Therapeut*in ist es, den Klienten zu befähigen, sein Verhalten und Erleben zu steuern.

Weitere Übungen und Interventionsmöglichkeiten finden sich in Sztenc (2018).

Die Arbeit an der Identität als erotischer Mann*. Hier geht es um das in ▶ Kapitel 5.5.2 beschriebene Gefühl der Geschlechtszugehörigkeit. In der typisch männlichen Sozialisation stellt die sexuelle Funktionsfähigkeit eine Säule der männlichen Identität dar. Das trifft heterosexuelle cis-Männer ebenso wie alle anderen männlichen Geschlechter. Die Prägungen einer Leistungsgesellschaft, mit tausenden von Jahren des Patriarchats, treffen alle Gendergruppen.

Dieser Teil des therapeutischen Prozesses ist eher ein psychotherapeutischer als ein spezifisch sexualtherapeutischer. Mit der Perspektive des Embodiment wird die Leitfrage formuliert als: Wie verkörpert dieser Mann seine Männlichkeit?

Im praktischen Vorgehen lassen sich wieder die drei Ebenen der körperlichen Anzeichen, Emotionen und Kognitionen unterscheiden. Einsteigen lässt sich auf jeder der Ebenen, die kognitive kommt vielen Männern entgegen.

Eine Einstiegsmöglichkeit ist eine Assoziationskette zum Thema Mann-Sein. Dazu bekommt der Klient die Aufgabe, alles schlagwortartig zu notieren, was ihm in den Sinn kommt. Der Klient wird angeleitet, seine Ideen möglichst ohne Zensur und ohne langes Nachdenken fließen zu lassen. Das Ergebnis dient als Einstieg in die Vorstellungen des Klienten, wie er Männlichkeit für sich definiert.

Eine Einstiegsmöglichkeit auf emotional-körperlicher Ebene ist das Suchen von verschiedenen Befindlichkeiten, in denen sich der Klient häufig erlebt. Im Unterschied zu den sozialen Rollen (Partner, Vater, Sohn, Bruder, Arbeitender, …) geht es hier mehr um die organismischen/körperlichen Zustände, einhergehend mit den entsprechenden Gefühlen, die der Klient von sich kennt, z. B. der Wüterich, der Zarte, der Grübler, der Zweifler, der Geile. Wichtig dabei ist, sowohl die subjektive Erlebensqualität zu erfragen, also auch hier immer zu differenzieren zwischen den körperlichen Anzeichen und den damit einhergehenden Gefühlen und Gedanken.

Je nachdem, wie erlebnisnah ein*e Therapeut*in bzw. der Klient arbeiten möchte, kann der Fokus auf das körperliche Geschehen oder die emotionalen bzw. kognitiven Aspekte gelegt werden. Auch hier ist es wichtig, dem Klienten kein Bild einer »richtigen« Männlichkeit vorzugeben. Im Vordergrund steht eine Reflexion der bestehenden Rollenbilder und die individuelle Auseinandersetzung damit.

Embodimentorientiert zu arbeiten bedeutet an dieser Stelle, immer zwei Wirkrichtungen im Blick zu behalten, die miteinander wechselwirken. Zum einen geht es darum, wie gewünschte Männlichkeit verkörpert, in Szene gesetzt werden könnte, und zum anderen, zu welchem Erleben die gelebte Verkörperung führt (auch hierzu finden sich Übungen und Experimente in Sztenc, 2018).

Herr K.

Herr K. (41) ist seit 19 Jahren mit seiner Frau zusammen, seit 17 Jahren verheiratet. Das Paar hat zwei gemeinsame Kinder. Das erste Auftreten der erektilen Dysfunktion war nach ca. 2 Jahren Ehe, in einem gemeinsamen Urlaub. Seitdem installierte sich eine ziemlich stabile Angstspirale von Leistungsdruck, Versagensangst und Erektionsverlust. Wenn Geschlechtsverkehr gelingt, kommt Herr K. nach 3 bis 4 Minuten zum Höhepunkt, was er als viel zu früh erlebt. Mit dem Potenzmittel Cialis ist seine Erektion zuverlässiger und er kommt nach 5 bis 10 Minuten zum Höhepunkt.

Auslöser des Erscheinens in der Praxis ist, dass seine Frau herausfand, dass er heimlich Cialis nimmt, bevor er mit ihr schläft. Geschlechtsverkehr fand bis dahin ca. einmal monat-

lich statt, auf seine Initiative. Sie ist nicht bereit, mitzukommen, denn »anscheinend hat er ja ein Problem«.
Die Inszenierung der sexuellen Interaktion mit seiner Frau gestaltete sich seit 2 Jahren nach einem gleichbleibenden Muster. Er nimmt heimlich eine Cialis und beginnt, meistens Samstagabends, nachdem die Kinder ins Bett gehen, in der Einschlafsituation im gemeinsamen Bett mit der Verführung seiner Frau. Wenn sie Bereitschaft signalisiert, obliegt Gestaltung und Ablauf des Liebesspiels bei ihm, sie überlässt ihm die Initiative. Es gibt zwei Varianten:

- Die Erektion hält, er kommt zum Höhepunkt nach 5 bis 10 Minuten und befriedigt eventuell noch seine Frau manuell. Das Liebesspiel besteht in der Vorbereitung zur Penetration und der Penetration selbst.
- Die Erektion hält nicht, sie brechen ab und schlafen frustriert voneinander abgewendet ein.

Seine Erregungsquellen sind die Brüste seiner Frau, ihre Erregung beim Sex (was selten der Fall ist), ihre Haut, ihr Geruch und ihre Haare. Sie ist für ihn immer noch begehrenswert und attraktiv. Seine Aufmerksamkeit richtet er stark auf seine Frau: darauf, ob sie in Erregung ist und wie es ihr geht. Auf sich selbst gerichtet ist seine Aufmerksamkeit beim Überprüfen seiner Erektion und bei der Befürchtung, zu schnell zum Höhepunkt zu kommen.
Zur Selbstbefriedigung benutzt Herr K. einen mechanischen Modus mit mittlerem Druck (5/6 von 10), das Tempo ist schnell. Seine bevorzugte Position ist im Bett in Rückenlage oder auf dem Schreibtischstuhl vor dem Monitor mit Pornokonsum (heterosexuelle Standardpornos, ca. einmal monatlich). In der Selbstbefriedigung tauchen keine Erektionsprobleme auf. Wenn er es tut (ein- bis zweimal pro Woche), geschieht es meistens schnell, sodass er nach 1 bis 2 Minuten zum Höhepunkt kommt, bei Pornokonsum dauert es auch mal 5 bis 10 Minuten.
Von seiner äußerlichen Erscheinung wirkt er eindeutig als Mann, aber die klassischen Geschlechterrollen, die ihm als Ideal vorschweben, erfüllt er für seine Maßstäbe nicht. Immer-Wollen und Immer-Können sind starke Überzeugungen in ihm, die einen Großteil seines Leistungsdrucks begründen. Er ist in seinem Erleben kein richtiger Mann, weil seine Erektion nicht zuverlässig hält und er nicht lange genug »kann«, um seine Frau zum Höhepunkt zu bringen. Sein sexuelles Skript besteht in Vorspiel, Geschlechtsverkehr, Nachspiel. Kommunikation mit seiner Frau über sexuelle Themen bzw. die gemeinsame Erotik fand in den 19 Jahren faktisch nicht statt. Weder seine Frau noch er konnten mit der Scham, die durch sein »Versagen« entstand, umgehen, und das Phänomen wurde exkommuniziert. Sie lässt ihn in Ruhe, um ihn nicht in Verlegenheit zu bringen. Wie genau es ihr mit der Situation geht, ist ihm nicht bekannt, ebenso umgekehrt.
Herr K. präsentiert einen schon lang etablierten Teufelskreis aus Versagensangst und Erektionsproblemen. Er übernimmt die komplette Verantwortung für seine Lust, die Lust seiner Frau und den Ablauf des gemeinsamen Liebesspiels. Die Partnerin unterstützt dieses Szenario. Er ist damit überfordert, kommt logischerweise in Stress und Leistungsdruck und verliert die Erektion.
Zeitlich vor dem Auftreten der Erektionsprobleme bestand ein Ejaculatio praecox. Auch wenn er die klassischen Symptome einer Ejaculatio praecox nicht erfüllt, ist es ein Thema, das ihn stark beschäftigt.
Die therapeutische Arbeit hat mehrere Elemente:

- Sein persönliches Erleben während der sexuellen Interaktion: Dazu gehören seine Fähigkeiten der Erregungssteuerung und des sexuellen Erlebens sowie seine Überzeugungen, wie Sex zu sein hat. Konkrete Interventionen sind Übungen zur Körperwahrnehmung, Erweiterungen seines Erregungsmodus, Entwicklung sinnlicher und sensomotorischer Fähigkeiten im nichtsexuellen Kontext.

- Die Gestaltung der erotischen Beziehung zu seiner Frau: Hier geht es darum, eine Kommunikationsfähigkeit zu entwickeln, um die Sprachlosigkeit auf der Paarebene zu beenden (die Sprachlosigkeit besteht, wie so oft, nicht nur im Bereich Sexualität). Dies geschieht durch psychoedukative Methoden und durch reflektierte Rollenspiele mit der embodimentalen Betrachtung von Körper, Emotionen und Kognitionen. Neben der Form der Kommunikation sind die Inhalte von Bedeutung: Welchen Sex möchte er? Welchen seine Frau? Welcher geht gemeinsam?
- Die Gestaltung seines Selbsterlebens als »Mann mit Potenzialen« im Alltag: Herr K. beschreibt sich als Ja-Sager und wünscht sich mehr Konfliktfähigkeit in dem Sinne, dass er sich besser abgrenzen kann. Er nutzt seinen beruflichen Alltag zu Selbstbeobachtungen und Verhaltensexperimenten und spielt mit neuen Verkörperungen.

Die therapeutische Arbeit hat einen Verlauf, wie er für embodimentorientiertes Arbeiten typisch ist. Zu Beginn gibt es einen ziemlichen Aufschwung. Das Verständnis für die eigene sexuelle Lerngeschichte führt zur Entpathologisierung und damit zur subjektiv erlebten Entlastung. Experimente und Übungen auf der körperlichen Ebene zeigen sehr eindrücklich, wie das subjektive Erleben beeinflussbar ist und dass die meisten Symptome nicht einfach so geschehen, sondern durchaus gestaltbar sind. Danach machen viele Klient*innen die unangenehme Erfahrung, dass zwar vieles möglich wäre, aber dass es Aufwand braucht und nicht von selbst geschieht. Je nachdem, wie belastend die (meistens unvermeidlichen) Rückschläge erlebt und therapeutisch aufgefangen werden, lassen sie sich als Entwicklungsprozesse umdeuten und nutzen. Dann kommt es zu einer Konsolidierungsphase, in der sich zeigt, welche neue Kompetenzen zur Gewohnheit werden und was als – zurzeit – unveränderlich zu akzeptieren ist.

Ejaculatio praecox (EP)

Obwohl das Thema unwillkürlicher Orgasmen auch bei Frauen vorkommen kann, tauchen in sexualtherapeutischen Praxen überwiegend Männer mit dieser Symptomatik auf. Die Beschreibung beschränkt sich hier auf das Phänomen der Ejaculatio praecox (EP). Des Weiteren wird von einer genauen Definition der EP über intravaginale Verweilzeiten, Anzahl der Stöße etc. abgesehen. Im Vordergrund steht der subjektiv erlebte Leidensdruck des unkontrollierbaren und als zu früh erlebten Höhepunkts, der (meistens) die gemeinsame Interaktion beendet. In der individuellen Anamnese ist eine genaue Betrachtung des Geschehens anhand der Erregungskurven notwendig.

Die Mehrheit der Hilfesuchenden beantwortet die (scheinbar triviale) Frage »Was genau ist daran schlimm?« mit dem Bezug zur Partnerin bzw. zum Partner. Der Leidensdruck entsteht daraus, der*dem Partner*in nicht penetrativ einen Höhepunkt bescheren zu können und damit das klassische sexuelle Skript nicht zu erfüllen. Das eigene Lusterleben steht nur bei einer Minderheit im Vordergrund. Das heißt beim Großteil der Betroffenen spielen die Überzeugungen bezüglich sexueller Leistungsfähigkeit eine wichtige Rolle. Diese zeigen sich allerdings kognitiven Umstrukturierungen gegenüber als ziemlich hartnäckig. Es braucht viele befriedigende Erfahrungen, bis ein Umdenken erreicht ist.

Männer mit EP haben kaum bis keine Steuerungsfähigkeit bezüglich ihrer Erregung und leiden daran. Aus embodimentaler Sicht spielen verschiedene Faktoren eine Rolle:

- sensomotorische Muster, die Erregung mit hohem Muskeltonus und allgemeiner sympathischer Aktivierung kombinieren.
- Der Muskeltonus kann den ganzen Körper oder primär die Beckenregion/den Beckenboden betreffen.
- Anspannungen (im Sinne sympathischer Aktivierung) gehen mit Emotionen und Kognitionen einher, d. h. körperliche Aktivierung führt zu entsprechenden Emotionen und umgekehrt bzw. gleichzeitig führt die Emotionalität zu einer organismischen Gestimmtheit in Richtung Versagensangst.

Die Behandlung der EP fokussiert demnach sowohl auf die körperliche Steuerung der sexuellen Erregung als auch auf die Emotionsregulation. Auch hier ist die Leitfrage: »Wie machen Sie Ihre EP?« – im Gegensatz zu warum (psychodynamisch) oder wozu (systemisch). Bei der Erkundung der körperlichen Steuerungsfähigkeit soll der Mann für sich entdecken, wie er Körperspannung zur Erregungssteuerung nutzt und welche Alternativen es für ihn gibt. Auf der Ebene der Emotionsregulation geht es um die Fragen, welche Emotionen zu welchen körperlichen Reaktionen führen, und umgekehrt, welche Körperaktionen zu welchen affektiv-kognitiven Reaktionen führen. ▶ Kapitel 6.3.1 (»Arbeit an der Fähigkeit der emotionalen Selbstregulation«) beschreibt Ideen und Prinzipien für Enactments.

Ejaculatio praecox in Kombination mit erektiler Dysfunktion

Ejaculatio praecox (EP) und erektile Dysfunktion treten häufig in Kombination auf. Gemeinsamer Nenner ist ein hoher Leistungsdruck mit entsprechend großer Versagensangst. Viele Männer versuchen, ihre Erektion zu steigern oder zu halten, indem sie die Beckenbodenmuskulatur anspannen und pressen. Die auf der emotionalen Ebene erlebte Angst zu versagen führt zu den entsprechenden körperlichen Reaktionen von noch mehr Anspannung. Wenn dann ein Muster vorliegt, das sexuelle Erregung mit körperlicher Anspannung kombiniert, ist der Orgasmus nicht aufhaltbar.
Männer, die an einer EP leiden, versuchen oft, ihre Erregung dadurch zu dämpfen, indem sie erregungshemmende Gedanken suchen, z. B. imaginieren sie nichtsexuelle Inhalte (Steuererklärung, To-do-Listen usw.). Wenn das gelingt, reagiert die Erektion in logischer Konsequenz mit Abschwellen. Ist der Mann an dieser Stelle unsicher in seiner Erektionsfähigkeit, gerät er in Angst, die Erektion komplett zu verlieren, und die Angstspirale nimmt ihren Lauf. So wird die Lösung für das eine Thema zum Problem des anderen – und umgekehrt.

Herr T.
Herr T. (27) kommt ziemlich verzweifelt in die Praxis. Seine Beziehung sei daran zerbrochen, dass er immer zu früh zum Orgasmus kommt. Das passiere ihm immer schon, und jetzt traue er sich nicht mehr, auf Frauen zuzugehen.

> Herr T. ist Berufssportler. Er macht den Eindruck, als hätte er kein Gramm Körperfett und den Muskeltonus einer gespannten Bogensaite. Er sitzt auf der vorderen Kante des Sessels und ist permanent in Bewegung.
> Beim Sex gehe es ihm vor allem darum, seinen Spaß zu haben, und den habe er, wenn er seine Partnerin befriedigen kann. Frauen wollten und bräuchten Verkehr, da sei er sicher, weil er die Erfahrung schon zur Genüge gemacht habe. Jetzt habe er von Übungen gehört, mit denen das Problem in den Griff zu bekommen sei.
> Herr T. verkörpert ein traditionelles Bild von Männlichkeit. Er ist körperlich stark und attraktiv, er ist sich seiner Wirkung auf Frauen wohl bewusst, erlebt sich aber als Mogelpackung, weil er »ja nicht halten kann, was die Hülle verspricht«. Er ist leistungsorientiert und pflichtbewusst, seine Erfolge hat er sich erkämpft und erarbeitet durch Fleiß und Disziplin. Er entspannt sich in der Sauna und »kennt die ganzen Psychotechniken von Mentaltrainings« als Profisportler. Als solcher habe er selbstverständlich auch ein gutes Körpergefühl.
> Die Arbeit mit den Erregungskurven macht ihm deutlich, dass er beim Sex sein gutes Körpergefühl überhaupt nicht nutzt. Er ist mit der Aufmerksamkeit entweder bei der Erregung seiner Partnerin oder bei der Vermeidung eines Orgasmus. Dazu versucht er, an neutrale Reize zu denken, oder in 7er Schritten von 111 rückwärts zu zählen. Durch Beobachtungsexperimente bei der Selbstbefriedigung realisiert er, dass er Bauch, Becken, Po und Oberschenkel stark anspannt, dass sein Atem stoßartig geht und er ihn gelegentlich sogar anhält. Seinen Penis stimuliert er durch schnelles und kräftiges Reiben mit der ganzen Hand. Bei der Selbstbefriedigung kann er die Erregung 3 bis 4 Minuten halten. Zum Verzögern, z. B. beim Porno-Schauen, hört er mit der Stimulation komplett auf. Durch Variationen der Masturbationspraktik im Sinne von Spiel mit Bewegung, variabler Muskelspannung und verschiedenen Atemmustern erlebt er, dass er seine sexuelle Erregung steuern kann.
> Neben der Erweiterung seines Erregungsmodus liegt der Fokus auf seinen Gestaltungsfähigkeiten einer sexuellen Interaktion. Es stellt sich heraus, dass die Beziehung nicht aufgrund seiner EP als solcher zu Ende ging, sondern wegen seines Umganges damit. Seine Partnerin hatte auf seine »permanente Beschäftigung mit seiner Leistungsfähigkeit und seinen Minderwertigkeitskomplexen keine Lust mehr«.
> Die therapeutische Arbeit besteht diesbezüglich in einer kritischen Überprüfung seiner Überzeugungen und Glaubensmuster und deren Verkörperungen. Über das Spiel mit alternativen Zuständen (Variationen der verschiedenen Effektorpatterns, ▸ Kap. 6.3.1: »Arbeit an der Fähigkeit der emotionalen Selbstregulation«) kommt er in Kontakt mit Gefühlen wie Schwäche, Scham und Bedürftigkeit.

7.3.3 Selbststeuerung am Ende des sexuellen Erregungszyklus (Anorgasmie, Anejakulation)

Als Ende eines sexuellen Erregungszyklus gilt im Allgemeinen der Orgasmus mit der anschließenden Refraktärphase. Der Sexocorporel greift zur Beschreibung des orgasmischen Erlebens auf die (neo-)reichianische Unterscheidung zwischen orgastischer Entladung und Orgasmus zurück.

Eine orgastische Entladung meint das Überschreiten der physiologischen Erregung über den Point of no Return, wodurch der Orgasmusreflex ausgelöst wird. Ein Orgasmus beinhaltet zusätzlich das Erleben einer Befriedigung auf der emotionalen Ebene, was körperlich mit einem muskulären Loslassen bzw. Pulsieren in der oberen Rumpfhälfte in Verbindung gebracht wird. Diese Unterscheidung ist für die therapeutische Arbeit sehr hilfreich, weil sie unterschiedliche Qualitäten des orgasmischen Erlebens beschreibbar macht. ▶ Tabelle 7-5 zeigt die Synchronizität verschiedener Körperphänomene mit unterschiedlichen Erlebnisqualitäten.

Tab. 7-5 Körpergeschehen und subjektives Erleben (in Anlehnung an Roux-Deslandes, Ausbildungsmaterialien)

Körpergeschehen (Machen und Geschehenlassen)	**Subjektives Erleben (körperliches Empfinden und emotionales Wahrnehmen)**
Körperliche Fluidität, Durchlässigkeit, Beweglichkeit	Lustgefühle
Steigerung der sexuellen Erregung	Intensivierung des emotionalen Erlebens
• Dynamik in der unteren Rumpfhälfte/Becken • Variabilität zwischen An- und Entspannung im Becken	Empfindungen genitaler Erregung und Intensität
• Dynamik in der oberen Körperpartie • Variabilität zwischen An- und Entspannung in Brust, Schultern, Hals, Kopf	Empfindungen emotionaler Erregung und Intensität
Orgastische Entladung	Orgasmus (in Synchronie mit der orgastischen Entladung)

Neben der subjektiv erlebten Qualität eines Orgasmus sind weitere Unterscheidungen wichtig:

- Kontext: Selbstbefriedigung, Partner*innensexualität
- Praktiken: Koitus, manuell, oral usw.
- Auftreten: primär oder sekundär
- Ejakulation: retro- bzw. anterograde Ejakulation, ausfließende Ejakulation ohne Erektion

Obwohl niemand so genau weiß, wann der Orgasmus weshalb genau geschieht, gibt es bei vielen Menschen klare Vorstellungen, wann und sogar wie er geschehen soll. Aus Sicht der embodimentorientierten Sexualtherapie ist der zentrale Faktor für einen Orgasmus die Anwendung sensomotorischer Muster. Damit kommt der individuellen Lerngeschichte dieser Muster die bedeutende Rolle zu. Die geschlechtertypischen Sozialisationen führen zu den entsprechenden Problemen im Zusammenhang mit der Orgasmusfähigkeit: Frauen kommen überwiegend mit primärer, generalisierter und Männer mit sekundärer, oft koitaler Anorgasmie.

Anorgasmie bei Männern[15]

Die Orgasmusprobleme der Männer werden klassischerweise unter dem Aspekt der Ejakulation betrachtet. Aus der Perspektive des Embodiment liegt der Fokus auf dem subjektiven Erleben eines Orgasmus, weshalb die Ejakulation als solche im Folgenden nicht berücksichtigt ist.

Die meisten Männer entdecken ihre Orgasmusfähigkeit in der Kindheit, spätestens in der Pubertät. In der Sexualpädagogik ist das Thema Selbstbefriedigung in Jungengruppen kein Tabu. Jungen entdecken das »Ding zwischen ihren Beinen«, geben ihm zahlreiche Namen, spielen daran und damit (Fliegen beim Pinkeln abschießen, Namen gelb in den Schnee schreiben etc.). Der Großteil der Jungen entdeckt die Fähigkeit zu orgasmieren. Je nachdem, welche Techniken sie dabei anwenden, entwickeln sie ihren bevorzugten Erregungsmodus, den sie mit ins Erwachsenenleben und die Partner*innensexualität nehmen.

Die Männer, die einen Druck- und/oder Reibemodus bei guter Erektionsfähigkeit entwickeln, stehen ab einem bestimmten Lebensalter (geschätzt ca. 40) vor einer sexuellen Entwicklungsaufgabe. Es gibt keine zuverlässigen Studien, was das typische Alter betrifft und regelmäßiger Pornokonsum verschiebt das Alter erfahrungsgemäß nach vorne. Die Entwicklungsaufgabe besteht darin, dass die Druck- und Reibemodi mit zunehmendem Alter an ihre Grenzen kommen. Aufgrund körperlicher Veränderungen braucht der Erregungszyklus länger. Ein Druckmodus (▶ Kap. 5.5.1) ist meistens mit körperlich anstrengenden Praktiken verbunden. Hält der Mann also körperlich-kräftemäßig nicht lange genug durch, kommt er nicht zum Höhepunkt. Er bestätigt sich die Logik des subjektiv erlebten »Schlappmachens«. Folgerichtig hat er die Möglichkeiten, seine körperliche Fitness zu steigern (z. B. durch VigorRobic®, Sommer, 2000) oder er verändert seine sensomotorischen Muster und damit die Art und Weise, wie er Sex macht.

Mit einem Reibemodus stellt sich das Problem, dass die Rezeptoren irgendwann ihr Potenzial verbraucht haben, der Mann spürt nichts mehr. Der Betroffene sucht nach Stimulation, um seinen Orgasmus auszulösen. In der Regel führt das zur Strategie des »mehr desselben«, also noch mehr Reibung, noch schneller, mit mehr Druck, oder auch durch neue Stimuli, z. B. in Form härterer Pornogenres.

Das Phänomen wird in der Partner*innensexualität früher zum Problem als in der Selbstbefriedigung. Bei der Selbstbefriedigung können die Erregungspraktiken besser angepasst werden als in der Partner*innensexualität. Dort wird durch anale oder vaginale Penetration nicht die notwendige Stimulation erreicht, um den Point of no Return zu überschreiten.

Das bedeutet, dass der Mann ab 40 etwas für seine Erregung tun muss. Bis dahin bekommt er sie quasi geschenkt, dann wird es schwierig, und es zeigt sich, wie sexuell intelligent er dieses Thema lösen kann.

Dass Ejakulation als Teil des Geschehens durchaus eine Rolle spielt, zeigt das Fallbeispiel Herr V.

---

15 Dieser Abschnitt bezieht sich auf biologisch eindeutige Männer.

Herr V.

Herr V. (54) hat nach längerer Zeit des Single-Seins wieder eine Partnerin. Sie ist deutlich jünger als er und möchte auch häufiger Sex als er. Sie präferiert kurzen, heftigen Sex mit kraftvollem Penetrieren, mit Vorliebe in der Doggy-Stellung. Er genießt es, begehrt zu sein, und hat auch Lust auf ihre Vorliebe. Sein eigener Stil, »auch mal Schmusesex«, kommt ihm zu kurz. Er mag auch zärtlichen Sex, ein eigener Orgasmus ist ihm nicht so wichtig, und er braucht eh lange, um zu kommen. Das ist ganz praktisch für die kurzen, kraftvollen sexuellen Begegnungen, weil seine Partnerin relativ leicht durch Penetration zum Orgasmus kommt[16]. Er braucht für seinen Orgasmus ohnehin länger und durch Verkehr kommt er selten zum Orgasmus. Das Problem, das ihn in die Praxis führt, besteht darin, dass seine Partnerin zunehmend unzufrieden damit ist, dass er keine Ejakulation hat. Er habe schon das Gefühl, »einen Orgasmus zu haben, aber es kommt nichts raus!«. Ihn stört das nicht, aber seine Partnerin ist sehr verunsichert und hat ihn sozusagen in die Behandlung geschickt.

Zu Beginn der Therapie beschreibt Herr V. sein körperliches Erleben beim Sex relativ diffus. Ihm wird deutlich, dass er mit seiner Aufmerksamkeit sehr auf die Erregung seiner Partnerin fokussiert ist. Richtet er den Fokus auf sich, geht es um seinen Orgasmus. Das Phänomen trockener Orgasmen kannte er vorher nicht, erst mit dieser Partnerin.

Durch Selbstbeobachtungen während der sexuellen Begegnungen und in der Selbstbefriedigung macht er die Entdeckung, dass er »total angespannt« ist, »eigentlich überall«. Beim Vorspiel und beim Schmusesex sei es weniger, aber wenn es zum »normalen Verkehr kommt, gebe ich Gas und rammel drauf los.«

Er macht relativ schnell die Erfahrung, dass er seinen Orgasmus beeinflussen kann, indem er sich anders bewegt, anders atmet und mehr bei sich ist. Durch die Körperarbeit entwickelt er ein Gespür dafür, dass er eindeutig einen Orgasmus hat. Nachdem er auf die Konsistenzen seines Urins achtet, findet er es für sich eindeutig, dass er retrograd ejakuliert. Das ist bei der Selbstbefriedigung anders.

Ein Experiment besteht darin, auch in der Selbstbefriedigung dafür zu sorgen, dass er retrograd ejakuliert. In der Sitzung wird das durch Übungen zur Wahrnehmung und Aktivierung des Beckenbodens vorbereitet. Das gelingt ihm nach kurzem Üben, die Übertragung der Steuerungsfähigkeit auf den partnerschaftlichen Kontext allerdings bleibt weiterhin schwierig.

Ein zweiter Schwerpunkt der therapeutischen Arbeit ist seine Aufmerksamkeitssteuerung und die Ausrichtung auf seine Partnerin. Er fordert zum einen auch seine sexuellen Vorlieben in Form von zärtlicheren, mehr mit emotionaler Nähe verbundenen Praktiken und kann seine Aufmerksamkeit auch auf seine eigene Erregung richten. Des Weiteren kann er seine Partnerin davon überzeugen, dass das fehlende Ejakulat nichts mit seinem Begehren, seiner Liebe oder ihrer Attraktivität zu tun hat, was die paardynamische Situation ebenfalls entspannt.

16 An dieser Stelle sei angemerkt, dass es kein sinnvolles Reframing ist, Männer mit Anorgasmie mit ihrer langen Standfestigkeit zu trösten. Diese Männer haben einen ernstzunehmenden Leidensdruck!

Anorgasmie bei Frauen[17]

In der typischen sexuellen Sozialisation von Frauen in unserer Gesellschaft spielt sexueller Genuss und Empfindungsfähigkeit keine Rolle. Ganz im Gegenteil muss eine Frau, die ihre Sexualität lebt und ihre Körperlichkeit lustvoll zeigt, immer noch davon ausgehen, dass sie als »Schlampe« gesehen wird.

Dazu kommt, dass die Vulva eines Mädchens nicht so prominent hervorsteht wie ein Penis eines Jungen. Ohne Information oder Erlaubnis entdecken viele Mädchen ihre Vulva nicht als Ort lustvoller Empfindungen. Auch braucht es zum Entdecken des Körperinneren mehr Neugier, Mut und/oder sexuelle Bildung als zum Entdecken des äußeren Körpers. So erklärt es sich biopsychosozial, dass nur ein Drittel aller Frauen (gemittelt über viele Studien hinweg) über vaginale Stimulation orgasmusfähig ist, ein Drittel über (zusätzliche) Stimulation der äußeren Klitoris und ein Drittel aller Frauen gar nicht orgasmusfähig ist.

Die Therapie der weiblichen Anorgasmie besteht aus Bildung, Körpererleben und Ermächtigung:

- sexuelle Bildung über Anatomie, Erregungsfunktion, Sexualmoral und Geschlechterstereotype;
- Körpererkundungen, sexueller wie nichtsexueller Art, mit und ohne sexuelle Erregung;
- Sensitivitätsschulungen: alle Sinne, äußere wie innere;
- Körpererfahrungen: Entwicklung sensomotorischer Fähigkeiten, sowohl sexueller als auch nichtsexueller Art;
- sexuelle Präsenz: Verkörperung der eigenen Weiblichkeit in sexuellen und nichtsexuellen Kontexten.

Viele praktische Übungen und Erlebensexperimente finden sich bei Schiftan (2018).

Anorgasmie bei trans* und inter* Personen

In der Regel sind es andere Themen als das der Orgasmusfähigkeit, das trans* und inter* Menschen in Therapie bringt. Aus der Perspektive des Embodiment heraus ist das Grundprinzip für alle Geschlechter das Gleiche: Orgasmusfähigkeit begründet sich im Wechselspiel aus organismischer Ausstattung und den sensomotorischen Mustern, mit denen in einer Umwelt sexuelle Erregung enacted, inszeniert wird. Das heißt, verschiedene Faktoren spielen zusammen:

- die biologische Realität (Geschlechtsorgane, Hormonsituation, Auswirkungen von medizinischen Interventionen etc.);
- die Fähigkeiten, mit dem Körper wahrzunehmen und zu handeln;
- der Kontext, die Umwelt, in dem das sexuelle Geschehen stattfindet.

Das Spektrum an Anliegen von Klient*innen reicht also von den »typisch« männlichen bis zu den »typisch« weiblichen Themen.

---

17 Der folgende Abschnitt bezieht sich auf biologisch eindeutige Frauen.

7.4 Störungen der sexuellen Kompatibilität

Die intersubjektive, zwischenleibliche Ebene, das Participatory-Sense-Making, ist die dritte Ebene der Körperlichkeit. Im Konzept der gegenseitigen Einkörperung werden verschiedene Prozesse der Steuerung unterschieden. Einerseits das individuelle Verhalten und Erleben *zu* anderen und andererseits das individuelle Verhalten und Erleben *mit* anderen. Durch die gemeinsame Interaktion können Prozesse entstehen, die den Einzelnen nicht zur Verfügung stehen: zum Guten wie zum Schlechten. Gelingen diese Prozesse, wird das meist als sehr verbindend bis hin zur Verschmelzung erlebt. Diese Prozesse können aber auch misslingen. Es braucht demnach aus Sicht des Embodiment eine Beschreibung von sexuellen »Störungen«, die erst durch die Wechselwirkung zweier Personen entstehen.

Der gemeinsam hergestellte Prozess hat seine eigene, autonome Dynamik, die manchmal der Autonomie der Einzelnen widerspricht oder diese einengt. Beispiel: Partner*in A ist nach verbindungsstiftendem, zartem Sex und Partner*in B ist gleichzeitig eher nach kraftvollem, schnellem Sex zumute. Der gemeinsame Prozess bedient weder den ursprünglichen Wunsch der einen noch der anderen. Das Gelingen einer Begegnung erfordert die Aufgabe oder Einschränkung der eigenen Autonomie zugunsten der Autonomie des gemeinsamen Prozesses. Die Kunst besteht darin, die Balance zwischen der Selbstaufgabe im Fluss des gemeinsamen Handelns und Gewahrseins der eigenen Bedürfnisse und Grenzen zu finden. Das ist ein Widerspruch in sich. Die Hingabe an den gemeinsamen Prozess braucht ein selbstbestimmtes Loslassen der eigenen Autonomie. So verstanden ist Hin-Gabe ein sehr aktiver Prozess im Gegensatz zur Hin-Nahme, bei der eine Person die passiv Hinnehmende des Geschehens ist.

Gleichzeitig braucht es eine Wahrnehmung dessen, ob das Geschehen noch in Übereinstimmung mit der eigenen Befindlichkeit ist, ob es noch im Rahmen der eigenen Grenzen verläuft. Der permanente Wechsel zwischen Beobachtung/Wahrnehmung und Einflussnahme sowohl der eigenen Befindlichkeit als auch des gemeinsamen Prozesses erfordert eine hohe Kompetenz an Aufmerksamkeitssteuerung, Wahrnehmungsfähigkeit und Handlungsmöglichkeiten. So wie das gelingende sexuelle Miteinander eine überwältigende Erfahrung sein kann, die in dieser Form auch nur zwischen den beteiligten Personen möglich ist, so können sich auch Erfahrungen an Unstimmigkeit entwickeln, die bewältigt werden müssen. Oft passiert es, dass die Schuld für eine misslingende Begegnungen bei einer der beteiligten Personen gesucht wird und der Prozess der Kokreation übersehen wird.

Musiker*innen und Tänzer*innen ist dieser körperliche Prozess des Führens, Folgens und Verschmelzens sehr geläufig. Aber auch in therapeutischen Prozessen spielt das Phänomen des Participatory Sense-Making eine Rolle. Eine Operationalisierung des Participatory-Sense-Making für den sexuellen Kontext zeigt ▶ Tabelle 7-6.

Tab. 7-6 Participatory-Sense-Making im sexuellen Kontext

	Führen	**Folgen**
Individueller Prozess	a) Steuerung sexueller und emotionaler Erregung	c) Selbstbeobachtung, Achtsamkeit, Geschehenlassen, Genuss
Gemeinsamer Prozess	b) Aufgabe der eigenen Autonomie, initiierendes Impulsgeben	d) Wahrnehmung des Gegenübers, Beobachtung und Genuss der Inszenierung

Der autonom handelnde Aspekt besteht demnach

- in der Regulation der eigenen sexuellen und emotionalen Erregung (Tab. 7-6, Feld a);
- in der Möglichkeit, die eigene Autonomie teilweise aufzugeben oder einzuschränken (Tab. 7-6, Feld b); und
- eigene Impulse in den gemeinsamen Prozess einzubringen, ohne exakt zu wissen, was daraus entsteht (Tab. 7-6, Feld b).

Der Anteil der Hingabe an den Prozess beinhaltet die Fähigkeiten,

- sich seiner selbst gewahr zu sein (Tab. 7-6, Feld c),
- das Gegenüber wahrzunehmen (Tab. 7-6, Feld d),
- gleichzeitig dem gemeinsamen Prozess zu folgen (Tab. 7-6, Feld d),
- eigene Autonomie aufzugeben bzw. einzuschränken und
- das Ganze zu erotisieren, also als sexuell erregend zu erleben.

Damit lässt sich der gemeinsam inszenierte sexuelle Akt in seinem Gelingen oder Misslingen beschreiben, um therapeutisch an den entsprechenden Stellen ansetzen zu können.

Herr und Frau Z.
Herr Z. beklagt sich, dass seine Frau »beim Sex einfach nur so daliegt«, ihm »alles überlässt und keine Initiative bringt«. Bei genauer Befragung zeigt sich, dass Frau Z. alles andere als in einem passiv-genießenden Modus ist. Sie versucht durch Anspannung ihrer Becken-, Po- und Beinmuskulatur Druck aufzubauen, den sie für ihren Orgasmus benötigt. Gleichzeitig versucht sie, sich so zu bewegen, dass sein Penis intravaginal die erregenden Stellen stimuliert. Das erfordert ihre gesamte Aufmerksamkeit, sie hat die Augen zu, konzentriert sich auf ihre Erregung und versucht, so zu einem Orgasmus zu kommen.
Frau Z.'s Vorwürfe lauten, ihr Mann komme entweder zu früh oder er halte nicht lange genug durch. Aus Herrn Z.'s Perspektive ist die Situation wenig erregend. Er hat das Gefühl, Dienstleister zu sein. Er schämt sich sehr für seine Erektionsprobleme, weil er damit natürlich nicht »abliefern kann«. Die Therapeutin beschreibt seine erektile Dysfunktion als Problem der Erregung – und nicht als somatisches Phänomen, das erleichtert ihn.
Wenn er sich mit Fantasien hilft, an die er beim Sex mit seiner Frau denkt, hält die Erektion zum Eindringen. Dann wiederum hat er das Problem, dass er zum einen sehr erregt ist und zum anderen großen Druck erlebt, »ja nicht zu früh zu kommen«. Beide Erregungen, die sexuelle wie die emotionale, werden durch einen Orgasmus beendet.

Beide wissen, was sie zur Erregungssteuerung brauchen bzw. nutzen können. Bei Frau Z. ist es hohe Muskelspannung und Stimulation klar eingegrenzter Bereiche ihrer Vagina, optimalerweise mit Stimulation ihrer äußeren Klitoris. Für Herrn Z. sind es spezielle Fantasien, mit denen er sich erregen kann (Tab. 7-6, Feld a). Was beiden schwerfällt, ist die eigene Erregung im gemeinsamen Spiel zu steuern. Frau Z. muss ihre komplette Aufmerksamkeit auf sich richten, sonst »bin ich raus aus meiner Lust«. Sie muss permanent aktiv sein in der Stimulation und der Beobachtung ihrer Erregung, sonst kommt sie nicht zum für sie wichtigen Höhepunkt. Ein Geschehenlassen, ein genussvolles Beobachten der eigenen Erregung ist fast nicht möglich (Tab. 7-6, Feld c). Herr Z. hat das Problem, seine Erregung so zu steuern, dass er einerseits in Erregung kommt, damit sein Penis erigiert, andererseits will er nicht direkt zum Höhepunkt kommen. Hinzu kommt der Druck durch seine Versagensangst. Auch bei ihm gibt es kein Geschehenlassen, er ist in ständiger Not, seine Erregung kontrollieren zu müssen Tab. 7-6, Feld c).
Auf den individuellen Ebenen imponieren vordergründig Herr Z.'s Ejaculatio praecox in Verbindung mit der erektilen Dysfunktion, und aufseiten von Frau Z. ihre penetrative Anorgasmie.
Der gemeinsame Prozess sieht von außen betrachtet schon nach einem Miteinander aus. In den subjektiven Perspektiven sind die Gegenüber allerdings ausgeblendet. Beide sind so mit sich selbst beschäftigt, dass keine Kapazitäten frei sind, das Gegenüber wahrzunehmen und die gemeinsamen Handlungen lustvoll zu beobachten und zu genießen (Tab. 7-6, Feld d). Sobald die eigene Autonomie eingeschränkt wird bzw. der Fokus der Aufmerksamkeit weg von der eigenen Erregungssteuerung geht, verlieren sie die Erregung (Tab. 7-6, Feld b).
Frau und Herr Z. beschreiben ihren Sex dann als gut, wenn es ihnen beiden gelungen ist, einen Orgasmus zu erreichen – was faktisch nicht vorkommt.

Aus dem Schema des Participatory-Sense-Making im sexuellen Kontext lassen sich auf der Ebene des gemeinsamen Prozesses folgende Fähigkeiten ableiten, die das Erlebnis eines »sexuellen Flow« begünstigen – bzw. im umgekehrten Fall erschweren:

- Das Aufgeben der eigenen Autonomie setzt eine sexuelle Selbstsicherheit voraus, also die Fähigkeit zum lustvollen Selbsterleben und Sich-Zeigen in sexueller Erregung.
- Ein Gefühl der Verschmelzung ist nicht per se lustvoll. Gibt es kein stabiles personales Selbsterleben, kann das Gefühl von Verschmelzung mit drohendem Selbstverlust einhergehen. Die Freude an der Fähigkeit, sich selbst zeitweise zu verlieren, setzt die Gewissheit voraus, sich auch wiederzufinden.
- Um eigene Impulse in das gemeinsame Handeln zu bringen, müssen solche Impulse in Form von Ideen, Wünschen und Erinnerungen vorhanden sein. Es braucht des Weiteren eine Selbstermächtigung – im Sinne von sich selbst gegebener Erlaubnis – diese Impulse auch einbringen zu dürfen.
- Weitere zentrale Fähigkeiten sind die der Zentrierung und der Aufmerksamkeitssteuerung. Wenn es möglich ist, die Aufmerksamkeit auf das eigene Erleben, auf das Erleben des Gegenübers und auch noch auf das gemeinsame Geschehen zu richten, ist es möglich zu handeln, geschehen zu lassen, zu beobachten, wie etwas geschieht, und das Geschehen zu modulieren.

Einschränkungen, ausgebliebene Lernerfahrungen oder sogenannte Störungen einer der Fähigkeiten können zu Störungen im gemeinsamen Fluss führen. Umgekehrt können Stärken in einigen Fähigkeiten Schwächen in anderen kompensieren. Damit lässt sich für eine Beschreibung der sexuellen Kompatibilität die Idee des »sexuellen Profils« (Clement, 2015) aufgreifen und um die embodimentalen Aspekte erweitern. Der Umgang mit Unterschieden und die »Differenz des Begehrens« ist der Leitgedanke der Systemischen Sexualtherapie. Clement (2015) benennt als Bestandteile eines individuellen sexuellen Profils die sexuellen Erfahrungen, die erotischen Wünsche und Fantasien, die sexuellen Fähigkeiten sowie die aktuell gelebte Praxis.

Das hier vorgestellte Konzept eines sexuellen Selbst geht darüber hinaus. Es präzisiert die von Clement vorgeschlagenen Elemente, ergänzt sie um die phänomenologischen und sensomotorischen Aspekte des körperlichen Erlebens und vor allem benennt es die Basis einer körperlichen Verankerung dieses Selbsterlebens. Davon ausgehend ist ein sexuelles Profil beschrieben durch

- die (lebenslange) sexuelle Lerngeschichte,
- die zur Ausbildung der sexuellen sensomotorischen Erlebens- und Verhaltensgewohnheiten führt,
- mit denen sexuelle Fantasien, Wünsche und Vorlieben einhergehen und
- das sich in seiner Gesamtheit in der aktuell gelebten Sexualität zeigt.

Die Gegenüberstellung der individuellen Profile kann für viele Paare entlastend sein. Sie erkennen ihr sexuelles Thema als ein gemeinsam hergestelltes, ein kokreiertes Thema und entlassen sich selbst und/oder den*die Partner*in aus Vorwürfen. Damit erhalten sie die Möglichkeit zur Entwicklung ihrer sexuellen Fertigkeiten und erotischen Gestaltungsmöglichkeiten.

III Resümee

8 Vorteile des Embodiment als Metatheorie

Entdecke die Möglichkeiten.

(Werbeslogan eines schwedischen Möbelhauses)

8.1 Embodiment als Metatheorie des Sexocorporel

Die hier vorgestellte Konzeption ist auch innerhalb des Sexocorporel neu: bislang gibt es keinen expliziten Bezug zum Embodiment, der wissenschaftlichen Ansprüchen genügt. Die Verbindung, die hier vorgenommen wird, ist nicht zwangsläufig, aber naheliegend. Sexocorporel kann auch als Sammelsurium unterschiedlichster Techniken aus verschiedenen Ansätzen praktiziert werden. Eine Untermauerung des Sexocorporel durch die Theorie des sensomotorischen Embodiment und des Enaktivismus hat die folgenden Vorteile

- Es ermöglicht die begründete Ableitung therapeutischer Interventionen.
- Es liefert einen Ausgangspunkt für weitere Forschung, sowohl Grundlagenforschung als auch bezüglich der Effektivität.
- Es bietet Möglichkeiten zur Verbindung mit Nachbardisziplinen wie der Biologie, Medizin und Soziologie.

Embodiment und Enaktivismus werden von verschiedenen Autor*innen als wissenschaftliches Paradigma für die Körperpsychotherapie vorgeschlagen (z.B. Geuter, 2015). Röricht et al. (2014) sehen darin eine stabile Grundlage für körperorientierte Psychotherapien in Verbindung mit einem Paradigmenwechsel von der Frage »Was wird erlebt?« hin zur Frage »Wie wird erlebt?«. Sie benennen zweierlei Nutzen durch die Einbeziehung der Theorien des radikalen Embodiment und Enaktivismus: »Erstens bietet es Körperpsychotherapeut*innen ein besseres und vertieftes Verständnis der Beziehungen zwischen Geist, Körper und Umwelt als ältere Ansätze, die von einer fundamentalen Körper-Geist-Spaltung ausgehen. Zweitens kann […] die umfassende Berücksichtigung der wichtigsten Lektionen des radikalen Embodiment und Enaktivismus die Entwicklung neuer Interventionstechniken sowohl inspirieren als auch bereichern und so neue körperpsychotherapeutische Innovationen in der Praxis ermöglichen.« (Röricht et al., 2014, Übersetzung des Autors)

Die beiden Aspekte gelten allerdings nicht nur für Körperpsychotherapien. Vor dem Hintergrund eines biopsychosozialen Modells lassen sich embodimentale Prinzipien zum einen auf andere psychotherapeutische Kontexte übertragen und zum anderen schaffen sie eine Verbindung zu anderen sexualtherapeutischen Systemen.

8.2 Embodiment in anderen psychotherapeutischen Kontexten

Ein wesentliches Grundprinzip psychotherapeutischen Arbeitens vor dem Hintergrund des Embodiment ist die Steuerung von Emotionen und organismischen Zuständen über den Körper. Die Fähigkeit zur Selbstregulation ist im Grunde Ziel aller psychotherapeutischen Ansätze. Der Zugang über das körperliche Erleben ist nur eine Möglichkeit. Nimmt man das biopsychosoziale Modell ernst, gibt es auch Interventionsmöglichkeiten über das Kognitive (z. B. die kognitive Verhaltenstherapie, die Rational-Emotive Therapie, einsichtsorientierte Therapien) und die klassische Organmedizin. Embodiment bedeutet nicht, dass ausschließlich mit körperbezogenen Interventionen gearbeitet wird, sondern dass der Körper konsequent in seiner Umweltkoppelung gesehen und dementsprechend sowohl die Erste- als auch die Dritte-Person-Perspektive berücksichtigt wird.

Gleichzeitig bietet die Art und Weise der Interventionen, wie sie hier am Beispiel der Sexualtherapie für emotionale und sexuelle Erregung entwickelt wurde, zahlreiche Möglichkeiten der Selbstregulation auch für andere psychotherapeutische Kontexte.

Die Zugangsweise über das körperliche Erleben ist ja nicht neu und wird in vielen Verfahren schon lange verfolgt. In der Tiefenpsychologie bzw. Psychoanalyse gibt es eine lange Tradition körperorientierter Verfahren, z. B. Wilhelm Reich, Günter Heisterkamp, Tilman Moser, Peter Geißler. Auch in der Geschichte der humanistischen Therapieansätzen gibt es zahlreiche Autor*innen, die das körperliche Erleben fokussierten, z. B. Fritz Perls, Hilarion Petzold, Eugene Gendlin, um nur einige zu nennen.

Wie in ▸ Kapitel 2.2.4 beschrieben, ging der Systemischen Therapie in weiten Teilen der Bezug zum Körperlichen unnötigerweise verloren. Im Gegensatz dazu hat die Hypnotherapie nach Erickson stets einen Bezug zum körperlichen Erleben benutzt.

Dass es einen Trend zur stärkeren Einbeziehung des Körpers gibt, zeigt sich an den vielen Entwicklungen der klinischen Psychotherapie seit der Jahrtausendwende. Sogar die Vertreter der Verhaltenstherapie beziehen den Körper in die Arbeit ein (dritte Welle der Verhaltenstherapie).

Die Arbeit mit dem Körper ist also nichts Neues, aber es fehlte stets eine wissenschaftlich brauchbare Theorie. Embodiment liefert das theoretische Fundament dazu.

8.3 Embodimentorientierte Sexualtherapie in Kombination mit anderen Sexualtherapien

Eines der Grundprinzipien des Embodiment ist die Wechselwirkung zwischen Systemen, was sich natürlich auch auf therapeutische Systeme übertragen lässt. In ▸ Kapitel 6 wurde gezeigt, dass sowohl zur systemischen Sexualtherapie als auch zum Hamburger Modell zahlreiche Anknüpfungspunkte bestehen. Der Enaktivismus bietet Anwendungsmöglichkeiten, die dem Körper und »dem Körperlichen« eine zentrale Rolle in der Sexualität und bei der Lösung sexueller Probleme zukommen lassen. Die embodimentorientierte Sexualtherapie versteht sich also nicht als Konkurrenz zu den bestehenden Sexualtherapien, sondern ergänzt sie um handlungsleitende Prinzipien und Interventionen, die direkt am körperlichen Erleben und am körperlichen Ausdruck ansetzen. Jeder der drei Ansätze hat seine Schwerpunkte und Grenzen an anderen Stellen (▸ Tab. 8-1).

Tab. 8-1 Sexualtherapien im Vergleich

Therapeutisches System	Embodiment-orientiert/Sexocorporel	Systemische Sexualtherapie	Hamburger Modell
Schwerpunkt	körperliches Erleben, emotionale und sexuelle Erregungssteuerung	gemeinsame Bedeutungserzeugung, Paardynamik	sexuelle Handlungen vor dem Hintergrund der Paardynamik
Grenzen	Paardynamik	emotionales und körperliches Erleben	individuelle sexuelle und emotionale Funktionsgewohnheiten

Die Systemische Sexualtherapie ist gesprächsorientiert und zielt auf die Beziehungsdynamik und die Verhandlung der Unterschiedlichkeiten der Beteiligten ab. Der Fokus liegt auf der Herstellung von Bedeutung, die als kommunikatives Handeln betrachtet wird. Diese Kommunikation ist im Sinne des Embodiment eine körperliche bzw. verkörperte.

Das Hamburger Modell bezieht den Körper mit den Sensate-Focus-Übungen natürlich explizit mit ein, aber auch hier kommt dem Körper eher eine untergeordnete Bedeutung bei, es gibt »ergänzende Übungen«. Der Fokus liegt auf den sexuellen Handlungen des Paares vor dem Hintergrund der Paardynamik. Individuelle Grenzen durch verkörperte sexuelle und emotionale Funktionsgewohnheiten finden wenig Beachtung.

Der Sexocorporel hat seine Stärken in der Selbstregulation der emotionalen und sexuellen Erregung, schaut also eher auf die Individuen und vernachlässigt damit die Paardynamik mit ihren vielfältigen Aspekten.

In einer Integration dieser drei Ansätze wären alle wesentlichen Bereiche sexualtherapeutischen Handelns abgedeckt:

- die individuellen Kompetenzen der Selbstregulation der intrapsychischen Dynamik in all ihren Facetten und
- das Participatory-Sense-Making – im Sinne der Paardynamik, und zwar sowohl auf der erlebten körperlichen Ebene als auch auf der bedeutungsgenerierenden, systemisch verstandenen Ebene.

8.4 Embodiment als Metatheorie für die Sexualtherapie

Die Theorie des Embodiment als Metatheorie stellt alles zur Verfügung, was z. B. Hartmann (2011) für eine »Sexualtherapie der Zukunft fordert«:

- ein theoretisches Fundament, aus der sich das therapeutische Vorgehen ableiten lässt;
- eine Verbindung zu den Fortschritten der Neurobiologie, klinischen Psychologie/Psychiatrie und der Möglichkeit wissenschaftlicher Überprüfung;
- überprüfbare und strukturierte Konzepte zur Integration pharmakotherapeutischer Optionen;
- eine Entwicklungs- und Störungslehre;
- eine potenzielle Integration psychodynamischer, verhaltenstherapeutischer, systemischer und medizinischer Verständniszugänge (Hartmann, 2011, S. 20 ff.).

Diesen Ansprüchen wird aktuell kein einzelnes sexualtherapeutisches System vollumfänglich gerecht. Es geht aber auch nicht darum, eine einzige »neue« Sexualtherapie zu entwickeln, die auf jedes sexualtherapeutische Problem eine nachhaltige Lösung erbringt. Wichtiger ist aktuell, eine Vernetzung der verschiedenen Ansätze zu ermöglichen, um – ganz im Sinne des Embodiment – aus den emergenten Phänomenen der Wechselwirkung Behandlungsmöglichkeiten für die Menschen zu schaffen, die mit ihren Anliegen in die sexualtherapeutischen Praxen kommen. Eine Möglichkeit dazu bietet die Theorie des Embodiment.

9 Zur Kritik am Sexocorporel

Der Sexocorporel ist inzwischen fest in der bundesdeutschen Sexualtherapie-Landschaft etabliert. An der Hochschule Merseburg gibt es einen Studiengang Klinische Sexologie, der wesentlich auf diesem Ansatz beruht. Des Weiteren gibt es offizielle Ausbildungsgänge des Institut-Sexocorporel-International in Nord- und Süddeutschland.

Immer noch gibt es deutliche Kritik am Konzept. Von Michael Bohne stammt das Bonmot, was mit neuen Ansätzen in Deutschland geschieht: Sie werden zuerst belächelt, danach bekämpft, dann beklaut. Demnach befände sich der Sexocorporel irgendwo zwischen bekämpft und beklaut.

Auf die wichtigsten Kritikpunkte sei im Folgenden eingegangen. Einige stammen von Maß und Bauer (2016). Dass die Autor*innen die Grundprinzipien des Sexocorporel nicht wirklich erfasst haben, ist sicher der spärlichen bzw. bezüglich der Theorie fehlenden Literatur zum Sexocorporel zuzuschreiben[18]. Sie benennen folgende Kritikpunkte (Maß & Bauer, 2016, S. 106 ff.):

Fehlen von empirischen Belegen für Erregungsmodi. Grundgedanke des Modells seien die Erregungsmodi, für die jegliche empirischen Belege fehlen. Die Arbeit mit den Erregungsmodi ist ohne Zweifel ein wichtiges Element im Sexocorporel, sowohl in der Diagnostik als auch in der Behandlung. Sie sind auch das, was als erstes beeindruckt, weil es tatsächlich eines der Alleinstellungsmerkmale ist.

Wie in ▶ Kapitel 5.5 dargestellt, ist es allerdings nicht das einzige »Kernstück«. Das Konzept der Erregungsmodi ist eingebettet in das Konzept des Gefühls der Geschlechtszugehörigkeit. Wenn das nicht verstanden ist, mutet der Sexocorporel als Sexgymnastik an, und genau das ist Maß und Bauers' Argumentation. Erregungsmodi sind sensomotorische Muster des Verhaltens, der Wahrnehmungserzeugung und des Erlebens. Sie ergeben sich durch reine Beobachtung, da braucht es (erst einmal) keine empirischen Belege für deren Existenz. Muss empirisch bewiesen werden, dass ein Körper mit Druck und Reibung berührt werden kann? Das sicherlich nicht.

Dennoch ist es sinnvoll, das Konzept der Erregungsmodi kritisch zu hinterfragen. Nachzuweisen wäre die Bedeutung der Erregungsmodi und die These, dass die Art und Weise, wie ein Mensch sich sexuelle Erregung verschafft und wie er sie steuert, wesentlichen Einfluss darauf hat, was er dabei erlebt. Dieser Nachweis steht zutreffender Weise noch aus. Es gibt einige Studien, die diesbezüglich ernstzunehmende Hinweise liefern, z. B. Bischof-Campbell (2012), Bischof-Campbell et al. (2018), Henning, (2019), Borgmann et al. (2019). Dabei handelt es

18 Es ist den Autor*innen hoch anzurechnen, dass sie sich der französischen Originalliteratur bedient haben!

sich durchweg um Online-Befragungen, die in ihrer Validität durchaus angreifbar sind und deshalb als Pilot-Studien verstanden werden wollen.

In ▸ Kapitel 3 sind zahlreiche Studien aus Nachbardisziplinen beschrieben, die den Zusammenhang zwischen Erleben, Handlung und Wahrnehmung hochsignifikant wahrscheinlich erscheinen lassen und damit auch eine Übertragung auf sexuelles Handeln und Erleben rechtfertigen.

Fehlen von kinischen Wirksamkeitsnachweisen. Wie die prozess- und embodimentfokussierte Psychotherapie, hat sich auch der Sexocorporel dem Vorwurf zu stellen, er sei nicht evidenz-, sondern »eminenzbasiert«. Obwohl die Zeiten vergleichender Outcome-Studien überwunden sein sollten, plädieren Maß und Bauer für einen direkten Vergleich zwischen dem Hamburger Modell, der Systemischen Sexualtherapie und dem Sexocorporel. Das wäre mit dem vorliegenden Modell komplett sinnfrei. Wie oben beschrieben ergänzen sich gerade diese Ansätze in ihren Stärken und Schwächen. Es sollte nicht mehr um die alte Frage gehen, welcher Ansatz wohl der beste ist. Sinnvoller ist die Frage, welcher Ansatz wann für welche Patient*innen gewählt werden sollte. Das Thema Sexualität ist viel zu komplex, als dass ein einziger Therapieansatz den wahren Weg für sich beanspruchen könnte. Gleichzeitig haben Maß und Bauer Recht, wenn sie Effektivitätsnachweise fordern. Diese stehen noch aus.

Fehlen einer Konzeption für die Paararbeit. Sexocorporel fokussiert auf das individuelle Erleben. Das ist seine Stärke, was auch Maß und Bauer einräumen. Damit ist gleichzeitig eine Grenze benannt. Es existieren bislang keine Konzeptionen, wie auf Sexocorporel-Art mit Paaren gearbeitet wird, obwohl das in der Praxis geschieht. Wie in ▸ Kapitel 5.5.3 dargestellt, beinhaltet die embodimentorientierte Perspektive auch eine konsequente Berücksichtigung der Paarebene. Von der hier vorgestellten Konzeption ausgehend geht es um die Unterscheidung und Berücksichtigung sowohl der individuellen als auch der interaktionellen Prozesse mit dem Fokus auf den körperlichen Handlungen und dem körperlichen Erleben. Die Formulierung einer embodimentorientierten Sexualtherapie mit Paaren sprengt den Rahmen dieses Buches. Ein Beispiel für Embodiment in der Paartherapie liefern Pietrzak et al. (2016). Diese benutzen eine Variante des Alba Emoting™ in der Arbeit mit Paaren.

Nähe zur Pharmaindustrie. Maß und Bauer weisen auf drei Risiken des Sexocorporel hin. Eines davon sei dessen Nähe zur Pharmaindustrie, weil es ein Buchprojekt[19] gab, das von Pfizer finanziert wurde. Diese Kooperation gab es zwischen einem von mehreren Sexocorporel-Ausbildungsinstituten. Natürlich ist es durchaus möglich, damit den Sexocorporel in seiner Gänze in die Nähe der Pharmaindustrie zu setzen. Ob das für die Hochschule Merseburg oder das Institut für Sexualpädagoik und Sexualtherapie Uster (ISP) zutrifft, ist ernsthaft zu bezweifeln.

19 Ein Buchprojekt, das leider nie zu Ende gebracht wurde.

Sexocorporel sei pathologisierend. Hier geht es um den Vorwurf, der Sexocorporel sei im Grunde ein pathologisierender Ansatz, weil er ein Modell sexueller Gesundheit benutze, womit sexuelle Krankheit definiert sei. Dieses Argument wird gern gegen den Sexocorporel benutzt. Zum einen gibt es den Anspruch eines Gesundheitssystems, welches das Vorliegen eindeutiger Krankheiten zur Finanzierung der Behandlung derselben fordert und zum anderen folgt aus der Formulierung eines Gesundheitsmodells nicht automatisch der Schluss einer defizitorientierten Sichtweise. Maß und Bauer schreiben selbst, und völlig zurecht, dass sich der Sexocorporel mit einem defizitorientierten Störungsbegriff schwertut. Wie in den ▸ Kapiteln 4.2 und 5.3.2 beschrieben, ist sexuelle Gesundheit definiert als Entstehung, Entwicklung, Interaktion und Balancierung biopsychosozialer Komponenten. Auch dieses Gesundheitsmodell ist nur ein Bild der Welt und hat, wie jedes Modell, seine Vor- und Nachteile, die durchaus zu diskutieren sind.

Fehlen einer Auseinandersetzung mit der »response anxiety«. Das dritte Risiko des Sexocorporel, vor dem Maß und Bauer warnen, ist die fehlende Auseinandersetzung mit der sogenannten *response anxiety* (Baumann, 1998). Damit ist die Angst gemeint, dem modernen Dogma des sexualpositiven, lust- und erregungsvollen Lifestyle nicht zu genügen, oder kurz gesagt: die Angst davor, kein sexuelles Begehren zu haben. Auch hier wird dem Sexocorporel ein Dilemma zur Last gelegt, dass sich allen Sexualtherapien stellt. Einerseits sollen therapeutische Veränderungen bewirkt werden, andererseits sollen aber keine Normen verfolgt oder gar verfestigt werden, weder die klassischen, althergebrachten, noch die neuen, modernen Normen. Die Patient*innen wiederum kommen mit (scheinbar) sehr eindeutigen Veränderungsaufträgen, die Gesundheitsversorgung mit anderen, diesen zum Teil widersprechenden. Das Ganze findet vor dem Hintergrund gesellschaftlicher Dynamiken statt. Dieser Vorwurf an den Sexocorporel erinnert an den gegenteiligen Vorwurf gegenüber dem Hamburger Modell, es sorge für haushaltsüblichen Gewohnheitssex.

Wenn Maß und Bauer kritisieren, dass in der Literatur zum Sexocorporel keine Warnungen vor der Errichtung eines neuen Dogmas zu finden sind, haben sie völlig Recht. Das heißt allerdings nicht, dass diese Thematik im Ansatz des Sexocorporel fehlt. Der Leidensdruck, mit dem Klient*innen in die Praxis kommen, entsteht vor einem gesellschaftlichen Hintergrund, der Normen, Glaubenssätze und Überzeugungen prägt. Der Sexocorporel versteht sich als therapeutischer Ansatz, nicht als Schule für besseren oder gar richtigen Sex. Was einzelne Anwender*innen daraus machen, kann nicht dem Ansatz als solchem zur Last gelegt werden.

Wenn man von der Polemik in der bei Maß und Bauer geäußerten Kritik absieht, gibt es durchaus einige Punkte, die auf den Sexocorporel, wie er zu Beginn des Jahrtausends angewandt und gelehrt wurde, zutrifft. Hart formuliert wirkte es so, als würde jedes sexualtherapeutische Problem zum Nagel erklärt, dem mit dem Hammer der doppelten Schaukel zu Leibe gerückt wurde. Zum einen gibt es innerhalb des Sexocorporel verschiedene Schulen mit verschiedenen Strömungen und zum anderen hat sich der Sexocorporel deutlich weiterentwickelt. Durch Einflüsse von z. B. Feldenkrais, Polyvagaltheorie und Gender-Theorien unterscheidet sich der Sexocorporel inzwischen in vielen Aspekten von der ursprünglichen Konzeption.

Wie jeder Ansatz hat auch der Sexocorporel seine Stärken und Schwächen, und Dissens ist nicht nur Motor für sensomotorische Entwicklung, sondern auch für therapeutische Systeme. In diesem Sinne gibt es innerhalb eines wissenschaftlichen Diskurses einige wichtige Themen, denen sich der Sexocorporel stellt.

Heteronormativität, Gender-Theorien und Binarität. Der Sexocorporel kommt historisch betrachtet aus einer eindeutig binär denkenden Tradition. Die Betrachtung der Einheit von Körper und Geist ging immer von der Zweigeschlechtlichkeit des Menschen aus. Genetische Varianten galten als zahlenmäßig nicht relevant und waren somit nur Abweichungen von der Norm.

Das Spannungsfeld zwischen biologischem Geschlecht und sozialem Geschlecht ist ein zentrales Element im Sexocorporel. Genau das macht ihn wiederum anschlussfähig an die Theorien der Gender-Forschung und die Konzepte der Non-Binarität und Diversität.

In der ursprünglichen Konzeption des Sexocorporel hatte ein transidenter Mensch ein unentwickeltes Verhältnis zu seinem »sexuellen Archetyp« und die präferierte Behandlung bestand im Erwerb eines ich-syntonen Bezuges zur real vorhandenen Körperlichkeit. Aus Embodiment-Perspektive gesprochen geht der Sexocorporel ganz klar mit bei der These, dass Körper und Geist eine Einheit sind. Dass diese Einheit in ihre Umwelt eingebettet ist und deren Wechselwirkungen immer einzubeziehen sind, ist eine Idee, die innerhalb des Sexocorporel zwar nicht neu ist, aber in ihrer Tragweite doch kontrovers diskutiert wird. Dadurch entsteht innerhalb des Sexocorporel eine lebhafte Diskussion, die zur ständigen Weiterentwicklung des Modells führt.

Da der Enaktivismus die Einbindung in und die Verbindung zur Umwelt viel stärker berücksichtigt als der Embodied-Mind-Ansatz, finden sich hier Argumentationslinien für nonbinäre Geschlechterkonzepte, die auch kompatibel mit dem Sexocorporel sind.

Fehlen einer Theorie des Sexocorporel. Die Theorie des Sexocorporel ist nicht klar formuliert. Die wenigen Veröffentlichungen, die es gibt, sind mehr störungsbezogene Beschreibungen des Vorgehens als theoretische Grundlagen. Das macht es Außenstehenden schwer nachzuvollziehen, um was es im Sexocorporel geht. Schnell entsteht der Eindruck einer geschlossenen Gemeinschaft, die sich an ihren eigenen Tautologien erfreut, aber exklusiv bleibt und sich nicht dem wissenschaftlichen Diskurs stellt. Der Eindruck der Theoriefeindlichkeit, die man dem Sexocorporel bisweilen unterstellen kann, entsteht durch verschiedene Faktoren:

- Die Ausbildungen in Europa werden von kleinen, selbstfinanzierten Instituten geleistet und die Ausbildenden sind in erster Linie Praktizierende, also Anwender*innen. Da fehlt es an finanziellen, zeitlichen und personellen Ressourcen,

um Theorien zu entwickeln, Forschungsthesen abzuleiten, diese wissenschaftlich zu bestätigen und eine Wirksamkeit der Interventionen nachzuweisen.
- Bei den Anwender*innen ist eine gewisse Angst anzutreffen, dass eine fundierte Theorie zur Manualisierung des Sexocorporel führt, die absolut konträr wäre zum prozessorientierten Grundgedanken des Konzepts. Es wäre leicht und die Versuchung zu groß – aber eben nicht im Sinne des Sexocorporel – ein Trainingsprogramm auf Basis der Erregungsmodi zu konstruieren.
- Der Sexocorporel ist ein Konglomerat aus verschiedenen Teilen unterschiedlichster Ansätze: die klassische Theorie von Masters und Johnson, humanistische Psychotherapieansätze, (neo-)reichianische Ideen und andere. Der Entwickler des Ansatzes, Jean-Yves Desjardins, hatte einen großen Erfahrungsschatz in unterschiedlichsten Bereichen, die er auf hochkreative Art für sich genutzt hat. Eine theoretische Fundierung, aus der hervorgeht, was und warum auf welche Weise verknüpft wird, war für ihn nicht das Wichtige. Aus Erzählungen geht hervor, dass er das Verschriften seinen Ausbildungskandidat*innen überlassen hat. Mit steigender Ausbildungsnachfrage wurde aber auch das Bedürfnis nach Literatur größer.

Folgende Entwicklungen beeinflussen derzeit den Sexocorporel:
- 2011 ist der Gründer verstorben. Wie so oft in Systemen, die von charismatischen Persönlichkeiten aufgebaut wurden (z. B. Montessori, Steiner, Feldenkrais, Pilates) stellt sich den Verbleibenden die Frage, wie es weitergeht: sich mit dem kreativen Pioniergeist weiterentwickeln oder an der »Lehre des Meisters« festhalten?
- Die Nachfrage an Sexocorporel-Ausbildungen steigt, was natürlich auch den Bedarf an pädagogischen/didaktischen Materialien und theoretischer Fundierung mit sich bringt. Seit 2016 können in der Schweiz und in Deutschland Studierende einen Masterabschluss in Klinischer Sexologie erwerben, der im Wesentlichen auf dem Konzept des Sexocorporel beruht. Mit dem Sprung an die Hochschule eröffnet sich dem Sexocorporel die Möglichkeit (und die Notwendigkeit), all das nachzuholen, was berechtigterweise gefordert wird: eine Entwicklungs- und »Störungslehre« sowie eine Theorie der Veränderung mit entsprechenden Interventionen und Wirksamkeitsnachweisen.

Die Theorie des Embodiment bietet dazu eine ideale Grundlage. Es ist sicher nicht die einzige, es wäre auch möglich, dem Sexocorporel ein humanistisches oder behaviorales Verständnis zu unterlegen, ein systemisches oder ein tiefenpsychologisches.

Die Theorie des Embodiment bietet dem Sexocorporel einige Vorteile:
- die Betrachtung der Körper-Geist-Einheit als Ausgangspunkt,
- der daraus folgende Doppelaspekt der phänomenologischen Perspektive einerseits und der objektivierbaren Perspektive andererseits,
- ein biopsychosoziales Modell systemisch-ökologischer Zusammenhänge,
- zahlreiche Anknüpfungspunkte und Verbindungsmöglichkeiten zu anderen Theorien und Systemen,

- Verbindungen zur Grundlagenforschung und zu wissenschaftlichen Nachbardisziplinen, z. B. Kognitionswissenschaften, Neurowissenschaften und Philosophie.

Der Sexocorporel wurde in diesem Buch aus einer embodimentalen Perspektive betrachtet und entwickelt. Daraus entsteht ein sexualtherapeutischer Ansatz mit Stärken und Schwächen. Auch dieser Ansatz wird nicht alle sexualtherapeutischen Anliegen bedienen, nicht für alle Therapeut*innen und auch nicht für alle Klient*innen funktionieren. Die Einbeziehung des Körpers und des körperlichen Erlebens als Fundament des Selbst- und Welterlebens ist allerdings ein Grundgedanke, der in der theoretischen und praktischen Entwicklung von Sexualtherapie sowie auch der Psychotherapie im Allgemeinen zukünftig eine immer wichtigere Rolle spielen wird.

Bleibt zu wünschen, dass dieses Buch in 10 oder 20 Jahren veraltet sein wird!

ANHANG

Informationen zum Sexocorporel

Aus- und Weiterbildungen

Der offizielle Dachverband des Sexocorporel ist das Institut Sexocorporel International (ISI) (www.sexocorporel.com). In den deutschsprachigen Ländern gibt es drei Institute, die Ausbildungen anbieten (die ersten zwei sind vom ISI zertifiziert):

- Deutschland: IfES – Institut für Embodiment und Sexologie (www.institut-fuer-embodiment-und-sexologie.de)
- Schweiz: ZISS – Zürcher Institut für klinische Sexologie und Sexualtherapie (www.ziss.ch)
- Österreich: ISP – Österreichisches Institut für Sexualpädagogik und Sexualtherapien (www.sexualpaedagogik.at)

In Deutschland und in der Schweiz ist es möglich, einen Studiengang mit dem Abschluss Klinische Sexologie M. A. zu durchlaufen.

- Deutschland: Hochschule Merseburg (www.hs-merseburg.de/studium/studiengaenge/sexologie)
- Schweiz: Institut für Sexualpädagogik und Sexualtherapie Zürich (www.isp-zuerich.ch)

Veröffentlichungen

Bischof, K. (2018). Sexocorporel-Sexualtherapie nach sexuellen Gewalterfahrungen. In: Büttner, M. (Hrsg.), Sexualität und Trauma. Grundlagen und Therapie traumaassoziierter sexueller Störungen (S. 358 – 372). Stuttgart: Schattauer.

Bischof, K. (2018). Lust auf Sex durch Lust am Sex – Das Begehren und die Neurophysiologie der Erotik. In: Eck, A. (Hrsg.), Der erotische Raum: Fragen der weiblichen Sexualität in der Therapie (S. 183 – 198). Heidelberg: Carl-Auer.

Bischof-Campbell, A. (2012). Das sexuelle Erleben von Frauen als Spiegel ihres sexuellen Verhaltens. Masterarbeit zur Erlangung des akademischen Grades Master of Science in Psychologie der Philosophischen Fakultät der Universität Zürich.

Bischof-Campbell, A., Hilpert, P., Burri, A., Bischof, K. (2018). Body movement is associated with orgasm during vaginal intercourse in women. The Journal of Sex Research, 56(3). https://www.researchgate.net/publication/328074693_Body_Movement_Is_Associated_With_Orgasm_During_Vaginal_Intercourse_in_Women

Henning, A. M. (2014). Make More Love. Ein Aufklärungsbuch für Erwachsene. München: Goldmann.

Henning, A. M., Bay-Hansen, J. (2018). Männer: Körper. Sex. Gesundheit. Hamburg: Rowohlt.

Henning, A. M. (2019). Das genitale Selbstbild der Frau. Theoretisch-empirische Studie. Masterarbeit an der Hochschule Merseburg.

Rescio, S. S. (2014). Sex & Achtsamkeit. Sexualität, die das ganze Leben berührt. Bielefeld: Kamphausen.

Rescio, S. S. (2014). Sinnliche Intimität. Berühren und berührt werden. Bielefeld: Kamphausen.

Schiftan, D. (2018). Ausweitung der Lustzone. Wie Frauen ihren Weg zum Orgasmus finden. In: Eck, A. (Hrsg.), Der erotische Raum: Fragen der weiblichen Sexualität in der Therapie (S. 166 – 182). Heidelberg: Carl-Auer.

Schiftan, D. (2018). Coming Soon. Orgasmus ist Übungssache – In 10 Schritten zum vaginalen Höhepunkt. München: Piper.

Schmidt, V. (2019). Liebeslust: Unverschämt und echt genießen. Holzgerlingen: SCM Hänssler.

Schmidt, V. (2019). Alltagslust: Ganz entspannt zum guten Sex. Holzgerlingen: SCM Hänssler.

Sparmann, J. (2015). Körperorientierte Ansätze für die Sexuelle Bildung junger Frauen: Eine interdisziplinäre Einführung. Gießen: Psychosozial-Verlag.

Sparmann, J. (2018). Lustvoll körperwärts: Körperorientierte Methoden für die Sexuelle Bildung von Frauen. Gießen: Psychosozial-Verlag.

Sztenc, M. (2018). Klappt's? Vom Leistungssex zum Liebesspiel – ein Übungsbuch für Männer. Stuttgart: Hirzel-Verlag.

Literaturverzeichnis

Académie du Sexocorporel Desjardins Inc. (2008). Ausbildungsmaterialien.

APA, American Psychiatric Association (2013). Diagnostic and statistical manual of mental disorders (DSM-V). Washington: American Psychiatric Publishing.

Aposhyan, S. (2004). Body-mind psychotherapy. Principles, techniques and practical application. New York: Norton.

Augustin, A. (2003). Ergotherapie auf der Grundlage der Entwicklungspsychologie Jean Piagets: Sensomotorische Phase. Idstein: Schulz-Kirchner.

Bancroft, J., Janssen, E. (2000). The dual control model of male sexual re-sponse: A theoretical approach to centrally mediated erectile dys-function. Neuroscience & Biobehavioral Reviews, 24(24), 571 – 9.

Basson, R. (2000). The female sexual response: A different model. Journal of Sex & Marital Therapy, 26(1), 51 – 65.

Baumann, Z. (1998). Über den postmodernen Gebrauch der Sexualität. In: Schmidt, G., Strauß, B. (Hrsg.), Sexualität und Spätmoderne. Über den kulturellen Wandel der Sexualität (S. 17 – 35). Stuttgart: Ferdinand Enke.

Bischof-Campbell, A. (2012). Das sexuelle Erleben von Frauen als Spiegel ihres sexuellen Verhaltens. Masterarbeit zur Erlangung des akademischen Grades Master of Science in Psychologie der Philosophischen Fakultät der Universität Zürich.

Bischof-Campbell, A., Hilpert, P., Burri, A., Bischof, K. (2018). Body movement is associated with orgasm during vaginal intercourse in women. The Journal of Sex Research, 56(3), 356 – 366.

Bloch, S. (1993). ALBA emoting: A psychophysiological technique to help actors create and control real emotions. Theatre Topics, 3(2), 121 – 138.

Bloch, S., Lemeignan, M. (1992). Precise respiratory-posturo-facial patterns are related to specific basic emotions. Bewegen and Hulpverlening, 1, 31 – 39.

Bloch, S., Maturana, H. (1999). Biologia del Emocionar y Alba Emoting. Santiago: Dolmen Ediciones.

Bloch, S., Lemeignan, M., Aguilera-T., N. (1991). Specific respiratory patterns distinguish between basic emotions. International Journal of Psychophysiology, 11(2), 141 – 154.

Bloch, S., Orthous, P., Santibáñez, P. (1987). Effector patterns of basic emotions: A psychophysiological method for training actors. Journal of Social and Biological Structures, 11(1), 1 – 19.

Bloom, K. (2006). The embodied self. Movement and psychoanalysis. London: Karnac.

Boerner, R. J. (2015). Temperament: Theorie, Forschung, Klinik. Berlin: Springer.

Bohne, M. (2008a). Einführung in die Praxis der Energetischen Psychotherapie. Heidelberg: Carl-Auer.

Bohne, M. (2008b). Klopfen gegen Lampenfieber. Sicher vortragen, auftreten, präsentieren. Reinbek bei Hamburg: Rowohlt.

Bohne, M. (2010). Bitte klopfen! Anleitung zur emotionalen Selbsthilfe. Heidelberg: Carl-Auer.

Bohne, M. (Hrsg.). (2013a). Klopfen mit PEP. Heidelberg: Carl-Auer.

Bohne, M. (2013b). Innovation in der Überwindung von hartnäckigen Lösungs- und Behandlungsblockaden mit PEP. Deutsche Zeitschrift für zahnärztliche Hypnose, 1, 14 – 17.

Bond, L. (2018). The emotional body. A method for physical self-regulation. Fayetteville, Maryland: Pure Expressions.

Borgmann, M., Gloor, S., Gonin-Spahni, S. (2019). Sexualität, Beziehung, Gesundheit: Informationen zum Forschungsprojekt. SeBeGe Newsletter August 2019. Bern, Schweiz: Universität Bern. https://www.gpv.psy.unibe.ch/e649938/e830891/e862996/SeBeGe-Newsletter_August2019_ger.pdf

Botvinick, M., Cohen, J. D. (1998). Rubber hand »feels« what eyes see. Nature, 391, 756.

Bucci, W. (2002). The referential process, consciousness, and the sense of self. Psychoanalytical Inquiry, 22 (5), 776–793.

Buhrmann, T., Di Paolo, E. A. (2015). The sense of agency – a phenomenological consequence of enacting sensorimotor schemes. Phenomenology and the Cognitive Sciences, 16(2), 207–236.

Buhrmann, T., Di Paolo, E. A., Barandiaran, X. (2013). A dynamical systems account of sensorimotor contingencies. Frontiers in Psychology; 4, 285.

Cacioppo, J. T., Klein, D. J., Berntson, G. C., Hartfield, E. (1993). The psychophysiology of emotion. In: Lewsi, M., Haviland, J. M. (Hrsg.), Handbook of emotions (S. 119–142). New York: Guilford.

Cantieni, B. (2006). Wie gesundes Embodiment selbst gemacht wird. In: Storch, M., Cantieni, B., Hüther, G., Tschacher, W. (Hrsg.), Embodiment. Die Wechselwirkung von Körper und Psyche verstehen und nutzen (S. 99–126). Bern: Huber.

Cisternas, S. (2015). Ausbildungsmaterialien.

Clancey, W. J. (1998). Situated Cognition. Oxford: Oxford University Press.

Clancey, W. J. (1991). The frame-of-reference problem in the design of intelligent machines. In: Van Lehn, K. (Hrsg.), Architectures for intelligence (S. 357–423). Hillsdale: Erlbaum.

Clement, U. (2004). Systemische Sexualtherapie. Stuttgart: Klett-Cotta.

Clement, U. (2005). Tanz den Sensate Focus! Antworten auf Gunter Schmidts Anmerkungen. Zeitschrift für Sexualforschung, 18(2), 155–162.

Clement, U. (2015). Guter Sex trotz Liebe: Wege aus der verkehrsberuhigten Zone. Berlin: Ullstein.

Colombetti, G., Thompson, E. (2007). The feeling body: Towards an enactive approach to emotion. In: Overton, W., Mueller, U. (Hrsg.), Body in mind, mind in body: Developmental perspectives on embodiment and consciousness (S. 45–68). Lawrence Erlbaum.

Conrad, K. (1947). Über den Begriff der Vorgestalt und seine Bedeutung für die Hirnpathologie. Nervenarzt; 18: 289–293.

Cornell, W. F. (2006). Das Feld der Erotik – Sexualität in der körperorientierten Psychotherapie. In: Marlock, G., Weiss, H. (Hrsg.), Handbuch der Körperpsychotherapie (S. 709–720). Stuttgart: Schattauer.

Damasio, A. (1994). Descartes' Irrtum. Fühlen, Denken und das menschliche Gehirn. München: List.

Damasio, A. (2001). Ich fühle, also bin ich. Die Entschlüsselung des Bewusstseins. München: List.

Damasio, A. (2011). Selbst ist der Mensch. Körper, Geist und die Entstehung des menschlichen Bewusstseins. München: Siedler.

Dederich, M., Jantzen, W., Walthes, R. (Hrsg.) (2011). Sinne, Körper und Bewegung. Stuttgart: Kohlhammer.

De Jaegher, H., Di Paolo, E. (2007). Participatory sense-making: An enactive approach to social cognition. Phenomenology and the Cognitive Sciences, 6(4), 485–507. http://dx.doi.org/10.1007/s11097-007-9076-9

Demos, V. (1991). Resiliency in Infancy. In: Dugan, T., Coles, R. (Hrsg.), The Child in our times: Studies in the development of resiliency (S. 3–17). New York: Brunner/Mazel.

Dennett, D. C. (1984). Cognitive wheels: The frame problem of AI. In: C. Hookway (Hrsg.), Minds, machines and evolution (S. 129–151). Cambridge: Cambridge University Press.

Desjardins, L. (2013). Sonderausgabe zu Ehren Jean-Yves Desjardins, 1931–2011. Zeitschrift Sexuelle Gesundheit. Institut Sexocorporel International 2013. https://www.sexocorporel.com/file/RevueISI/Numero_jean-Yves_deu-2Mo.pdf

Dilling, H., Mombour, W., Schmidt, M. H., (Hrsg.) (2015). Internationale Klassifikation psychischer Störungen: ICD-10 Kapitel V (F), klinisch-diagnostische Leitlinien (10. Auflage, unter Berücksichtigung der Änderungen entsprechend ICD-10-GM 2015.). Bern: Hogrefe.

Di Paolo, E. (2009). Extended Life. Topoi, 28: 9–21. DOI: 10.1007/s11245-008-9042-3.

Di Paolo, E. A., Barandiaran, X. E., Beaton, M., Buhrmann, T. (2014). Learning to perceive in the sensorimotor approach: Piaget's theory of equilibration interpreted dynamically. Frontiers in Human Neuroscience, 8, 551.

Di Paolo, E. A., Cuffari, E. C., De Jaegher, H. (2018). Linguistic bodies: The continuity between life and language. Cambridge: MIT Press.

Eberhard-Kaechele, M., Gnirss-Bormet, R. (2017). Sexualität beginnt im Tanz zwischen Eltern und Kind. Der Attunement-fokussierte Ansatz in der Sexualtherapie. In: Harms, T., Thielen, M. (Hrsg.), Körperpsychotherapie und Sexualität. Grundlagen, Perspektiven, Praxis (S. 97–120). Gießen: Psychosozial-Verlag.

Eck, A. (Hrsg.) (2016). Der erotische Raum: Fragen der weiblichen Sexualität in der Therapie. Heidelberg: Carl-Auer.

Egger, J. W. (2008). Grundlagen der »Psychosomatik« – Zur Anwendung des biopsychosozialen Krankheitsmodells in der Praxis. Psychologische Medizin, 19(2), 12–22.

Eggert, D. (1983). Das Eysenck-Persönlichkeits-Inventar. Göttingen: Verlag für Psychologie.

Ekman, P. (1992). Facial expressions of emotions: New findings, new questions. Psychological Science, 3, 34–38.

Ekman, P., Friesen, W. V. (1975). Unmasking the face. Upper Saddle River: Prentice Hall.

Eysenck, H. J. (1953). The structure of human personality. London: Methuen.

Fingerhut, J., Hufendiek, R., Wild, M. (Hrsg.) (2013). Philosophie der Verkörperung. Berlin: Suhrkamp.

Förster, J. (2003). The influence of approach and avoidance motor actions on food intake. European Journal of Social Psychology, 33, 339–350.

Förster, J., Strack, F. (1997). Motor actions in retrieval of valenced information: A motor congruence effect. Perceptual and Motor Skills, 85, 1419–1427.

Friedmann, R. S., Förster, J. (2002). The influence of approach and avoidance motor actions on creative cognitions. Journal of Experimental Social Psychology, 38, 41–55.

Fuchs, T. (2005). Corporealized and disembodied minds. A phenomenological view of the body in melancholia and schizophrenia. Philosophy, Psychiatry, & Psychology, 12, 95–107.

Fuchs, T. (2017) Das Gehirn – ein Beziehungsorgan. Eine phänomenologisch-ökologische Konzeption. (5. Aufl.) Stuttgart: Kohlhammer.

Fuchs, T., De Jaegher, H. (2009). Enactive intersubjectivity: Participatory sense-making and mutual incorporation. Phenomenology and the Cognitive Sciences, 8(4), 465–486. http://dx.doi.org/10.1007/s11097-009-9136-4

Füstös, J., Gramann, K., Herbert, B. M. Pollatos, O. (2013). On the embodiment of emotion regulation: Interoceptive awareness facilitates reapppraisal. Social Cognitive and Affective Neuroscience, 8, 911–7.

Gallagher, S. (2005). How the body shapes the mind. New York: Oxford University Press.

Gendron, M., Feldmann Barrett, L. (2009). Reconstructing the past: A century of ideas about emotion in psychology. Emotion Review, 1, 316–339.

Geuter, U. (2015). Körperpsychotherapie. Grundriss einer Theorie für die klinische Praxis. Berlin: Springer.

Gibson, J. (1977): The theory of affordances. In: Shaw, R., Bransford, J. (Hrsg.), Perceiving, acting and knowing (S. 67–82). New York: John Wiley & Sons.

Ginsburg, H. P., Opper, S. (1997). Piagets Theorie der geistigen Entwicklung. Stuttgart: Klett-Cotta.

Giummara, M. J., Gibson, S. J., Georgiou-Karistianis, N., Bradshaw, J. L. (2008). Mechanisms underlying embodiment, disembodiment and loss of embodiment. Neuroscience and Biobehavioral Reviews, 32, 143–160.

Glenberg, A. M. (2015). Few believe the world is flat: How embodiment is changing the scientific understanding of cognition. Canadian Journal of Experimental Psychology, 69(2), 165–171.

Golder, W. (2007). Hippokrates und das Corpus Hippocraticum. Eine Einführung für Philologen und Mediziner. Würzburg: Königshausen & Neumann.

Grawe, K. (2000). Psychologische Therapie. Göttingen: Hogrefe.

Gugutzer, R. (2006). Der body turn in der Soziologie. Eine programmatische Einführung. In: Gugutzer, R. (Hrsg.), body turn. Perspektiven der Soziologie des Körpers und des Sports (S. 9 – 53). Bielefeld: Transcript.

Harnad, S. (1990). The symbol grounding problem. Physica D, 42, 335 – 346.

Hartmann, U. (2011). State-of-the-Art der Sexualtherapie und Anforderungen an ihre Weiterentwicklung. In: Sexuologie. Zeitschrift für Sexualmedizin, Sexualtherapie und Sexualwissenschaft, Bd. 18, 1 – 2, 3 – 25.

Hartmann, U. (Hrsg.) (2017). Sexualtherapie: Ein neuer Weg in Theorie und Praxis. Berlin: Springer.

Hauch, M. (Hrsg.) (2006). Paartherapie bei sexuellen Störungen. Das Hamburger Modell: Konzept und Technik. Stuttgart: Thieme.

Hauk, O., Johnsrude, I., Pulvermüller, F. (2004). Somatotopic representation of action words in human motor and premotor cortex. Neuron, 41, 301 – 307.

Hauke, G., Dall'Occhio, M. (2015). Emotionale Aktivierungstherapie. Embodimenttechniken im emotionalen Feld. Stuttgart: Schattauer.

Havas, D. A., Glenberg, A. M., Gutowski, K. A., Lucarelli, M. J., Davidson, R. J. (2010). Cosmetic use of botulinum toxin: Affects processing of emotional language. Psychological Science, 21, 895 – 99.

Heiner, B. T. (2008). Guest editor's introduction. The recorporealization of cognition in phenomenology and cognitive science. Continental Philosophy Review, 41, 115 – 126.

Henning, A. M. (2019). Das genitale Selbstbild der Frau. Theoretisch-empirische Studie. Masterarbeit an der Hochschule Merseburg.

Horowitz, T. S., Wolfe, J. M. (1998). Visual search has no memory. Nature, 357, 575 – 577.

Hull, C. L. (1937). Mind, mechanism and adaptive behavior. Psychological Review, 44, 1 – 32.

Hull, C. L. (1943). Principles of behaviour: An introduction to behaviour theory. NewYork: Appleton- Century-Crofts.

Hutto, D. (2013). Psychology unified: From folk psychology to radical enactivism. Review of General Psychology, 17, 174 – 178.

Kappas, A. (2006). Appraisals are direct, immediate, intuitive, and unwitting … and some are reflective … Cognition and Emotion, 20, 952 – 975.

Kimmel, M., Irran, C., Luger, M. A. (2015). Bodywork as systemic and inter-enactive competence: Participatory process management in Feldenkrais® Method and Zen Shiatsu. Frontiers in Psychology. https://doi.org/10.3389/fpsyg.2014.01424.

Klein, V., Brunner, F., Nieder, T. O., Reed, G., Briken, P. (2015). Diagnoseleitlinien sexueller Störungen in der International Classification of Diseases and Related Health Problems (ICD)-11: Dokumentation des Revisionsprozesses. Zeitschrift für Sexualforschung, 28(4), 363 – 373.

Kleinplatz, P. J. (Hrsg.) (2012). New directions in sex therapy. Innovations and alternatives (2. Aufl.). New York: Routledge.

Klotz, T. (2017). Erektile Dysfunktion und Ejaculatio praecox. In: Stiftung Männergesundheit (Hrsg.), Sexualität von Männern. Dritter deutscher Männergesundheitsbericht. Gießen: Psychosozial-Verlag.

Kostenwein, W. (2018). Ausbildungsmaterialien.

Krasner, D. (2000). Method acting reconsidered: Theory, practice, future. New York: St. Martin's Press.

Kriz, J. (1997). Systemtheorie. Eine Einführung für Psychotherapeuten, Psychologen und Mediziner. Wien: Fakultas.

Laube, W. (Hrsg.) (2009). Sensomotorisches System: Physiologisches Detailwissen für Physiotherapeuten. Stuttgart: Thieme.

Lazarus, R. (1991). Emotion and adaptation. Oxford University Press.
Levine, P. (2011). Sprache ohne Worte. Wie unser Körper Trauma verarbeitet und uns in die innere Balance zurückführt. München: Kösel.
Lichtenberg, J. D. (1991). Psychoanalyse und Säuglingsforschung. Berlin: Springer.
Ludewig, K. (1998). Emotionen in der systemischen Therapie – Eine Herausforderung an die klinische Theorie? In: Welter-Enderlin, R., Hildenbrand, B. (Hrsg.), Gefühle und Systeme. Die emotionale Rahmung beraterischer und therapeutischer Prozesse (S. 52 – 76). Heidelberg: Carl-Auer.
Luhmann, N. (1984). Soziale Systeme. Grundriss einer allgemeinen Theorie. Frankfurt a. M.: Suhrkamp.
Magid, M., Reichenberg, JS., Poth, P. E., Robertson, H. A. T., La Violette, A. K., Kruger, T. H., Wollmer, M. A. (2014). Treatment of major depressive disorder using botulinum A: A 24-week randomized, double-Blind, placebo-controlled study. The Journal of Clinical Psychiatry, 75(8), 837 – 844.
Marlock, G., Weiss, H. (Hrsg.) (2006). Handbuch der Körperpsychotherapie. Stuttgart: Schattauer.
Maß, R., Bauer, R. (2016). Lehrbuch Sexualtherapie. Stuttgart: Klett-Cotta.
Masters, W. H., Johnson, V. E. (1966): Human sexual response. Boston: Little, Brown and Company.
Maturana, H. R., Varela, F. J. (1980). Autopoiesis and cognition: The realization of the living. Boston Studies in the Philosophy and History of Science, Bd. 42. Boston: Reidel Publishing Company.
Mayer, J. G. (2003). Die Entstehung der Viersäftelehre in der griechischen Naturphilosophie. In: Mayer, J. G., Goehl, K. (2003), Kräuterbuch der Klostermedizin. Leipzig: Primus.
Merleau-Ponty, M. (1966). Phänomenologie der Wahrnehmung. Berlin: De Gruyter.
Meston, C. M., Buss, D. M. (2007). Why humans have sex. Archive of Sexual Behaviour, 36, 477 – 507.
Metzinger, T. (2009). Der Ego-Tunnel. Eine neue Philosophie des Selbst: Von der Hirnforschung zur Bewusstseinsethik. Berlin: Berlin Verlag.
Mühleis, V. (2011). Sexualität und Begehren in der Phänomenologie. Philosophische Rundschau, 58(4), 319 – 328.
Nagoski, E. (2015). Komm, wie du willst: Das neue Frauen-Sex-Buch. München: Knaur.
Nummenmaa, L., Glerean, E., Hari, R., Hietanen, J. K. (2014). Bodily maps of emotions. Proceedings of the National Academy of Sciences, USA, 111, 646 – 651.
Nummenmaa, L., Hari, R., Hietanen, J. K., Glerean, E. (2018). Maps of subjective feelings. Proceedings of the National Academy of Sciences, USA, 115, 9198 – 9203.
Nummenmaa, L., Suvilehto, J. T., Glerean, E., Santtila, P., Hietanen, J. K. (2016). Topography of human erogenous zones. Archives of Sexual Behavior, 45(5), 1207 – 16.
O'Regan, J. K., Noë, A. (2001). A sensorimotor account of vision and visional consciousness. Behavioral and Brain Sciences, (24)5, 939 – 1031.
Petzold, H. (1969). Textarchiv H. G. Petzold et al. https://www.fpi-publikation.de/textarchiv-petzold/
Perls, F. (1942). Das Ich, der Hunger und die Aggression. Anfänge der Gestalttherapie. Stuttgart: Klett-Cotta.
Pessoa, L. (2008). On the relationship between emotion and cognition. Nature Reviews. Neuroscience, 9, 148 – 158.
Pfeifer, R., Scheier, C. (1999). Understanding Intelligence. Cambridge: MIT press.
Piaget, J. (1936). La Naissance de L'intelligence Chez L'enfant. Neuchâtel, Paris: Delachaux et Niestlé.
Piaget, J. (1975). L'Équilibration des Structures Cognitives: Problème Central du Développement. Paris: Presses universitaires de France.
Pietrzak, T., Hauke, G., Lohr, C. (2016). Connecting couples intervention: Improving couples'

empathy and emotional regulation using embodied empathy mechanisms. European Psychotherapy, 67–98. https://www.researchgate.net/publication/304216477_Connecting_Couples_Intervention_Improving_Couples'_empathy_and_emotional_regulation_using_embodied_empathy_mechanisms

Pollatos, O., Kirsch, W., Schandry, R. (2005). Brains structures involved in interoceptive awareness and cardioafferent signal processing. A dipole source localization study. Human Brain Mapping; 26, 54–64.

Porges, S. (2010). Die Polyvagal-Theorie: Neurophysiologische Grundlagen der Therapie. Emotionen, Bindung, Kommunikation und ihre Entstehung. Paderborn: Junfermann.

Prinz, J. (2004). Which Emotions are Basic? In: Evans, D., Cruse P. (Hrsg.), Emotion, Evolution, and Rationality (S. 69–88). Oxford University Press. DOI: 10.1093/acprof:oso/9780198528975.003.0004

Pylyshyn, Z. W. (Hrsg.) (1987). The Robot's Dilemma. The Frame Problem in Artificial Intelligence. Norwood: Ablex.

Ramseyer, F., Tschacher, W. (2011). Nonverbal synchrony in psychotherapy: Coordinated body movement reflects relationship quality and outcome. Journal of Consulting and Clinical Psychology, 79(3), 284–295.

Reich, W. (1927/1982). Die Funktion des Orgasmus. Revidierte Fassung: Genitalität in der Theorie und Therapie der Neurose/Frühe Schriften II. Köln: Kiepenheuer & Witsch.

Riedener, A., Storch, M. (2005). Ich pack's! Selbstmanagement für Jugendliche. Trainingsmanual für die Arbeit mit dem Zürcher Ressourcen Modell ZRM. Bern: Huber.

Riskind, J. H., Gotay, C. C. (1982). Physical posture: Could it have regulatory or feedback effects on motivation and emotion? Motivation and Emotion, 6, 27–298.

Röhricht, F. (2011). Leibgedächtnis und Körper-Ich: zwei zentrale Bezugspunkte in der störungsspezifischen körperorientierten Psychotherapie. Psychologie in Österreich, 31, 239–248.

Röhricht, F., Gallagher, S., Geuter, U., Hutto, D. (2014). Embodied cognition and body psychotherapy: The construction of new therapeutic environments. Sensoria: A Journal of Mind, Brain & Culture, 56, 11–20.

Santibáñez-H., G., Bloch, S. (1986). A qualitative analysis of emotional effector patterns and their feedback. Pavlovian Journal of Biological Science, 21(3), 108–116.

Schachter, S., Singer, J. E. (1962). Cognitive, social and physiological determinants of emotional state. Psychological Review, 69, 379–407.

Schiavio, A., De Jaegher, H. (2017). Participatory sense-making in joint musical practice. In: Lesaffre, M., Maes, P.-J., Leman, M. (Hrsg.), The Routledge Companion to embodied music interaction. New York: Routledge/Taylor & Francis Group.

Schiepek, G., Spörkel, H. (1993). Verhaltensmedizin als angewandte Systemwissenschaft. In: Schiepek, G., Spörkel, H. (Hrsg.), Verhaltensmedizin als angewandte Systemwissenschaft (S. 7–20). Bergheim: Mackinger.

Schiftan, D. (2018). Coming Soon. Orgasmus ist Übungssache – In 10 Schritten zum vaginalen Höhepunkt. München: Piper.

Schmidt, G. (2005). Wer hat Angst vorm Sensate Focus? In: Zeitschrift für Sexualforschung, 18(2), 148–154.

Schroer, M. (Hrsg.) (2005). Zur Soziologie des Körpers. Frankfurt: Suhrkamp.

Sheline, Y. I., Barch, D. M., Donnelly, J. M. (2001). Increased amygdala response to masked emotional faces in depressed subjects resolves with antidepressant treatment: An fMRI study. Biological Psychiatry, 50(9): 651–658.

Shin, L. M., Liberzon, I. (2010). The neurocircuitry of fear, stress, and anxiety disorders. Neuropsychopharmacology; 35(1), 169–191.

Sigusch, V. (2013). Sexualitäten: Eine kritische Theorie in 99 Fragmenten. Frankfurt: Campus.

Simons, D. J., Levin, D. T. (1997). Failure to detect changes to people during a real-world interaction. Psychonomic Bulletin and Review, 5, 644–649.

Smith, L. B., Thelen, E. (2003). Development as a dynamic system. Trends in Cognitive Sciences, 7, 343–348.
Sommer, F. (2000). VigorRobic®: Potenter durch gezieltes Fitnesstraining. Aachen: Meyer & Meyer.
Sparmann, J. (2015). Körperorientierte Ansätze für die Sexuelle Bildung junger Frauen: Eine interdisziplinäre Einführung. Gießen: Psychosozial-Verlag.
Sparmann, J. (2018). Lustvoll körperwärts: Körperorientierte Methoden für die Sexuelle Bildung von Frauen. Gießen: Psychosozial-Verlag.
Stepper, S. (1992). Der Einfluss der Körperhaltung auf die Emotion »Stolz«. Experimentelle Untersuchungen zur »Körper-Feedback-Hypothese«. Unveröffentlichte Dissertation, Universität Mannheim.
Stern, D. (1996). Die Lebenserfahrung des Säuglings. Stuttgart: Klett-Cotta.
Stewart, J., Gapenne, O., DiPaolo, E. A. (2010). Enaction. Toward a new paradigm for cognitive science. Cambridge: MIT Press.
Storch, M., Krause, F. (2007). Selbstmanagement – ressourcenorientiert. Grundlagen und Trainingsmanual für die Arbeit mit dem Zürcher Ressourcen Modell (ZRM). (4. Aufl.) Bern: Huber.
Storch, M., Cantieni, B., Hüther, G., Tschacher, W. (2006). Embodiment. Die Wechselwirkung von Körper und Psyche verstehen und nutzen. Bern: Huber.
Storch, M., Küttel, Y., Stüssi, A.-C. (2005). Gut geschützt gegen Stress. Selbstmanagement mit dem Zürcher Ressourcen Modell ZRM. Lehren und Lernen, 8/9, 28–38.
Strack, F., Martin, L. L., Stepper, S. (1988). Inhibiting and facilitating conditions of the human smile: A nonobtrusive test of the facial feedback hypothesis. Journal of Personality and Social Psychology, 5, 768–777.
Sztenc, M. (2016). Atmung und Emotion. Die Methode des Alba Emoting™. Zeitschrift Santé Sexuelle, 16, 8–13.
Sztenc, M. (2018). Klappt's? Vom Leistungssex zum Liebesspiel – ein Übungsbuch für Männer. Stuttgart: Hirzel-Verlag.
Thessen, L. (2012). Emotion und Atmung – Emotionale Ausdrucksmuster durch kontrollierte Atmungsänderung in der psychotherapeutischen Arbeit. Psychotherapie, 17(17), 318–324. https://sbt-in-berlin.de/cip-medien/11.Thessen.pdf
Thompson, E. (2007). Mind in life: Biology, phenomenology, and the sciences of mind. Cambridge, MA.: Harvard University Press.
Thompson, E., Stapleton, M. (2008). Making Sense of Sense-Making. Reflections on Enactive and Extended Mind Theories. Topoi, 28, 23–30. DOI: 10.1007/s11245-008-9043-2.
Tronick, E. (1989). Emotions and emotional communication in infants. American Psychologist, 44(2), 112–119.
Trautmann-Voigt, S., Voigt, B. (2012). Grammatik der Körpersprache. Ein integratives Lehr- und Arbeitsbuch zum Embodiment. Stuttgart: Schattauer.
Tschacher, W. (2006). Wie Embodiment zum Thema wurde. In: Storch, M., Cantieni, B., Hüther, G., Tschacher, W. (2006). Embodiment. Die Wechselwirkung von Körper und Psyche verstehen und nutzen (S. 11–34). Bern: Huber.
Tschacher, W., Scheier, C. (1999): Der Ansatz der Embodied cognitive Science. Forschungsberichte der Direktion Sozial- und Gemeindepsychiatrie der Universität Bern.
Tschacher, W., Storch, M. (1999). Vom Embodiment-Konzept zur körperzentrierten Psychotherapie. Forschungsberichte der Abteilung für Psychiatrie. Universitäre Psychiatrische Dienste Bern.
van der Schyff, D., Schiavio, A., Elliott, D. J. (2016). Critical ontology for an enactive music pedagogy. Action, Criticism, and Theory for Music Education 15(5): 81–121.
Varela, F., Maturana, H., Uribe, R. (1974). Autopoiesis: The organization of living systems, its characterization and a model. Biosystems, 5, 187–196.

Varela, F., Thompson, E., Rosch, E. (1991). The embodied mind. Cambridge: MIT Press.

Volynets, S., Glerean, E., Hietanen, J. K., Hari, R., Nummenmaa, L. (2019). Bodily maps of emotions are culturally universal. Emotion. DOI: 10.1037/emo0000624.

Voß, H. J., Bardehle, D. (2017). Zum Begriff »Sexuelle Gesundheit«. In: Stiftung Männergesundheit (Hrsg.), Sexualität von Männern. Dritter deutscher Männergesundheitsbericht. Gießen: Psychosozial-Verlag.

Wagner, E., Russinger, U. (2016). Emotionsbasierte systemische Therapie. Intrapsychische Prozesse verstehen und behandeln. Stuttgart: Klett-Cotta.

Weisfeld, G. E., Beresdorf, J. M. (1982). Erectness of posture as an indicator of dominance or success in humans. Motivation & Emotion, 6, 113 – 131.

Wells, G. L., Petty, R. E. (1980). The effects of overt head movements on persuasion: Compatibility and incompatibility of responses. Basic and Applied Social Psychology, 3, 219 – 230.

WHO, Regionalbüro für Europa (o. J.) (Hrsg). Definition »sexuelle Gesundheit«. http://www.euro.who.int/de/health-topics/Life-stages/sexual-and-reproductive-health/news/news/2011/06/sexual-health-throughout-life/definition

Zahavi, D. (2010). Minimal self and narrative self. A distinction in need of refinement. In: Fuchs, T., Sattel, H., Heningnsen, P. (Hrsg.), The Embodied Self: Dimensions, Coherence, and Disorders (S. 3 – 11). Stuttgart: Schattauer.

Zeiler, K. (2013). A phenomenology of excorporation, bodily alienation, and resistance: Rethinking sexed and racialized embodiment. Hypatia, 28(1), 69 – 84.

Glossar

Äquilibration: Prozess, mit dem der Organismus Spannung zwischen sich und der Umwelt reguliert. Das geschieht entweder durch Assimilation (Anwenden bestehender Schemata) oder Akkommodation (Anpassen bestehender Schemata oder Neubildung). Störungen der Äquilibration sind unvermeidlich und bilden die Quelle jeglichen Lernens (Piaget, 1936, 1975).

Affordanzen: Elemente der Umwelt, die für einen Organismus spezifischen Aufforderungscharakter haben (je nach seiner körperlichen Beschaffenheit), z. B. bietet eine Eiche einem Biber, einem Eichhörnchen oder einem Schreiner verschiedene Affordanzen.

Alba Emoting™: Ansatz zur Körperarbeit auf der Grundlage von sechs Basisemotionen und deren Effektorpatterns aus Mimik, Atmung, Muskeltonus und räumlicher Orientierung.

Attraktionskode: Begriff des Sexocorporel zur Beschreibung der Fähigkeit, anderen Menschen, Umweltobjekten oder Situationen sexuell konnotierte Bedeutung zu verleihen. In anderen Worten das Suchmuster, mit dem die Umwelt bezüglich sexueller Affordanzen wahrgenommen wird. Attraktionskodes sind unterteilt in genitale und emotionale Anziehungskodes.

Autopoiese: Begriff aus dem Enaktivismus, der die Prozesse der Selbsterhaltung beschreibt. Ursprünglich nur auf zellulärer Ebene verwendet, wurde der Begriff auf ganze Organismen und auch soziale Entitäten übertragen.

Basis-Emotionen-Theorien (BET): Theorien der Emotionsforschung, die folgendes Paradigma beinhalten: Eine gewisse Anzahl an grundlegenden Basisemotionen, die sich aus evolutionären Anpassungsprozessen entwickelten, sind Bestandteile aller anderen Gefühle.

Bewertungstheorien: Theorien der Emotionsforschung, die folgendes Paradigma beinhalten: Emotionen entstehen durch kognitive Prozesse, mit denen eine Situation eingeschätzt wird. Aus dieser Bewertung resultieren Veränderungen auf körperlicher und subjektiver Erlebensebene.

Biopsychosoziales Modell: Ein Modell, das die Natur als ein Kontinuum hierarchisch geordneter Einheiten beschreibt, durch deren Zusammenwirken auf höheren Ebenen neue Phänomene entstehen. Das Modell entstand in den 1970er Jahren als Grundlage für die psychosomatische Medizin in Abgrenzung zur vorherrschenden Schulmeinung gemäß dem cartesianischen Weltbild, bei dem Körper und Geist getrennte Einheiten seien.

Dimensionen von Bewegung: Der Sexocorporel unterscheidet drei Dimensionen von Bewegung: Schwerkraft (Muskeltonus, Körperspannung), Raum (äußerer Raum und innerer Raum/Atmung), Zeit (Tempo/Rhythmus).

Doppelte Einbettung: Grundannahme des Enaktivismus: Der Geist ist in den Körper eingebettet und diese Einheit ist wiederum in ihre Umwelt eingebettet, mit der sie wechselseitig interagiert.

Doppelte Schaukel: Bewegungsmuster, bei der sich das Becken und der Schulterbereich (die Rumpfenden) aufeinanderbezogen bewegen, z. B. wie bei starkem Lachen, Schluchzen oder Husten.

Dritte-Person-Perspektive: Die Perspektive des reflektierten, objektivierbaren Körpererlebens; der eigene Körper als Objekt der Reflexion: z. B. »mein Körper«, »die Hand«.

Druckmodus: Begriff des Sexocorporel zur Beschreibung eines Erregungsmodus, der muskuläre Druckrezeptoren zur Steigerung der sexuellen Erregung nutzt. Früher auch archaischer Modus genannt.

Effektorpattern: Begriff des Alba Emoting™, mit dem der körperliche Ausdruck einer Basisemotion beschrieben wird. Er besteht aus Atemmuster, Mimik, Körperspannung und Orientierung im Raum.

Embedded-Mind: Ansatz innerhalb des Embodiment, in der folgende These vertreten wird: Der Geist ist in seine Umwelt eingebettet, d. h. relevante Elemente der Umwelt (sogenannten Affordanzen) unterstützen kognitive und mentale Prozesse, ohne deshalb Teil derselben zu sein. Die für ein Lebewesen relevanten Eigenschaften der Umwelt sind solche, die nur in Relation zum Lebewesen existieren. So hat z. B. dieselbe Eiche eine andere Eigenschaft für einen Biber, als für ein Eichhörnchen: Für das Eichhörnchen ist sie Nahrungsquelle und Zufluchtsort, für den anderen ist sie Baumaterial.

Embodied-Mind: Ansatz innerhalb des Embodiment, in der die These vertreten wird, dass mentale Zustände von der körperlichen Beschaffenheit abhängen. Die Wahrnehmung der Umwelt (und damit die Auffassung über die Umwelt) durch den Körper einer Katze ist eine andere als die durch den Körper eines Menschen (Beschaffenheit der Augen z. B., Katzen sehen alles schwarz-weiß, Menschen bunt). Das bedeutet, mentale/geistige Eigenschaften spiegeln körperliche Eigenschaften wider und umgekehrt.

Embodiment: Überbegriff für den sogenannten 4-E-Ansatz. Die 4 E's bezeichnen vier Modelle aus der Kognitionsforschung: Extended-Mind, Embedded-Mind, Embodied-Mind, Enactive-Mind. Innerhalb des 4-E-Ansatzes steht Embodiment synonym für die Theorie des Embodied-Mind und gilt als Sammelthese für das gesamte Modell.

Einkörperung: Integration eines Objektes der Umwelt oder auch einer anderen Person in das eigene Körperschema,

Einkörperung, einseitige: Ein Objekt der Umwelt wird in das eigene Körperschema integriert, z. B. erlebt ein Blinder seinen Blindenstock wie ein Körperteil.

Einkörperung, wechselseitige: Zwei Organismen integrieren sich wechselseitig in ihr Körperschema. Zustände perfekter Synchronisation führen zum Erleben von Verschmelzung, während asynchrone Zustände das eigene Selbsterleben aktivieren. Das Hin-und-Her zwischen beiden Zuständen eröffnet eine dialektische Spannung zwischen Differenzierung und Verschmelzung.

Emotionale Selbstregulation: Die Fähigkeit zur Steuerung emotionaler Erregung, sei es über Kognitionen oder Variationen körperlicher Parameter.

Enactive-Mind: Ansatz innerhalb des Embodiment, in der von einer doppelten

Einbettung ausgegangen wird. Der Geist wird als in den Körper eingebettet betrachtet (als verkörpert, synonym auch als eingekörpert) und diese Körper-Geist-Einheit ist wiederum in ihre Umwelt eingebettet. Der menschliche Organismus bringt demnach seine Welt aktiv gestaltend hervor, er nimmt sie nicht nur passiv wahr oder als etwas von ihm Getrenntes.

Enactment: Hier als Überbegriff benutzt für eine therapeutische szenische Inszenierung, wie z.B. Übung, Experiment, Erkundung, Aufgabe, Erforschung, Exploration.

Enaktivismus: Deutsche Übersetzung für die Enactive-Mind-Theorien.

Erotisierungsprozess: Konzept des Sexocorporel; Lernprozess durch den Wahrnehmungen, Menschen, Situationen, Objekte sexuelle Bedeutung erhalten. Der Prozess verläuft über die Stufen der Meinhaftigkeit, Empfindungsfähigkeit, sexuelle Erregung, Steuerungsfähigkeit, Symbolisierung und Begehren.

Erregungskurven: Therapeutisches Werkzeug im Sexocorporel zur Darstellung bestimmter Phänomene während einer sexuellen Handlung. Es wird mit verschiedenen Erregungskurven gearbeitet, z.B. die physiologische Erregung, die subjektiv empfundene Lust, der Fokus der Aufmerksamkeit, die Intensität von Emotionen.

Erregungsmodi: Konzept des Sexocorporel zur Beschreibung der sensomotorischen Steuerung sexueller Erregung. Unterschieden werden Spannungsmodi (Druck bzw. Reibung, Vibrationsinduziert) und Bewegungsmodi (ondulierend bzw. wellenförmig).

Erste-Person-Perspektive: Die Perspektive des subjektiv Erlebten, das leibliche Erleben, z.B. das unmittelbare Erleben von Traurigsein, im Gegensatz zur Dritte-Person-Perspektive, der reflektierten Perspektive: Ich habe Trauer in mir. Die Erste-Person-Perspektive wird auch oft als Leib bezeichnet.

Evaluation: Begriff des Sexocorporel für die wertschätzende und phänomenologisch orientierte Erhebung des Verhaltens und Erlebens und dessen Historie.

Extended-Mind: Ansatz innerhalb des Embodiment, der folgende These beinhaltet: Der Geist dehnt sich über den Körper hinaus aus, indem er Elemente der Umwelt in sein Handeln mit einbezieht. Eine solche Erweiterung kann z.B. ein Notizbuch sein oder ein Smartphone.

felt body: Synonym für die Dritte-Person-Perspektive. Der eigene Körper als Objekt der Reflexion (im Unterschied zum lived body).

frame of reference: Problem aus der Künstlichen-Intelligenz-Forschung. Welcher Bezugspunkt wird gewählt, um ein Verhalten zu beschreiben und zu erklären? Die Perspektive eines außenstehenden Beobachtenden oder die interne Perspektive des Roboters (Erste-Person-Perspektive)?

Frame-Problem: Problem aus der Künstlichen-Intelligenz-Forschung. Woher weiß das berechnende System, wann es sich an eine veränderte Umweltbedingung anpasst und wann es sich stabil hält? Die Komplexität der äußeren Welt widerspiegelt sich in der Komplexität der virtuellen/inneren Welt und übersteigt dadurch sämtliche Rechenkapazitäten.

Gefühl der Geschlechtszugehörigkeit (GdG): Konzept des Sexocorporel zur Beschreibung der subjektiv erlebten Geschlechtlichkeit. Es beinhaltet das

Gefühl der Verbindung zum sexuellen Körper, das Gefühl der Zugehörigkeit zu einer (oder mehreren) Gendergruppen und die sexuelle Selbstsicherheit.

Gefühl der Verbindung zum sexuellen Körper (GsK): Konzept des Sexocorporel zur Beschreibung der subjektiv erlebten Verbindung mit der körperlichen Beschaffenheit: Ist das eigene Genital Teil des Körperschemas? Werden damit Wahrnehmungen gemacht, die als sexuell erregend erlebt werden, und können diese Wahrnehmungen mentalisiert werden?

Gefühl der Zugehörigkeit zur Gendergruppe (GGg): Konzept des Sexocorporel zur Beschreibung ob und wie sich eine Person mit den bestehenden Geschlechterklischees auseinandergesetzt hat und wie sie sich selbst sozial-geschlechtlich inszeniert.

Gender-Euphorie: Das Gefühl, das nichtbinäre und trans* Personen empfinden, wenn ihre Geschlechtsidentität durch andere bestätigt wird.

Geschlechtsdysphorie (GD): Leidensdruck durch Diskrepanz zwischen der Geschlechtsidentität und/oder der häufig als falsch empfundenen Wahrnehmung des eigenen Geschlechts durch andere.

Geschlechtsinkongruenz (GIK): Diskrepanz zwischen der Geschlechtsidentität bzw. dem (empfundenen) Geschlecht bzw. der (empfundenen) Geschlechtszugehörigkeit einerseits und den körperlichen Geschlechtsmerkmalen andererseits.

Handlung-Wahrnehmung: Wahrnehmung ist immer mit einer Handlung verbunden, und so wie die Handlung die Wahrnehmung beeinflusst, beeinflusst die Wahrnehmung die Handlung. Handlung und Wahrnehmung konstituieren sich demnach gegenseitig, weshalb die Wortkombination als zusammengehöriger Begriff benutzt wird. Im Englischen ist action-perception ein geläufiger Ausdruck, der hier eingedeutscht wird.

Homöostatische Selbstregulation: Prozesse, die der organismischen Selbstregulation dienen. Sie beinhaltet hier auch die emotionale Selbstregulation.

Intrusivität, sexuelle: Beschreibung der Qualität des Eindringens und der Eindringlichkeit.

lived body: Synonym für die Erste-Person-Perspektive, das präreflexive Selbst, das leibliche Erleben (im Unterschied zum felt body).

Larvierte Lustlosigkeit: Phänomen, dass sexuelle Erregung und sexuelles Begehren nicht immer klar zu unterscheiden sind und es zu Verwechslungen beider Themenbereiche kommen kann.

Logik des Systems: Bezeichnung des Sexocorporel für die Struktur des sexuellen Selbst. Es dient als Metaperspektive für die therapeutische Arbeit, aus der heraus Hypothesen entwickelt und mit Enactments überprüft werden.

Modell sexueller Gesundheit: Konzept des Sexocorporel auf Grundlage der Definition sexueller Gesundheit von der WHO. Es besteht aus den vier Komponenten Physiologie/biomedizinische Basis, Sexodynamik, Kognitionen und Beziehung.

Ondulierender Modus: Begriff des Sexocorporel zur Beschreibung eines Erregungsmodus, der Bewegungen des ganzen Körpers zur Erregungssteuerung einbezieht.

Organismische Gestimmtheit: Synonymer Begriff für die Ganzheit der subjektiv erlebten Befindlichkeit eines Menschen: körperliches Befinden, emotionales Erleben und Gedanken.

Orgastische Entladung: Ursprünglich von Reich benutzter Begriff zur Beschreibung der physiologischen Aspekte eines Orgasmus. Sinngemäß ein Orgasmus ohne emotional wahrgenommene Erregung.

Participatory-Sense-Making: Deutsch: gemeinsame Bedeutungserzeugung. Die gemeinsame, kokreierte Herstellung von Sinn und Bedeutung durch wechselseitige Schleifen von Handlung-Wahrnehmung und wechselseitiger Einkörperung. Der englische Begriff wird beibehalten, weil er in der Literatur fest etabliert ist.

Personaler Doppelaspekt: Das subjektiv Erlebte (Erste-Person-Perspektive) und das Objektivierbare (Dritte-Person-Perspektive). Jede Beschreibung von menschlichem Erleben hat beide Aspekte zu berücksichtigen.

Phänomenologischer Zugang: Betrachtung des Menschen aus Sicht der Phänomenologie. Leitgedanke ist die Frage des »Wie genau machen Sie ihr Thema?« unter Berücksichtigung des personalen Doppelaspekts des subjektiven Selbsterlebens (Erste-Person-Perspektive) und der objektivierten Beschreibung (Dritte-Person-Perspektive).

Reibemodus: (Auch Reibungsmodus) Begriff des Sexocorporel zur Beschreibung eines Erregungsmodus, der körperoberflächliche Reibungsrezeptoren zur Steigerung der sexuellen Erregung nutzt. Früher auch »mechanischer Modus« genannt.

Rezeptivität, sexuelle: Genauer gesagt »aktive Rezeptivität«. Qualität des »mit dem Körper etwas Aufnehmen« (z. B. Vagina nimmt den Penis auf), womit ein aktiver Prozess der Hin-Gabe gemeint ist, im Gegensatz zum passiven Prozess des Hin-Nehmens.

Sandwichmodell: Bildlicher Begriff aus der Kognitionspsychologie für die These, dass der Geist wie der Sandwichbelag zwischen den Brötchenhälften der Wahrnehmung und der Handlung eingeklemmt ist.

sense of agency: Das Gefühl, Urheber des eigenen Handelns zu sein.

sense-making: Grundlegender Begriff des Enaktivismus, mit dem die aktive Herstellung bzw. Hervorbringung von Bedeutung durch in-Szene-setzendes Handeln gemeint ist.

Sensomotorische Kontingenzen: Struktur der Regeln, mit denen Sensorik und Motorik verbunden sind und die die Veränderungen in den Sinnesreizungen durch verschiedene Bewegungsaktivitäten steuern. Jede Sinnesmodalität hat ihre eigenen sensomotorischen Kontingenzen, die durch die Beschaffenheit der Sinnesorgane und der Objekte festgelegt sind, z. B. erfordert die Fähigkeit, ein Eis zu schlecken, ohne dass das gesamte Gesicht verschmiert ist, hochgradige Hand-Mund-Koordinationen.

Sexocorporel: Sexualtherapeutischer Ansatz, in dem von einer Körper-Geist-Einheit ausgegangen wird.

Sexodynamik: Synonym für die sexodynamischen Komponenten des Modells sexueller Gesundheit. Sie besteht z. B. aus dem Gefühl der Geschlechtszugehörigkeit, dem sexuellen Begehren, der sexuellen Lust, der Fähigkeit zur emotionalen Erregungssteuerung, der sexuellen Selbstsicherheit.

Sexuelle Gesundheit: Hier im Sinne der Definition der WHO: »Sexuelle Gesundheit ist untrennbar mit Gesundheit insgesamt, mit Wohlbefinden und Lebensqualität verbunden. Sie ist ein Zustand des körperlichen, emotionalen, mentalen und sozialen Wohlbefindens in Bezug auf die Sexualität und nicht nur das Fehlen von Krankheit, Funktionsstörungen oder Gebrechen. Sexuelle Gesundheit setzt eine positive und respektvolle Haltung zu Sexualität und sexuellen Beziehungen voraus sowie die Möglichkeit, angenehme und sichere sexuelle Erfahrungen zu machen, und zwar frei von Zwang, Diskriminierung und Gewalt.« (WHO, 2015)

Sexuelle Intelligenz: Die Fähigkeit, sexuelle Probleme zu lösen.

Sexuelle Resilienz: Die Fähigkeit, das eigene Begehren auch unter schlechten Bedingungen aktiv zu erhalten und zu gestalten.

Sexuelle Selbstsicherheit: Konzept des Sexocorporel: Teil des Gefühls der Geschlechtszugehörigkeit. Sie beschreibt die subjektiv erlebte Gewissheit, sexuell begehrend und begehrenswert zu sein, und besteht aus dem sexuellen Narzissmus und dem sexuellen Exhibitionismus.

Sexueller Exhibitionismus: Konzept des Sexocorporel zur Beschreibung der Fähigkeit, mit der eigenen sexuellen Lust und Erregung mit anderen Menschen Kontakt herzustellen und zu interagieren.

Sexuelle Kompatibilität: Begriff der embodimentorientierten Sexualtherapie zur Beschreibung der Passung von Sexualpartner*innen. Durch sexuelles Participatory-Sense-Making können Phänomene entstehen, die den Beteiligten einzeln nicht möglich sind.

Sexueller Narzissmus: Konzept des Sexocorporel zur Beschreibung der subjektiv erlebten Freude an der eigenen Geschlechtlichkeit und Sexualität. Dazu gehört eine als positiv erlebte Verbindung mit dem eigenen Geschlecht und allen Handlungen, die damit verknüpft sind.

Sexuelles Selbst: Es besteht aus den drei Ebenen des Körperlichen: Selbstregulation, Umweltkoppelung, sexuelle Intersubjektivität/Participatory-Sense-Making.

Struktur des Begehrens: Konzept des Sexocorporel zur Beschreibung der Motivation eines Menschen für sexuelle Handlungen. Dabei wird unterschieden in das Begehren von Liebe, Romantik, Sicherheit einerseits und sexuellem Begehren andererseits.

symbol grounding: Problem aus der Künstlichen-Intelligenz-Forschung. Wie erkennt ein Roboter, was er vor sich hat? Wie erhält das Symbol seine Bedeutung, ohne dass ein interpretierender Mensch die Bedeutung zuordnet?

Verkörperung: Körperlicher Ausdruck und Inszenierung eines inneren Zustandes, z. B. Lachen bei Freude.

Vibrationsmodus: Begriff des Sexocorporel zur Beschreibung eines Erregungsmodus, bei dem technische Hilfsmittel einschließlich vakuumerzeugender Sexspielzeuge zur Steigerung der sexuellen Erregung benutzt werden. Er wird auch »vibrationsinduzierter Modus« genannt.

Wellenförmiger Modus: Begriff des Sexocorporel zur Beschreibung eines Erregungsmodus, bei dem wellenförmige Bewegungsmuster zur Erregungssteuerung benutzt werden.

Zentrierung: Konzept des Sexocorporel zur Beschreibung der Aufmerksamkeitsfokussierung. Die Aufmerksamkeit kann schwerpunktmäßig beim Gegenüber (Heterozentrierung) oder bei sich selbst (Egozentrierung) sein oder sie kann zwischen allen Beteiligten oszillieren (Autozentrierung).